Kohlhammer

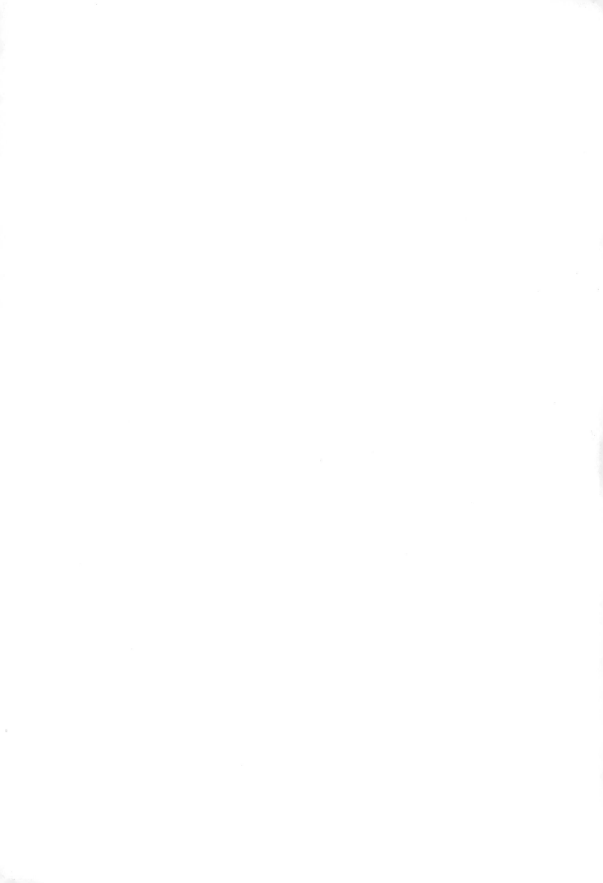

Magnetresonanz bei Multipler Sklerose

aus dem Englischen von Jürg Kesselring

David H. Miller,
Jürg Kesselring,
W. Ian McDonald,
Donald W. Paty,
Alan J. Thompson

Magnetresonanz bei Multipler Sklerose

Verlag W. Kohlhammer
Stuttgart Berlin Köln

Die Deutsche Bibliothek – CIP-Einheitsaufnahme

Magnetresonanz bei Multipler Sklerose / David H. Miller . . . –
Stuttgart ; Berlin ; Köln : Kohlhammer, 1998
   Einheitssacht.: Magnetic resonance in multiple sclerosis <dt.>
   ISBN 3-17-015532-6

Englische Originalausgabe:
David H. Miller, Jürg Kesselring, W. Ian McDonald, Donald W. Paty, Alan J. Thompson:
Magnetic Resonance in Multiple Sclerosis.
Copyright © 1997 Cambridge University Press

Für die deutsche Ausgabe:
Alle Rechte vorbehalten
© 1998 W. Kohlhammer GmbH
Stuttgart Berlin Köln
Verlagsort: Stuttgart
Umschlag: Data Images GmbH
Gesamtherstellung:
W. Kohlhammer Druckerei GmbH + Co. Stuttgart
Printed in Germany

Inhalt

Kapitel 7: MR-Techniken im Rahmen von Therapiestudien
Donald W. Paty, David H. Miller

1 Die Bedeutung der Magnetresonanz im Rahmen der Multiplen Sklerose

W. Ian McDonald

1.1 Einleitung

Im letzten Jahrzehnt hat sich die Einstellung der Neurologen zur Multiplen Sklerose grundlegend geändert, nachdem Magnetresonanztechniken vor etwa 15 Jahren in die klinische Forschung und Praxis eingeführt worden waren. Die Auffassung, daß die Ärzte lediglich Symptome lindern könnten, hat einer positiveren Haltung Platz gemacht. Auch wenn es erst zum Teil gelingt, die Krankheit zu kontrollieren und die Langzeitprognose günstig zu beeinflussen, so sind doch echte Fortschritte festzustellen. Diese bestehen zum Teil im offensichtlichen Erfolg neuerer Therapieverfahren wie der Betainterferone bei der schubförmigen Multiplen Sklerose, zum Teil aber auch in der Möglichkeit, mit Techniken der Magnetresonanz das Verständnis der Krankheitsmechanismen zu verbessern und Therapiewirkungen zumindest auf einige Elemente des pathologischen Prozesses zu untersuchen. Inwiefern hat sich unser Wissen vermehrt und inwieweit ist unser gegenwärtiger Enthusiasmus gerechtfertigt?

1.2 Beiträge der MRT im Rahmen der MS

Nach der ersten Untersuchung mit MR-Bildern des Gehirns von MS-Patienten (Young et al 1981) war sogleich klar, daß mit dieser Technik eine sehr viel größere Sensitivität zum Nachweis der pathologischen Veränderungen im Gehirn erreicht werden kann als mit allen anderen technischen Verfahren und daß die dabei sichtbaren Läsionen sehr gut mit denjenigen übereinstimmen, die bei der Autopsie gefunden werden. Es wurde schon bald gezeigt, daß die MR-Signalveränderungen mit den Plaques im formalinfixierten Hirn übereinstimmen (Stewart et al. 1986; Ormerod et al. 1987).

1.2.1 Diagnose

Die diagnostischen Möglichkeiten der MRT wurden schon früh geschätzt.

Allerdings wurden schon bald die Gefahren ersichtlich, die darin bestehen, daß auch anscheinend gesunde Individuen gelegentlich Regionen von abnormen Signalen in der weißen Substanz der Großhirnhemisphären aufweisen, und zwar in zunehmendem Maße mit zunehmendem Alter über 50. Es wurden verschiedene Kriterienlisten aufgestellt, welche die diagnostische Zuverlässigkeit deutlich erhöhen (Fazekas et al. 1988; Paty et al. 1988), aber leider trifft es immer noch zu, daß die Multiple Sklerose noch zu oft fehldiagnostiziert wird, weil weder die gängigen klinischen (Poser et al. 1983) noch MR-Kriterien (siehe

Kap. 3) angewandt werden. Freilich genügen die letzteren nicht, um die Diagnose Multiple Sklerose zu stellen, ohne daß die klinischen Kriterien erfüllt sind. Ein Ziel dieses Buches wäre erreicht, wenn dank seiner Lektüre solche Irrtümer und Fehlleistungen, deren Leidtragende die Betroffenen sind, verringert werden könnten.

Die MRT ist besonders wertvoll zur Diagnose von kongenitalen und neoplastischen Strukturveränderungen, welche die progressiven Formen der Multiplen Sklerose imitieren können und oft gut behandelbar sind, wie z. B. die Arnold-Chiari Malformation oder eine Rückenmarkskompression durch ein Neurofibrom.

1.2.2   Prognose

Bei Patienten mit isolierten neurologischen Syndromen von der Art, wie sie im Rahmen der Multiplen Sklerose vorkommen (z. B. Optikusneuritis), sollte auch dann nicht die Diagnose einer Multiplen Sklerose gestellt werden, wenn sich zusätzliche asymptomatische Läsionen in der Gehirn-MRT nachweisen lassen, solange das klinische Kriterium der Dissemination in der Zeit nicht erfüllt ist. Langzeitnachuntersuchungen bis zu 10 Jahren zeigen, daß das Risiko, das Vollbild einer MS zu entwickeln, bei denjenigen mit zusätzlichen MR-Läsionen deutlich höher ist als bei denjenigen ohne diese. Mit zunehmend längerer Beobachtungszeit nimmt allerdings die Zahl auch derjenigen Patienten zu, welche das Vollbild einer MS entwickeln, obwohl sie zu Beginn echt isolierte Läsionen aufgewiesen hatten (O'Riordan et al. 1996a). Bei der Auslese von Patienten für Studien mit Therapien, welche die Dissemination des Krankheitsprozesses anstreben, dürfte das Vorhandensein von MRT-Veränderungen als Selektionskriterium wichtig sein.

So hat denn die MRT zunächst unsere Auffassungen der Multiplen Sklerose dadurch verändert, daß sie eine frühere und zuverlässigere Diagnose ermöglicht und prognostische Aussagen erlaubt, wie in späteren Kapiteln ausgeführt werden wird.

1.2.3   Pathogenese

Des weiteren haben die Magnetresonanztechniken unser Verständnis der demyelinisierenden Erkrankungen dadurch verbessert, daß damit die Pathogenese beim Menschen direkt untersucht werden kann. Eine sehr frühe rationale Überlegung über das Primärereignis im Ablauf der neugebildeten Läsionen bei der Multiplen Sklerose war diejenige von Rindfleisch (1863), welcher aufgrund von pathologisch-anatomischen Untersuchungen eine Entzündungsreaktion postulierte. Charcot (1868) verwarf diese Auffassung, die allerdings in neuerer Zeit zunehmend Beachtung findet, seit die Mechanismen der Läsionsentwicklung bei der chronisch-rezidivierenden experimentellen allergischen Encephalomyelitis(EAE) untersucht werden können: Diese ist eine durch T-Zellen vermittelte, entzündlich-demyelinisierende Krankheit, welche einige histologische Übereinstimmungen mit der Multiplen Sklerose aufweist (Lassmann 1983). Gelegentlich durchgeführte Biopsien von Läsionen bei Patienten mit Multipler Sklerose, die ungewöhnliche klinische Bilder aufwiesen (z. B. erhöhten Hirndruck) stützen diese Auffassung (Youl et al. 1991a). Des weiteren konnte in seriellen MR-Untersuchungen mit Kontrastmittel (Gadolinium Diethylentriamin Penta-Azetat (Gd-DTPA) an der EAE gezeigt werden, daß Gd-DTPA gleichzeitig mit dem Auftreten histologischer Entzündungszeichen die Blut-Hirnschranke in der weißen Substanz durchdringt, was normalerweise nicht der Fall ist (Hawkins et al. 1990a, 1991).

Die Untersuchung eines Patienten mit Multipler Sklerose, welcher unerwarteterweise 10 Tage nach einer MRT-Untersuchung mit Gd-DTPA verstarb, zeigte Entzündungszeichen in Kontrastmittel-anreichernden Läsionen, während dies bei den nicht-anreichernden nicht der Fall war (Katz et al. 1993). Auch wenn diese Beobachtung nur in einem Einzelfall gewonnen werden konnte, so ist sie doch ein gewichtiges Argument für die Ansicht, die von Vergleichsstudien der EAE und Autopsiematerial beim Menschen gewonnen wurde, daß die Gadolinium DTPA-Anreicherung bei der Multiplen Sklerose Ausdruck einer Öffnung der Blut-Hirnschranke im Rahmen der Entzündung ist.

1.2.3.1 Die akute Läsion

Unter Verwendung verschiedener quantitativer MRT-Methoden und der Magnetresonanzspektroskopie (MRS) (deren Einzelheiten weiter hinten in diesem Buch beschrieben sind) ist es möglich geworden, die Ablaufsequenz der pathologischen Ereignisse in der Entwicklung einer neuen Läsion zu beschreiben (McDonald et al. 1992; McDonald 1993, 1994): Bei der schubförmigen und sekundär-progressiven Multiplen Sklerose ist das am frühesten feststellbare Ereignis eine fokale Öffnung der Blut-Hirnschranke, was aus den erwähnten Gründen als Ausdruck einer Entzündung interpretiert wird. Es entwickelt sich dann ein Ödem, welches nach etwa 4–6 Wochen am ausgeprägtesten ist. Etwa zu dieser Zeit wird die Öffnung der Blut-Hirnschranke wieder repariert, und das Ödem wird in der Folge resorbiert, so daß eine kleinere Residualveränderung zurückbleibt. Mit der MR-Spektroskopie wird gezeigt, daß die Demyelinisation schon während der Entzündungsphase in der Läsion beginnt, und es gibt elektrophysiologische Hinweise bei der Optikusneuritis dafür, daß dies schon sehr früh der Fall ist (S. Jones, R. Kapoor, W.I. McDonald, unveröffentlichte Beobachtungen).

1.2.3.1.1 Veränderungen der Leitfähigkeit

Wie entwickeln sich die Läsionen funktionell? Auch dies wurde, wie die pathologische Evolution der Läsionen, durch den Vergleich von Tierexperimenten mit Beobachtungen am Menschen untersucht.

Hier soll kurz auf einige grundlegende Eigenschaften experimentell demyelinisierter Nervenfasern hingewiesen werden, da dies entscheidend ist für das Verständnis der schwachen Korrelation zwischen MRI-Signalveränderungen und funktionellen Defiziten, wie dies selbst in „klinisch eloquenten" Gebieten wie dem Rückenmark oder dem Sehnerven zu beobachten ist (Abb. 1.1).

Es ist schon lange bekannt, daß eine Demyelinisation zum vollständigen Leitungsblockführt, wenn sie nur ausgeprägt genug ist. Einige Tage nach der Einleitung bestimmter, nicht entzündlicher akuter demyelinisierender Läsionen wird allerdings die Leitfähigkeit wieder hergestellt (Bostock & Sears 1978; Smith et al. 1982). Aus Untersuchungen am peripheren Nervensystem darf angenommen werden, daß dies über die Neubildung von Natriumkanälen (von welchen die Nervenimpulsleitung abhängt) in die demyelinisierten Anteile des Axons erfolgt (England et al. 1990). Kürzlich konnte auch gezeigt werden, daß derselbe Vorgang auch bei experimentell demyelinisierten zentralen Nervenfasern eine Rolle spielt (Black et al. 1991). Es ist deshalb von besonderem Interesse, daß in pathologisch-anatomischen Untersuchungen anhand der Bindung des Natriumkanal-Markers Saxitoxin eine deutliche Zunahme der Dichte der Natriumkanäle innerhalb von Plaques gezeigt werden konnte, welche zahlreiche überlebende Axone enthielten (Moll et al. 1991). Es ist deshalb wahrscheinlich, daß eine Zunahme der Natriumkanäle im demyelinisierten Axon wesentlich zur Funktionserholung beiträgt, wie sie im Rahmen der Multiplen Sklerose nach den ersten Schüben so charakteristisch ist.

Die Optikusneuritis macht es möglich, die Beziehungen zwischen Funktion, elektrophysiologischen Veränderungen und den MRT-Erscheinungen zu untersuchen. Youl et al. (1991b) konnten zeigen, daß die bekannte Verminderung der Amplitude bei den visuell evozierten Potentialen (infolge Leitungsblock) in den Läsionen während der Entzündungsphase vorkam, wie sie anhand der Gd-DTPA-Anreicherung definiert werden konnte. Daß

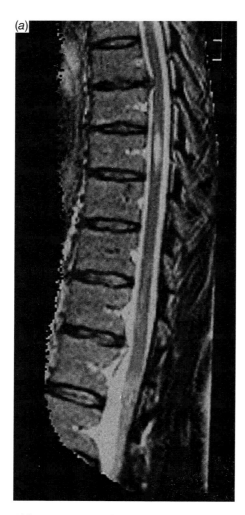 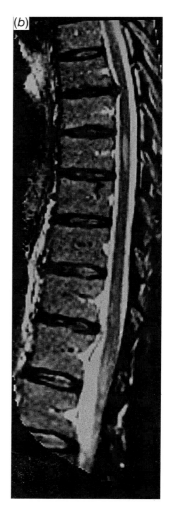

Abb. 1.1 *T$_2$-gewichtete Bilder des Thorakalmarks bei einem Patienten mit Multipler Sklerose. Abb. 1a entstand während des akuten Schubes mit Paraplegie und Inkontinenz, Abb. 1b, die sich aspektmäßig nicht unterscheidet, entstand 1 Monat später, als klinisch lediglich noch ein positiver Fußsohlenreflex vorhanden war.*

eine Demyelinisation vorhanden war, zeigte sich in der Verzögerung der kortikalen Antwort. Nach Abschluß der Gadoliniumanreicherung (wahrscheinlich infolge Verminderung der Entzündungsaktivität) nahm die Amplitude der evozierten Potentiale wieder zu, was darauf hinweist, daß der Leitungsblock reversibel war. Wie zu erwarten war, blieben die Antworten allerdings in einem Maß verzögert, wie es von Leitungsstudien in dauerhaft demyelinisierten Axonen bekannt ist (Bostock & McDonald 1982). Zur gleichen Zeit normalisierte sich der Visus klinisch weitgehend.

Aus diesen Beobachtungen lassen sich zwei weitere Schlußfolgerungen ziehen: 1. Klinisch kommt eine Erholung auch ohne Remyelinisation vor, wie sich anhand der Persistenz der Latenzverzögerung bei den visuell evozierten Potentialen zeigen läßt. Remyelinisation kommt im Rahmen der Multiplen Sklerose in unterschiedlichem Ausmaß vor (Prineas et al. 1993a, b) und könnte zweifelsohne zur Funktionserholung beitragen (Smith et al. 1981), aber das Persistieren der Latenzverzögerungen bei den evozierten Potentialen trotz vollständiger klinischer Erholung (worauf der diagnostische Nutzen der evozierten Potentiale beruht) zeigt, daß die Remyelinisation zumindest in der initialen Erholungsphase nicht entscheidend ist. 2. führt die Entzündung *per se* wahrscheinlich zum Leitungsblock: Eine Latenzverzögerung als Ausdruck der Demyelinisation fand sich sowohl früh wie spät, die deutliche Verminderung der Amplitude als Ausdruck des Leitungsblocks war allerdings nur während der frühen Phase zum Zeitpunkt der Gadoliniumanreicherung festzustellen. Es bleibt noch zu klären, inwiefern der Entzündungsprozeß die Leitfähigkeit beeinträchtigt. Eine Möglichkeit wäre, daß lösliche Produkte wie Zytokine bestehende oder neugebildete Natriumkanäle blockieren (Brosnan et al. 1989; Brinkmeier et al. 1992). Andererseits wäre es möglich, daß solche Substanzen die Bildung neuer Kanäle verhindern.

1.2.3.2   *Die chronische Läsion*
Über die chronische Läsion und ihre funktionelle Bedeutung ist weniger bekannt. Eine ungelöste Schlüsselfrage im Rahmen der MS ist die, warum der initial ausgezeichnete Erholungsprozeß mit der Zeit weniger effizient wird. Seit den Zeiten von Charcot (1868) wurde wiederholt bestätigt, daß zumindest in einigen Läsionen bei der autoptischen Untersuchung eine Axondegeneration nachweisbar ist (Bielschowsky 1903; Dawson 1916; Greenfield & King 1936; Adams & Kubic 1952; Lassmann et al. 1994). Angesichts des nur geringen Erholungspotentials nach Wallerscher Degeneration ist es wahrscheinlich, daß dieser Prozeß der Axondegeneration die irreversiblen klinischen Defizite bestimmt, welche für die späteren Krankheitsstadien so charakteristisch sind. Zwei Argumente sind besonders überzeugend: 1. belegt die MR-Spektroskopie eine Beziehung zwischen Ataxie und Axonverlust im Cerebellum (Davie et al. 1995). 2. konnten Losseff et al. (1996) eine Beziehung nachweisen zwischen der Behinderung, wie sie auf der Kurtzke-Skala gemessen wird und der Rückenmarksatrophie auf Höhe C_2. Es ist sehr wahrscheinlich, daß ein Axonverlust wesentlich zur Atrophie beiträgt.

Zusammengefaßt erlaubt die Verwendung von MR-Techniken wertvolle Einblicke in die Dynamik der pathologischen und physiologischen Entwicklung akuter Läsionen bei der Multiplen Sklerose; außerdem sind sie auch bezüglich der chronischen Läsion vielversprechend.

1.2.4   Therapie Monitoring

Die Magnetresonanztechniken tragen des weiteren dank ihrer Verwedung beim Monitoring von Therapiestudien zum besseren Verständnis für das Problem der Multiplen Sklerose bei. Schon nach den ersten Publikationen wurde vermutet und erhofft, daß die MRT diesbezüglich aussagekräftig sein könnte, weil die Regionen mit verändertem Signalverhalten mit den Läsionen übereinstimmen. Diese Hoffnung wurde gestärkt, als gezeigt werden konnte, daß die Gd-DTPA-Anreicherung ein Index der Krankheitsaktivität ist. Allerdings zeigten sich schon bald Schwierigkeiten: Deutliche Veränderungen in der Fläche einzelner Läsionen kommen über Untersuchungsperioden von wenigen Wochen vor (Willoughby et al. 1989). Dieses Problem wurde durch serielle Langzeitmessungen überwunden: Eine Nettozunahme der Gebiete mit abnormem Signalverhalten über ein bis zwei Jahre entspricht einer Nettozunahme der Gesamtfläche pathologischen Gewebes. Diese allerdings korreliert nur schwach mit der Zunahme der Behinderung, wie in der amerikanischen Beta-Interferonstudie überzeugend dargelegt werden konnte (Paty et al. 1993): Die beschränkte Korrelation zwischen dem Ausmaß der Signalstörungen und der Behinderung war bereits gut bekannt und mußte auch erwartet werden, erstens aufgrund früherer pathologisch-anatomischer Befunde von typischer Multipler Sklerose bei Individuen, welche während des Lebens nie klinische Symptome aufgewiesen hatten (Phadke & Best 1983); zweitens aufgrund einiger Überlegungen zur Pathophysiologie demyelinisierter Nervenfasern sowie drittens aufgrund der Mechanismen der MR-Veränderungen bei MS. Eine Prädilektionsstelle der Läsionen ist die periventrikuläre Region, welche als klinisch stumm gilt, zumindest was die körperliche Behinderung betrifft. Sorgfältige spezifische Untersuchungen ergeben allerdings eine gute Korrelation von MR-Läsionen in diesen Gebieten mit der Einschränkung kognitiver Funktionen (Rao et al. 1989; Ron & Feinstein 1992). Es ist außerdem nicht überraschend, daß eine schwache Korrelation zwischen chronischen Läsionen auf konventionellen T_2- oder PD-gewichteten Bildern besteht in besonders vulnerablen Gebieten wie den Sehnerven oder dem Rückenmark und einem entsprechenden klinischen Ausfall: Die MR-Veränderungen auf solchen Bildern hängen von Veränderungen in der Menge, dem physikochemischen Zustand und der Verteilung des Wassers ab (siehe Kap. 2) und geben keine Hinweise über die Integrität des Myelins oder der Axone oder über ihre elektrophysiologischen Eigenschaften, von welchen die klinischen Funktionen abhängig sind. Andererseits besteht eine gute Korrelation zwischen akuten Ausfällen und der Anreicherung von Gd-DTPA und einem Leitungsblock in klinisch „eloquenten" Regionen wie den Sehnerven, den Pyramidenbahnen und dem Hirnstamm. Dies hat verschiedene Implikationen: 1. Da die Standard MR-Techniken nur eine geringe Spezifität zur Differenzierung verschiedener Elemente des pathologischen Prozesses bei der MS aufweisen (Entzündung, Demyelinisierung, Axonenverlust, Gliose) und keinerlei Spezifität bezüglich der elektrophysiologischen Eigenschaften der Nervenfasern, können sie nur von beschränkter Aussagekraft hinsichtlich Therapieeffekten auf die Behinderung sein. Die Standardmethoden (einschließlich Veränderungen der Signalstörungen auf PD-/T_2-gewichteten Bildern und insbesondere mit Gd-DTPA-Anreicherungen) sind allerdings von großer Bedeutung zum Nachweis, ob ein Therapieverfahren eine Wirkung auf die akuten Elemente des pathologischen Prozesses aufweist. Dies konnte deutlich gemacht werden im Rahmen der Betaferon-1b-Studie (Paty et al. 1993; Stone et al. 1995a). Die Tatsache, daß keine Wirkung auf die Behinderung nachgewiesen werden konnte, läßt annehmen, daß die chronischen Anteile im pathologischen Prozeß, welche zur Behinderung führen, durch die Therapie relativ wenig beeinflußt wurden.

1.3   Ist unser Enthusiasmus gerechtfertigt?

Ist nun unser Enthusiasmus über die Fortschritte im Verständnis der Multiplen Sklerose und unser Optimismus in bezug auf die Zukunft gerechtfertigt? Die Antwort ist ein überzeugtes Ja, was Diagnose und Differentialdiagnose betrifft, wie in späteren Kapiteln dieses Buches dargelegt wird. Freilich verbleiben Schwierigkeiten bei einigen Fällen, aber zahlenmäßig stellen diese nur einen kleinen Anteil dar im Vergleich zur Situation vor 20 Jahren.

Wie steht es um unser Verständnis der Pathogenese? Auch in dieser Beziehung gab es wesentliche Fortschritte, auch wenn etliche Fragen offen bleiben: Welches ist das auslösende Ereignis in der Krankheitsentwicklung? Welches sind die Mechanismen der Schübe; erfolgen die entscheidenden Abläufe im Gehirn oder im Kreislaufsystem oder an beiden Orten? Wodurch wird der Entzündungsprozeß beendet? Was trägt, neben der Axondegeneration, auch noch zur irreversiblen Behinderung bei; gibt es einen sekundären Zusammenbruch der Kompensationsmechanismen, welche bei persistierend demyelinisierten Nervenfasern im peripheren Nervensystem den Leitungsblock wieder kompensieren können? Könnte die Remyelinisierung, welche offensichtlich nicht für die Erholung der akuten Defizite in neuen Läsionen notwendig ist, doch entscheidend sein zur Verhinderung solcher Sekundärschäden? Was führt zum Axonenverlust; fördern Rezidive von Entzündungen der immer gleichen Nervenfasern die Wahrscheinlichkeit der Degeneration und wenn ja, welche Entzündungsvorgänge führen dazu, daß Mechanismen, welche normalerweise die Integrität der Axone erhalten, dekompensieren? Manche dieser Fragen müssen mit unterschiedlichen Methoden angegangen werden, z. B. mit pathologischen, immunologischen oder physiologischen. Einige können aber wohl mit MR-Techniken weiter untersucht werden. Ein zentrales Anliegen dabei ist es, die Spezifizität der Magnetresonanz zur Erkennung der unterschiedlichen Elemente im pathologischen Prozeß zu verbessern. Sowohl die Bildgebung mit Magnetisationstransfer als auch mit Diffusion dürften die Differenzierung von Demyelinisation und Axonendegeneration ermöglichen.

Ist ferner der Optimismus über den Wert der MR-Techniken zum Therapiemonitoring berechtigt? Schwierigkeiten wurden schon beschrieben. Welches sind die Aussichten, daß diese überwunden werden können und daß MR-Techniken den künftigen Behinderungsgrad voraussagen lassen? Ein besseres Verständnis der Mechanismen, die zu irreversiblen Ausfällen führen – derzeit das Schwergewicht der Untersuchungen in der NMR Forschungsgruppe am Institute of Neurology am Queen Square, London – dürfte dazu beitragen, die geeignetsten Methoden zum Therapiemonitoring zu finden. Wahrscheinlich dürften verschiedene komplementäre Techniken benötigt werden. Zur Zeit versprechen die Messung des Rückenmarksquerschnittes, im Gehirn die Magnetisationstransfer- und die Diffusions-Bildgebung sowie die Quantifizierung von Gebieten mit niedriger Signalintensität auf T_1-gewichteten Bildern (van Walderveen et al. 1995) am meisten. Einige dieser Untersuchungstechniken sind sehr zeitaufwendig und dadurch in ihrer Verbreitung noch eingeschränkt. Wahrscheinlich dürfte diese Schwierigkeit bald durch die Verwendung der Echoplanarbildgebung überwunden werden. Auch die MR-Spektroskopie verspricht im Rahmen des Therapiemonitoring einiges bezüglich des Axonenverlustes, aber sie bleibt zeitaufwendig und ist nicht überall verfügbar. Sie dürfte aber von großer Bedeutung werden zur Untersuchung der Wirkungsmechanismen verschiedener therapeutischer Verfahren.

Zusammengefaßt sind wir überzeugt, daß bezüglich MRI und MS unser Enthusiasmus über neuere Fortschritte und unser Optimismus bezüglich der weiteren Entwicklung gerechtfertigt sind, vorausgesetzt, daß die wertvollen Untersuchungsinstrumente rational eingesetzt, die Ergebnisse kritisch gewertet und in Zusammenhang gebracht werden einerseits mit klinischen Meßgrößen und andererseits mit der Pathologie und Pathophysiologie bei experimentellen Modellen und der Krankheit beim Menschen.

2 Für die Untersuchung der Multiplen Sklerose relevante Magnetresonanztechniken

David H. Miller

2.1 Allgemeine Bemerkungen

Die Kernmagnetresonanz (nuclear magnetic resonance = NMR) wurde erstmals vor fast 50 Jahren durch Bloch (1946) und Purcell (1946) nachgewiesen. Für diese Entdeckung erhielten beide den Nobelpreis in Physik 1952. Zunächst wurde die Magnetresonanz ausschließlich in den Gebieten Physik und Chemie angewandt. Die ersten NMR-Bilder von Objekten wurden fast 30 Jahre später durch Lauterbur (1973) veröffentlicht; diese wurden, ähnlich wie bei der Computertomographie, durch Projektionsrekonstruktion gebildet.

Um gute Bilder des menschlichen Körpers herzustellen, war die Entwicklung von Magneten mit großem Hohlraum mit sehr homogenen magnetischen Feldern ebenso notwendig wie eine effiziente Methode der räumlichen Lokalisation der empfangenen NMR-Signale. Diese Voraussetzungen waren in den frühen Achtzigerjahren erfüllt, als die ersten Gesamtkörpertomographen gebaut wurden und die zweidimensionale Fourier-Transformation zur Analyse der Bilder verwendet wurden (Edelstein et al. 1980).

Magnetresonanztomographen sind im wesentlichen große und starke Magneten. Entsprechend können sie nicht eingesetzt werden bei Patienten mit Herzschrittmachern und metallenen Gefäßclips. Die Feldstärken von MR Apparaten für den klinischen Gebrauch liegen zwischen 0,02 und 2,0 Tesla (T). Das Signal/Rausch-Verhältnis ist proportional zur Quadratwurzel der Feldstärke; dies bedeutet, daß bei niedrigen Feldstärken die Sensitivität für den Nachweis kleiner Läsionen (wie sie bei der Multiplen Sklerose häufig vorkommen) gering ist.

Um ein NMR-Signal abzugeben, muß ein Atomkern mobil sein und eine ungerade Zahl von Protonen oder Neutronen aufweisen. MR-Bilder werden aus den NMR-Signalen gebildet, die von derartigen Atomkernen ausgehen, nachdem ein Erregungspuls aus dem Radiofrequenzbereich auf sie eingewirkt hat. Üblicherweise werden MR-Bilder hauptsächlich aus den Protonen in Wasser und Fett gewonnen, da diese in lebenden Organismen überall reichlich vorhanden sind. Für Routineuntersuchungen liegt normalerweise das Auflösungsvermögen solcher Bilder bei etwa 1 mm x 1 mm in der Ebene und einer Schichtdicke von 5 mm. Bilder mit viel höherer Auflösung können gewonnen werden von anderen Stoffwechselprodukten, welche mobile Protonen enthalten, z. B. N-Acetyl-Aspartat (Spektroskopie siehe Kapitel 2.5) oder von anderen Kernen, die ein NMR-Signal aussenden wie ^{31}P und ^{23}Na.

2.2   MRT des Gehirns

2.2.1   Protonendichte- und T_2-gewichtete Sequenzen ohne Kontrastmittelanreicherung

Auf konventionellen Protonen MR-Bildern lassen sich die verschiedenen Gewebe, ob normal oder pathologisch, aufgrund der Unterschiede in der Dichte sowie der makromolekularen Umgebung ihrer mobilen Protonen unterscheiden. Im Gehirn sind dies fast ausschließlich Protonen im Wasser, da die Protonen in den Lipidschichten des Myelins relativ immobil sind und entsprechend nur ein fast vernachlässigbares NMR-Signal abgeben.

Die Intensität des Gewebesignals wird im wesentlich von 3 Parametern beeinflußt: der Protonendichte sowie den Relaxationszeiten T_1 und T_2. Diese letzteren definieren die Rate, mit welcher das NMR-Signal abnimmt, nachdem der erregende Radiofrequenzpuls abgeschaltet wurde (T_1= longitudinale Relaxation, d. h. parallel zum Magnetfeld; T_2 = transverse Relaxation, d. h. rechtwinklig zum Magnetfeld). Alle diese 3 Parameter tragen in bestimmtem Ausmaß zum MR-Bild bei, es werden aber immer technische Strategien angewandt, die den einen oder anderen Parameter das Bild dominieren lassen. So werden Untersuchungs-Sequenzen beschrieben als „gewichtet" entweder nach Protonendichte oder nach der T_1- oder T_2-Relaxationszeit (Abb. 2.1). Gewebe zeigen größere Unterschiede in ihren T_1- und T_2-Relaxationszeiten als in ihrer Protonendichte, so daß die meisten Sequenzen, die in klinischem Gebrauch verwendet werden, ein gewisses Ausmaß von T_1- oder T_2-Gewichtung aufweisen.

Die ersten klinischen MR-Bilder bei Multipler Sklerose benutzten eine T_1-gewichtete Inversion Recovery Sequenz, bei welcher die normale weiße Substanz mit hoher Intensität und die MS-Läsionen mit niedriger Intensität erscheinen (Young et al. 1981). Es wurde allerdings bald realisiert, daß T_2-gewichtete Spinecho (SE) -Sequenzen für den Nachweis von MS-Läsionen geeigneter sind: Diese stellen sich als Regionen mit hoher Signalintensität dar, die von weißer Substanz mit niedriger Signalintensität umgeben sind (Lukes et al. 1983; Runge et al. 1984; Ormerod et al. 1987). Protonendichte- und T_2-gewichtete SE Sequenzen benutzen eine lange Repetitionszeit (TR in der Regel 2–3 sec) zwischen den Radiofrequenzpulsen. Bei kürzeren Echozeiten (TE um 20–40 msec) überwiegt eine T_1-Gewichtung teilweise gegenüber der T_2-Gewichtung, so daß das Liquorsignal von niedrigerer Intensität ist. Weil dabei die Protonendichte das Bild dominiert, wird es als „protonendichte-gewichtet" bezeichnet. Bei längeren Echozeiten (TE 80–120 msec) dominiert die T_2-Gewichtung, was zu einer hohen Intensität des Liquorsignals führt. Sequenzen mit kürzeren Echozeiten (TE), d. h. „protonendichte-gewichtete" Bilder lassen mehr MS-Läsionen darstellen, insbesondere in den periventrikulären Regionen, da der Kontrast zwischen den Läsionen mit ihrer hohen Signalintensität und dem geringeren Signal des Liquors ausgeprägter ist (Ormerod et al. 1987) (Abb. 2.1).

Seit den frühen Achtzigerjahren werden hauptsächlich Protonendichte (PD)- und T_2-gewichtete Spinecho (SE) -Sequenzen in der Routinediagnostik der MS benutzt. Sie werden meist gleichzeitig als Doppelecho-Sequenzen gewonnen. In neuerer Zeit beginnt sich eine Modifikation davon durchzusetzen, die sogenannte rasche Spinechosequenz (fast spin echo = FSE), da sie sehr viel weniger Zeit benötigt, um ein Bild zu produzieren, das einem T_2-gewichteten sehr ähnlich sieht (typischerweise 2 Min. im Gegensatz zu 10 Min.) (Abb. 2.2). Das Problem, Läsionen innerhalb des Rückenmarks innerhalb einer nützlichen Frist zu entdecken, wurde weitgehend gelöst durch die Verwendung der raschen (fast oder turbo) Spinechosequenz (FSE). Sie beruht auf einer Sequenz mit rascher Datenakquisition und Verstärkung der Relaxation (rapid acquisition with relaxation enhancement = RARE), die erstmals 1986 durch Hennig beschrieben wurde. Im wesentlichen benutzt

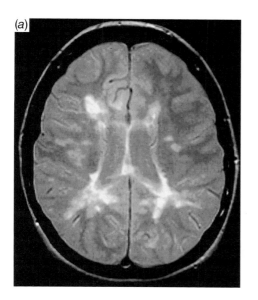

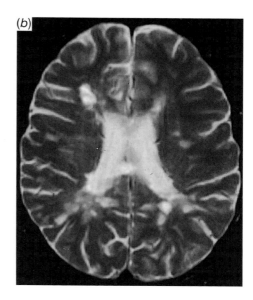

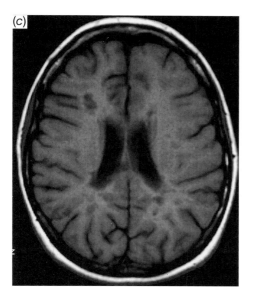

Abb. 2.1 *Spinecho-Bilder bei einer 38jährigen Patientin mit Multipler Sklerose. (a) Protonendichte, (b) T_2- und (c) T_1-gewichtet. Im Vergleich zur normalen weißen Substanz sind die Läsionen hyperintens auf den Protonen- und T_2-gewichteten Bildern bzw. iso- oder hypointens auf den T_1-gewichteten Bildern.*

diese Technik eine Reihe von multiplen Echos nach jedem Radiofrequenzpuls (typischerweise 4, 8, 16 oder mehr Echos). Ein weiterer Phasenkodierungspuls wird in Verbindung mit jedem einzelnen Echo verwendet, wodurch es möglich wird, multiple Linien von Bilddaten nach jedem Exzitationspuls zu sammeln. Dadurch wird die Gesamtzeit, die zur Bildgebung benötigt wird im Vergleich zu einer gewöhnlichen SE-Frequenz ganz wesentlich verringert. Wenn alle anderen Parameter konstant gehalten werden, so reduziert sich die Zeit zur Bildgebung etwa um das 16fache, wenn Reihen von 16 Echos angewandt werden, bzw. um das 8fache, wenn 8 Echos verwendet werden. (Wegen der Art und Weise, in wel-

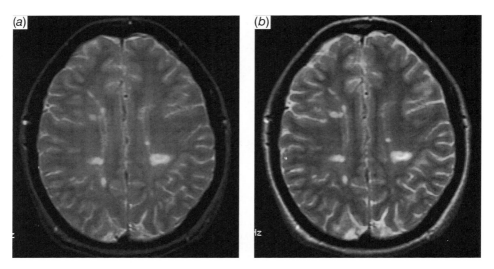

Abb. 2.2 *T_2-gewichtete (a) Spinecho und (b) fast-Spinecho-Bilder bei einer 26jährigen Patientin mit Multipler Sklerose. Läsionen mit hoher Signalintensität werden mit gleicher Sensitivität erfaßt.*

cher Mehrschichtbilder gebildet werden, ist die effektive Zeitersparnis allerdings etwas geringer.) Die Reihenfolge der Phasenkodierungsschritte bestimmt die effektive Echozeit (TE$_{ef}$). Der T_2-Kontrast, der sich daraus ergibt, ist sehr ähnlich, aber nicht identisch mit demjenigen, wie er mit konventionellen Spinechosequenzen gewonnen wird (Melki et al. 1991, 1992). Mit FSE lassen sich verschiedene pathologische Veränderungen im Gehirn (Jones et al. 1992; Ahn et al. 1992) und im Rückenmark (Sze et al. 1992) nachweisen, einschließlich der Multiplen Sklerose (Thorpe et al. 1994a) (Abb. 2.2). Ebenso wie bei der konventionellen Spinechosequenz lassen sich mit der FSE mit einer kurzen TE (PD-gewichtet) mehr MS Läsionen als mit langen TE entdecken (Thorpe et al. 1994a).

2.2.1.1   FLAIR und rasche FLAIR

In einigen Publikationen wird behauptet, daß durch eine weitere Untersuchungssequenz (Fluid attenuated inversion recovery sequence [FLAIR]) deutlich mehr MS-Läsionen als mit den üblichen PD/T_2-gewichteten Sequenzen nachgewiesen werden könnten (Hajnal et al 1992; Thomas et al. 1993; Rydberg et al 1994); andere Untersucher haben damit allerdings weniger ermutigende Erfahrungen gemacht (Thorpe et al. 1994b; Barratti et al. 1994).

Ein Nachteil von FLAIR ist die lange Akquisitionszeit (üblicherweise eine TR von 6 sec oder länger). Dieser Nachteil kann verbessert werden durch die Verwendung einer raschen FLAIR-Sequenz, obwohl auch diese 2- bis 3mal länger für die Datenakquisition braucht als die entsprechende FSE-Sequenz.

Sowohl FLAIR wie auch turbo-FLAIR haben weitere Nachteile: 1. ein geringeres Signal/Rausch-Verhältnis infolge der Verwendung langer Echozeiten; 2. partielle Sättigung der Gewebe infolge langer Inversionszeiten (TI) nach dem Inversionspuls; 3. eine diffuse Hyperintensität in der periventrikulären weißen Substanz ist ein Normalbefund, beeinträchtigt aber den Nachweis von MS-Läsionen in diesen Gebieten. 4. Liquorfluß-Artefakte können gelegentlich störend sein.

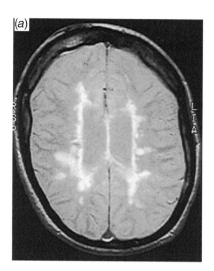 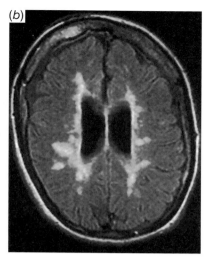

Abb. 2.3 *(a) Protonengewichtete rasche Spinecho-, (b) rasche FLAIR-Bilder bei einer 31jährigen Patientin mit Multipler Sklerose. Zu beachten sind die stärkere Unterdrückung des Liquorsignals und der im allgemeinen bessere Kontrast zwischen Läsionen und weißer Substanz mittels rascher FLAIR.*

Zwei kürzlich durchgeführte Studien mit rascher FLAIR im Gehirn bei MS ergaben unterschiedliche Resultate: Thorpe et al. (1994b) unternahmen einen quantitativen Vergleich von rascher FLAIR und FSE im Gehirn unter Verwendung von Echozeiten, die in bezug auf den Kontrast zwischen Läsionen und weißer Substanz für die rasche FLAIR optimiert wurden und mit einer kurzen T_{ef} in der FSE. Es wurden ähnliche Zahlen von Läsionen mit beiden Sequenzen gefunden: Von insgesamt 479 Läsionen wurden 144 auf der fast FLAIR und 140 in der FSE verpaßt. In 119 Läsionen wurde das Konstrast/Rausch-Verhältnis (contrast to noise ratio = CNR) gemessen für den Übergang Läsion/weiße Substanz sowie Läsion/graue Substanz. Im Falle von Läsion/weißer Substanz waren die Kontrast/Rausch-Verhältnisse praktisch identisch (9.4 +/– 3.3 vs. 9.3 +/– 3.4), wogegen das Kontrast/Rausch-Verhältnis am Übergang Läsion/graue Substanz besser war für die fast FLAIR (7.2 +/- 2.8 vs. 3.9 +/- 2.7). Dieser bescheidene Vorteil muß vor dem Hintergrund der längeren Bildgebungszeit und des geringeren Signal/Rausch-Verhältnisses der raschen FLAIR gesehen werden. Dies bedeutet, daß diese Sequenz in der Routinediagnostik der Bildgebung im Gehirn bei der MS eine geringe Rolle spielen wird. Sie könnte nützlich sein, wenn ein besonderes Interesse am Nachweis von Läsionen im Cortex oder in den Basalganglien besteht, z. B. in Studien, welche neuropsychologische Befunde und MRI vergleichen (Abb. 3.5).

In einer anderen Studie durch Rydberg et al. (1994) wurden 41 Patienten mit verschiedenen neurologischen Erkrankungen (einschließlich 9 Fällen von MS) mit rascher FLAIR und konventionellen Spinecho-Sequenzen untersucht. Bei allen Patienten zeigten sich mehr MS-Läsionen in der weißen Substanz mit rascher FLAIR (Abb. 2.3). Die NMR-Parameter unterscheiden sich von demjenigen in der Studie von Thorpe et al 1994 (z. B. TR 11 sec vs. 6 sec).

Diese beiden Untersuchungen zeigen, daß die rasche FLAIR sehr von den NMR-Parametern abhängt, daß sie aber unter optimalen Bedingungen (Rydberg et al. 1995) zu einer wichtigen Methode zum verbesserten Nachweis von MS-Läsionen werden könnte. Weitere Studien an großen Patientengruppen sollten ihre Bedeutung endgültig klären helfen.

2.2.1.2 *Pathologische Spezifität von PD/T_2-gewichteten und FLAIR/rasche FLAIR-*
Sequenzen

Konventionelle PD- und T_2-gewichtete MR-Sequenzen sind in ihrer Aussagekraft bezüglich der Spezifität pathologischer Veränderungen sehr beschränkt. MS-Plaques lassen sich gut darstellen wegen der erhöhten Dichte und Mobilität der in ihnen enthaltenen Wasserprotonen im Vergleich zur normalen weißen Substanz. Dies trifft allerdings auch für andere pathologische Veränderungen zu, die in der weißen Substanz vorkommen, wie Infarkte oder Granulome. Des weiteren führen fast alle der pathologischen Besonderheiten von MS-Plaques zu einer Erhöhung des Wassergehaltes und der Mobilität der Protonen. Dies kommt in neugebildeten Läsionen als unmittelbare Folge der Öffnung der Blut-Hirnschranke mit entsprechendem entzündlichem Ödem ebenso vor wie auch in chronischen Läsionen mit Erweiterung des Extrazellulärraumes infolge der Demyelinisierung und des Axonenverlustes und/oder der Gliose, welche den intrazellulären Wassergehalt erhöht.

Es ist nicht geklärt, wieviel jedes einzelne der pathologische Phänomen zur funktionellen Einschränkung bei der Multiplen Sklerose beiträgt, wahrscheinlich aber sind diesbezüglich Demyelinisierung und Axonenverlust von besonderer Bedeutung. Demyelinisierung kann zum Leitungsblock führen (McDonald & Sears 1970), der allerdings reversibel sein kann (Bostock & Sears 1978; Moll et al. 1991). Es ist wahrscheinlich, daß der Axonenverlust, der in chronischen Läsionen sehr ausgeprägt sein kann (Adams 1989; Lassmann 1994) wesentlich zur irreversiblen Behinderung beiträgt. Um die pathophysiologische Grundlage klinischer Ausfälle genauer zu klären, müssen neue MR-Techniken entwickelt werden, welche spezifische pathologische Besonderheiten der Multiple Sklerose Läsionen nachzuweisen vermögen, insbesondere die Demyelinisierung und den Axonenverlust. Die Kap. 2.2.2 bis 2.2.6 geben eine Übersicht über eine Reihe von Techniken, welche die Aussagekraft über die Spezifität der pathologischen Veränderung zu verbessern vermögen.

2.2.2   Gadolinium Anreicherung

Intravenös verabreichte MR-Kontrastmittel, welche Gadolinium enthalten, wie Gadoliniumdiäthylen-Triamin-Penta-Essigsäure (GD-DTPA), führen zu einer Verstärkung des NMR-Signals, indem sie die Protonenmobilität in jenen Regionen verringern, in denen sie sich anreichern, d. h. z.B in Gebieten mit gestörter Blut-Hirnschranke. Der paramagnetische Effekt solcher Kontrastmittel führt zu einer deutlichen Verkürzung der T_1-Relaxationszeit von nahegelegenen Wasserprotonen, und dies erscheint als intensives Signal auf T_1-gewichteten Sequenzen. Eine Anreicherung, wenn auch schwächer, läßt sich auch auf den PD/T_2-gewichteten Sequenzen nachweisen (Barkhof et al. 1992a). Bei der Multiplen Sklerose ist die Gadoliniumanreicherung ein Befund, der in neugebildeten Läsionen regelmäßig nachgewiesen werden kann (Miller et al. 1988a) (Abb. 3.7 – 3.9 und 6.2). Die Gadoliniumanreicherung konnte auch in direkten Zusammenhang gebracht werden mit der akuten Entzündungsphase in der Entwicklung der Läsionen bei der chronischen experimentellen allergischen Encephalomyelitis (Hawkins et al. 1990a), einem experimentellen Tiermodell der Multiplen Sklerose und bei der Multiplen Sklerose selbst (Nesbit et al. 1991; Katz et al. 1993; Rodriguez et al. 1993).

Da das freie Gadolinium-Ion hochtoxisch ist, muß es cheliert werden. Die Chelierungsmittel in den Kontrastmitteln binden Gadolinium mit extrem hoher Affinität. Nebenwirkungen wie Kopfschmerzen, Übelkeit oder Hautreaktionen an der Einstichstelle sind selten. Eine anaphylaktische Reaktion kann in etwa 1 von 100'000 Fällen vorkommen (Neindorf 1991). Auch die wiederholte Anwendung einer Standarddosis (0,01 mmol/kg) ist gefahrlos. Einzelne MS-Patienten erhielten über 5 Jahre monatlich eine Kontrastmittel-injektion und zeigten keine Nebenwirkungen (JA Frank, NIH, persönliche Mitteilung). Höhere Dosen (z.B 0.3 mmol/kg) oder die Verwendung von Magnetisations- Transfer-Pulsen (siehe Kap. 2.2.4) auf die T_1-Sequenz erhöhen beide die Intensität der anreichernden Läsionen bei verschiedenen neurologischen Erkrankungen einschließlich MS (Finelli et al. 1994a; Mathews et al. 1994; Filippi et al. 1995a; Metha et al. 1995; Filippi et al. 1996).

2.2.3   Messung der Relaxationszeit

Wie in Kap. 2.2.1 ausgeführt, wird in der routinemäßigen MRT Kontrast gebildet aufgrund der Unterschiede in den T_1- und T_2-Relaxationszeiten in den verschiedenen Geweben. Diese tatsächlichen Relaxationszeiten T_1 und T_2 lassen sich in msec messen. Dazu werden im Minimum 2 Sequenzen mit unterschiedlichen Repetitions (TR) oder Echozeiten (TE) benötigt. Mittels einer Multiechosequenz, mit 16 oder mehr Echozeiten, läßt sich die T_2-Relaxation exakt darstellen. Die mathematische Analyse der T_2-Relaxationskurve liefert weitere Informationen bezüglich der Wasserkompartimente: Eine monoexponentielle Relaxation weist darauf hin, daß Wasser hauptsächlich in einem einzelnen Kompartiment mit einheitlicher Relaxationszeit sich befindet, während eine bi-exponentielle Relaxation annehmen läßt, daß zwei Kompartimente mit unterschiedlichen Relaxationszeiten vorliegen. Die Analyse der T_2-Relaxationskurve mittels Multiecho-Sequenzen mit kurzem Interecho-Intervall ergibt für die normale weiße Substanz ein Kompartiment mit sehr rascher Relaxation ($T_2 < 10$ msec), wie es sich in Plaques nicht nachweisen läßt. Aufgrund dessen wird vermutet, daß es sich um Wasserprotonen handelt, die an normales Myelin gebunden sind (Mackay et al. 1994). Experimentelle Untersuchungen zeigen charakteristische Veränderungen von T_1 und T_2 bei Gliose (mäßig erhöhte T_1 und monoexponentielle T_2-Relaxation) und Ödem (deutlich erhöhte T_1 und bi-exponentielle T_2-Relaxation) (Barnes et al. 1986, 1987, 1988). In MS-Plaques wird ein Ödem in zwei Läsionsformen nachgewiesen: 1. in neugebildeten Läsionen mit Öffnung der Blut-Hirnschranke und vasogenem Ödem (Adams 1989); 2. in chronischen Läsionen mit deutlich erweitertem Extrazellulärraum in Verbindung mit ausgeprägtem Axonenverlust (Barnes et al. 1991). Auf diese Weise bietet die quantitative Bestimmung der Relaxationszeiten die Möglichkeit, einige spezifische pathologische Besonderheiten der MS zu charakterisieren, insbesondere das Ödem, die Gliose, die Demyelinisierung und in chronischen Läsionen den Axonenverlust (auf den anhand des Ödems geschlossen wird).

2.2.4   Magnetisations-Transfer-Bilder

Auf konventionellen MR Bildern wird der Gewebekontrast hauptsächlich durch die Protonendichte sowie die T_1- und T_2-Relaxationszeiten bestimmt. Auf konventionellen T_1- und T_2-gewichteten Bildern lassen sich nur die relativ mobilen oder freien Wasserprotonen nachweisen (etwa 80% des gesamten Wassers im normalen Gehirn bei einer T_2 von etwa 50 msec). Immobile Wasserprotonen, welche stark an makromolekulare Strukturen wie Proteine und Lipidmembranen gebunden sind, weisen eine extrem kurze T_2-Relaxationszeit auf (< 1 msec) und lassen sich deshalb nicht sichtbar machen (Edzes & Samulski 1977).

T$_1$ und die Equilibriummagnetisation werden reduziert durch den Austausch von Magnetisation zwischen freiem und gebundenem Wasser, nachdem der Anteil des gebundenen Wassers selektiv aufgesättigt wurde. Das Ausmaß dieses Effektes ist ein Indikator der Menge und der Komplexität der makromolekularen Strukturen und wird Magnetisationstransferverhältnis (magnetisation transfer ratio MTR) genannt (Wolf & Balaban 1989; Eng et al. 1991; Balaban & Ceckler 1992). Da das Myelin die komplexeste makromolekulare Struktur in der normalen weißen Substanz ist, wird vermutet, daß das Ausmaß der Demyelinisierung im Rahmen der Multiplen Sklerose quantifiziert werden könnte durch Messung der MT-Verhältnisse. Auch wenn bisher noch nicht in pathologischen Studien bestätigt wurde, daß diese Annahme tatsächlich zutrifft, so zeigen doch experimentelle Befunde, daß das MT-Verhältnis in Fällen von Myelinverlust und/oder Wallerscher Degeneration deutlich vermindert ist (bei der letzteren folgt die Reduktion auf einen anfänglichen Anstieg) (Dousset et al. 1994, 1995; Lexa et al. 1993).

MT-Bilder werden aus Sequenzen gebildet (entweder Spinecho oder Gradientenecho), welche einerseits mit und andererseits ohne die Anwendung eines Vorauspulses (pre pulse) gewonnen werden, mit welchem selektiv die Resonanz immobiler makromolekularer Protonen aufgesättigt wird. MT-Bilder des Gehirns können in 10 bis 20 Minuten mit gutem Auflösungsvermögen gewonnen werden (z. B. 1 mm ×2 mm in der Ebene und 5 mm Schichtdicke [Gass et al. 1994]). Die Messung der MT-Verhältnisse ist sehr exakt und gut reproduzierbar (+/- 1%). MT-Bildgebung ist deshalb eine vielversprechende Methode, um diejenigen pathologischen Besonderheiten in den MS-Läsionen nachzuweisen, welche zur Gewebedestruktion (und entsprechender funktioneller Einschränkung) führen.

2.2.5   T$_1$-gewichtete Spinecho-Bilder ohne Kontrastmittelanreicherung

Die üblichen T$_1$-gewichteten Spinechosequenzen (mit einer kurzen Repetitionszeit (TR) um 500 – 700 msec und einer kurzen Echozeit (TE) von 15 – 20 msec) stellen die MS-Läsionen isointens mit normalem Gehirn dar. Dies ist dadurch zu erklären, daß der Signalverlust infolge einer mäßiggradig verlängerten T$_1$-Relaxationszeit durch das verstärkte Signal infolge erhöhter Protonendichte (Wassergehalt) innerhalb der Läsion ausgeglichen wird. Läsionen mit einer deutlich verlängerten T$_1$-Relaxationszeit erscheinen hypointens, da der T$_1$-Effekt dominiert (Abb. 2.1). Sehr lange T$_1$-Relaxationszeiten kommen durch Verlust von Gewebestrukturen und entsprechend deutlich erweitertem Extrazellulärraum zustande. MS-Läsionen, die auf T$_1$-gewichteten Bildern hypointens erscheinen, weisen niedrigere Magnetisationstransfer-Verhältnisse auf als isointense Läsionen (Hiehle et al. 1995; Loevner et al. 1995). Dementsprechend ist es wahrscheinlich, daß die Hypointensität auf T$_1$-gewichteten Spinechosequenzen ein Marker der Gewebedestruktion ist.

2.2.6   Diffusionsbilder

Der Diffusionskoeffizient von Wasser hängt hauptsächlich von dessen Umgebung ab. Er ist am höchsten für freies Wasser und geringer, wenn kleinere räumliche Ausdehnungen vorliegen. Die Messung des Diffusionskoeffizienten (apparent diffusion coefficient = ADC) mittels MR-Techniken ermöglicht Aussagen über die Größe, Form und räumliche Orientierung von Wasser-enthaltenden Räumen innerhalb des Gehirns, was Einsicht in andere pathologische Besonderheiten als mit anderen NMR-Parametern erlaubt (Doran & Bydder 1990).

Um diffusionsgewichtete MR-Bilder zu gewinnen, wird am häufigsten ein Paar von Magnetfeldgradientenpulsen in einer Spinechosequenz verwendet (Tanner & Stejskal 1968). Der erste Puls bestimmt die Raumposition jedes mobilen Protons als einen Phasenwinkel. Der zweite Puls kehrt den ersten vollständig um, falls das Proton seine Position nicht verändert. Falls ein Proton sich allerdings infolge von Diffusion bewegt, kommt es zu einer Phasendispersion des Spinechos. Das Ausmaß dieser Phasendispersion gibt ein Maß für den Diffusionskoeffizienten ADC.

Für diffusionsgewichtete Bildsequenzen werden große und rasch wechselnde Feldgradienten benötigt. Sie werden deshalb am besten mit starken Magnetfeldern untersucht. Leider sind solche Bilder sehr artefaktanfällig, da sich schon geringste Patientenbewegungen auswirken. Solche Bewegungsartefakte lassen sich umgehen mittels ultrarascher Bilder (innerhalb weniger Sekunden) unter Anwendung von Echoplanartechniken (Turner et al. 1990). Einrichtungen für Echoplanar-Bildgebung sind allerdings noch nicht weit verbreitet.

Es wurde eine Methode entwickelt, allerdings nicht für Bildgebung, die weniger artefaktempfindlich ist und eine rasche Messung des Diffusionskoeffizienten ADC erlaubt, weil keine Phaseninformation benötigt wird, um ein Bild zu konstruieren (Horsefield et al. 1994). Der Diffusionskoeffizient läßt sich in verschiedenen Richtungen messen, indem die Richtung des Diffusionsgradienten verändert wird. Dadurch kann Information über die Orientierung und Anisotropie der Diffusionsräume gewonnen werden. Faserbahnen in der normalen weißen Substanz zeigen eine anisotrope Diffusion, d. h., die Diffusion entlang der Faserbahnen ist größer als rechtwinklig zu diesen Bahnen (Doran & Bydder 1990). Die Anisotropie ist am ausgeprägtesten im Corpus callosum, wo der Diffusionskoeffizient parallel zu den Fasern 3–4mal größer ist als rechtwinklig dazu (Horsefield et al. 1994). Der Diffusionskoeffizient läßt sich auch für verschiedene Diffusionszeiten messen, wodurch Information über die Ausdehnung der Diffusionsräume gewonnen werden kann.

Im Rahmen der MS versprechen MR-Untersuchungen der Diffusion die strukturelle Integrität von Faserbahnen in der weißen Substanz bestimmen zu lassen. Es wäre möglich, daß Veränderungen im Diffusionskoeffizienten und im Ausmaß der Anisotropie im Zusammenhang mit Demyelinisation und/oder Axonenverlust vorkommen. Der Axonenverlust könnte eine Voraussetzung für die Anisotropie sein, denn es wurde an Riechnerven von Fischen nachgewiesen, daß unmyelinisierte Nervenfaserbündel Anisotropie zeigen (Beaulieu & Allen 1994). In einer Untersuchung von MS-Läsionen konnte eine Zunahme des Diffusionskoeffizienten nachgewiesen werden, die in einigen Fällen fast denjenigen von reinem Wasser erreichte. Anisotropie wurde in dieser Studie allerdings nicht untersucht (Larsson et al. 1992). Weitere Untersuchungsergebnisse werden mit Interesse erwartet.

2.3 MRT des Rückenmarks

2.3.1 Bedeutung der spinalen MRT bei Multipler Sklerose

Die MRT führte geradezu zu einer Revolution der Untersuchungsmöglichkeiten bei Patienten mit Problemen im Bereich des Rückenmarks einschließlich Multipler Sklerose. Sie hat im wesentlichen die Myelographie ersetzt, weil sie vergleichsweise weniger invasiv ist und eine viel bessere Unterscheidung von Einzelheiten der Weichteilstrukturen erlaubt.

Der Nachweis von Rückenmarksläsionen bei der MS ist von besonderer Bedeutung, da sie ja oft die Hauptursache der Behinderung sind (etwa Paraparesen oder Sphinkterstörungen). Mittels neuerer MR-Techniken ist es möglich, bei der Mehrzahl von Patienten mit gesicherter Multipler Sklerose multiple Läsionen innerhalb des Rückenmarks nachzuweisen (Kidd et al. 1993). Im folgenden werden Strategien für die MR-Untersuchungen des Rückenmarks dargestellt.

2.3.2   Unterdrückung von Bewegungsartefakten

Artefakte, die sich aus der Pulsation des Liquors oder den Herzbewegungen ergeben, können sehr störend sein. Auf verschiedene Weise wird versucht, solche Artefakte möglichst gering zu halten. Die eine besteht darin, daß jede Wiederholung des exzitatorischen Radiofrequenzpulses in zeitlicher Abhängigkeit vom Herzzyklus erfolgt (Cardiac Gating). Eine andere Strategie nutzt einen bipolaren Rephasing-Gradienten, durch welchen mit entsprechender Zeitgebung einige Bewegungsartefakte aufgehoben werden können. Eine dritte Möglichkeit, um Artefakte auszuschalten, die von intrathorakalen oder intraabdominalen Bewegungen ausgehen, besteht darin, einen Puls zur Sättigung von Protonen, die vor der Wirbelsäule liegen, abzugeben. Da verschiedene Artefakte auf die Bewegung des Liquors zurückgehen, besteht eine vierte Strategie in der Anwendung von Sequenzen, welche das Signal des Liquors unterdrücken. Besonders nützlich in dieser Hinsicht ist die FLAIR-Sequenz. Eine sehr lange Inversionszeit (z. B. TI = 2000 msec) wird verwendet, bevor eine konventionelle Spinechosequenz angewandt wird. Dadurch wird das Signal des freien Wassers gleich Null, und der Liquor erscheint dunkel.

2.3.3   Empfängerspulen

Wegen des besseren Signal/Rausch-Verhältnisses eignen sich Oberflächenspulen, die über der Wirbelsäule angebracht werden, besser als konventionelle Ganzkörperspulen zum Nachweis von pathologischen Veränderungen innerhalb des Rückenmarks.

2.3.3.1   *Konventionelle Oberflächenspulen an der Wirbelsäule*
Das Zervikalmark wird üblicherweise mit Hilfe einer sattelförmigen Empfängerspule untersucht, während im thorakolumbalen Bereich flache Spulen verwendet werden. Diese Spulen sind relativ groß, umschließen aber dennoch höchstens ein Untersuchungsfeld (field of view) von 30 cm. Deshalb ist die Untersuchung des gesamten Rückenmarks sehr zeitaufwendig und muß in zwei Phasen durchgeführt werden. Außerdem nimmt das Signal /Rausch-Verhältnis ab mit zunehmender Größe der Oberflächenspulen, so daß die relativ großen konventionellen Spulen kein optimales Signal/Rausch-Verhältnis aus dem Rückenmark ergeben. Diese Einschränkungen wurden z.T. durch die Einführung von mehrfach geordneten Spulen (Multi Array Coils) überwunden.

2.3.3.2   *Mehrfach geordnete Spulen*
Mehrfach geordnete Spulen (Multi Array Coils) bestehen aus einer Serie von kleineren Oberflächenspulen, von denen jede mit der nötigen Hardware ausgestattet ist, um Daten zu akquirieren. Sie werden elektronisch zusammengeschaltet, um ein zusammengesetztes

Bild zu liefern, in welchem das hohe Signal/Rausch-Verhältnis einer kleinen Oberflächen-
spule mit der größeren Ausdehnung einer viel größeren Spule kombiniert sind (Roemer et
al. 1990). In London haben wir einen Prototyp der Firma General Electric von 6 hinterein-
ander geordneten z.T. überlappenden Spulen verwendet. Die beiden rostralen Spulen sind
stattelförmig und umfassen das obere Zervikalmark. Die übrigen 4 Spulen sind flach und
rechtwinklig (14 x 11 cm) und reichen von der mittleren Zervikal- bis zur Sakralregion.
Die Daten werden simultan von vier angrenzenden Spulen gesammelt und zu einem einzelnen Bild in der sagittalen resp. koronaren Ebene integriert. Die 4 rostralsten Spulen umfassen ein Untersuchungsfeld (field of view) von 48 cm. Damit wird, außer bei wenigen extrem großgewachsenen Individuen, das gesamte Rückenmark abgedeckt. Das gesamte
Rückenmark kann in dieser Weise in einem einzelnen Untersuchungsgang mit einem guten
Signal/Rausch-Verhältnis untersucht werden (Abb. 2.4).

2.3.3.3 Korrektur der Uneinheitlichkeit der Bilder

Bilder in der sagittalen Ebene, die unter Verwendung von mehrfach geordneten Spulen gewonnen werden, zeigen nicht eine einheitlich Sensitivität über ihre ganze Länge. Nahe dem
Zentrum einer einzelnen Spule ist das Signal etwas höher als im Gebiet der Ränder der
Spule. In dieser Hinsicht sind besonders die hintere Schädelgrube und die mittleren Thora-
kalregionen zu beachten. Auf diese Weise sehen die Bilder etwas „gestreift" aus, wodurch
der Nachweis fokaler Läsionen innerhalb des Rückenmarks erschwert werden kann. Es
kann ein Algorithmus zur Korrektur dieser Uneinheitlichkeit angewandt werden (Tofts et
al. 1995). Bei diesem wird ein einheitliches Phantom mit denselben Pulssequenzen untersucht; die am Rückenmark gewonnenen Signalintensitäten werden dann durch diejenigen,
die beim Phantom gewonnen werden, dividiert. Dadurch erscheint das Bild über seine
ganze Ausdehnung sehr viel einheitlicher (Abb. 2.4).

2.3.4 Sequenzen

2.3.4.1 PD- und T_2-gewichtete konventionelle Spinecho

Auch unter Verwendung von spinalen Mehrfachspulen benötigen konventionelle PD- und
T_2-gewichtete Spinechosequenzen für die Untersuchung des gesamten Rückenmarkes
noch reichlich viel Zeit: etwa 11 Minuten für eine typische Doppelecho-SE-Sequenz mit einer Repetitionszeit (TR) von 2500 msec und einer Echozeit (TE) von 30 und 80 msec, einem einzelnen Exzitationspuls und einer 512 x 256 Matrix. Eine solche wird benötigt, um
eine ausreichende Auflösung über ein großes rechtwinkliges Untersuchungsfeld zu erreichen mit 48 cm in der supero-inferioren (S/I)-Richtung und 24 cm in der antero-posterioren (A/P)-Richtung. Des weiteren wirken sich Bewegungsartefakte aus, wenn die Phasenkodierung in der A/P-Richtung erfolgt. Diese Artefakte stammen von den Bewegungen des
Herzens, der Blutgefäße und des Liquors und verteilen sich in Richtung der Phasenkodierung. Dadurch überlagern einige das Rückenmark. Sie müssen eliminiert werden, damit
kleine Läsionen innerhalb des Rückenmarks, wie sie etwa im Rahmen der MS vorkommen, nachgewiesen werden können. Diese Artefakte können reduziert, wenn auch nicht
ganz aufgehoben werden durch die Verwendung von bipolaren Rephasing-Grandienten,
Kopplung des Exzitationspulses an den Herzrhythmus (Cardiac Gating) und die Verwendung von vorderen Sättigungsbanden (s. oben). Durch die Phasenkodierung in der S/I-
Richtung werden die Artefakte innerhalb des Rückenmarks erheblich reduziert, weil sie
sich in der S/I-Richtung von ihrem Ursprung aus verteilen und sich deshalb nicht über dem
Rückenmark überlagern. Die Verwendung der S/I-Phasenkodierung verdoppelt allerdings
die Zeit zur Bildgebung auf 22 Minuten, da ein quadratisches Untersuchungsfeld von 48 ×
48 cm benötigt wird.

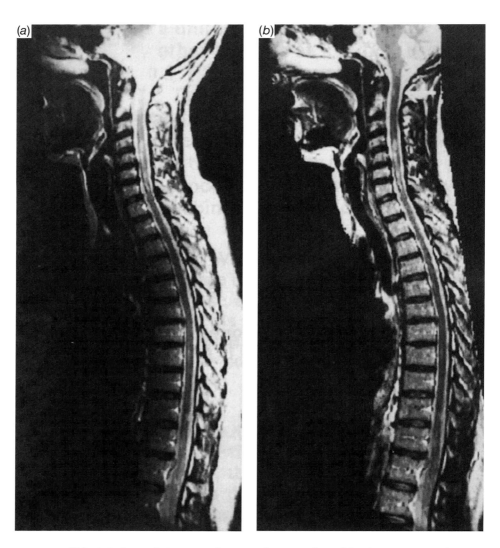

Abb. 2.4 *Sagittale T₂- gewichtete rasche Spinecho-Bilder des ganzen Rücken-marks (a) vor und (b) nach Korrektur der Bilduneinheitlichkeit. Diese Bilder wurden mittels mehrfacher Empfängerspulen gewonnen, die von General Electric Medical Systems, Milwaukee, USA, hergestellt wurden. (Aus Tofts et al. 1995.)*

2.3.4.2   Die T₂-gewichtete rasche Spinechosequenz

Falls eine S/I-Phasenkodierung verwendet wird (FSE-Bilder mit A/P-Phasenkodierung zeigen immer reichlich Artefakte), lassen sich T₂-gewichtete sagittale FSE-Bilder des gesamten Rückenmarks mit hoher Auflösung (512 × 512 Matrix mit 48 cm Untersuchungsfeld) weitgehend artefaktfrei innerhalb von etwa 5 Minuten herstellen (Abb. 2.4). Die sagittalen spinalen raschen Spinechosequenzen mit S/I-Phasenkodierung führen zu weniger Arte-fakte, die durch die Liquorpulsation bedingt sind, als die konventionellen Spinechosequenzen, auch wenn bei den raschen SE-Sequenzen die lineare Flußkompensation fehlt. Dies könnte deshalb der Fall sein, weil die rasche Abwechslung von Dephasierung und Rephasierung der Spins durch die Multiechoreihe die FSE weniger zufällig für Bewegung macht. Aus diesen Gründen ist die FSE die Sequenz der ersten Wahl zur Untersuchung kleiner Läsionen innerhalb des Rückenmarks, welche eine verlängerte T_2 aufweisen (z. B. kleine enzündlich-demyelinisierende Herde im Rahmen der MS).

2.3.4.3 T_2-gewichtete Gradientenecho-Sequenzen

Als weitere Untersuchungsmöglichkeit bietet sich die Gradientenecho (GE)-Sequenz mit Protonendichte- und T_2-Gewichtung an. GE-Bilder kommen rascher zustande als die SE wegen der kürzeren Repetitionszeiten (typische Parameter einer GE-Sequenz mit T_2-Gewichtung: TR = 400 msec, TE = 30 msec, Kippwinkel [= flip angle] = 12°). Die GE-Bilder zeigen allerdings ein geringeres Signal/Rausch-Verhältnis als die SE wegen des geringen Kippwinkels und sind besonders empfindlich auf Artefakte infolge von Inhomogenitäten des Magnetfeldes und lokal bedingten Unterschieden der Empfindlichkeit (z. B. am Übergang von Knochen zu den Weichteilen). Sagittale GE-Sequenzen sind deutlich weniger sensitiv als SE oder FSE zum Nachweis von Läsionen innerhalb des Rückenmarks (Enzman & Rubin 1988) wegen des ungünstigeren Signal/Rausch-Verhältnisses und der oft störenden Bewegungsartefakte. Die Läsionen weisen allerdings einen besseren Kontrast auf, wenn ein Magnetisations-Transfer-Puls zur GE-Sequenz zugesetzt wird (Finelli et al. 1994b). Die GE-Sequenz ist geeignet zur Abgrenzung des Rückenmarks vom subarachnoidalen Liquor auf axialen Bildern und zur Messung des Rückenmarksquerschnittes (Thorpe et al. 1993). Eine Inversions-vorbereitete T_1-gewichtete GE-Sequenz, durch welche das Liquorsignal unterdrückt wird, erlaubt die Konstruktion von dünnen axialen Schnitten, auf denen der Rückenmarksquerschnitt mit hoher Reproduzierbarkeit gemessen werden kann (Losseff et al. 1996).

2.3.4.4   *Inversion recovery mit kurzer Inversionszeit (STIR = short inversion time inversion recovery)*

Theoretisch läßt sich erwarten, daß die Kombination von T_1- und T_2-Gewichtung bei der STIR-Sequenz im Vergleich zu den konventionellen T_2-gewichteten Sequenzen die Möglichkeit des Nachweises von MS-Läsionen erhöht. In der Praxis sind allerdings die Vorteile sowohl im Bereich des Gehirns als auch im Bereich des Rückenmarks minimal (Dorwat et al. 1986; Thorpe et al. 1994c); sie werden zunichte gemacht durch das geringere Signal/Rausch-Verhältnis und durch vermehrte Bewegungsartefakte, die bei der STIR-Sequenz von hohen Liquorsignalen ausgehen.

2.3.4.5   *Inversion recovery mit vermindertem Fluß-Signal*
(FLAIR = fluid attenuated inversion recovery)

Eine Studie zeigte deutlich mehr MS-Läsionen im Rückenmark unter Verwendung von FLAIR im Vergleich zu konventionellen T_2-gewichteten Spinechosequenzen (Thomas et al. 1993). Im Vergleich zu anderen Serien (Weibe et al. 1992; Kidd et al. 1993) war die Sensitivität der T_2-gewichteten Sequenz in dieser Studie allerdings ungewöhnlich niedrig, da nur 6 Läsionen bei 16 Patienten nachgewiesen wurden. Dies läßt annehmen, daß die T_2-gewichteten Bilder suboptimal waren. Eine Vergleichsuntersuchung mit rascher FLAIR und FSE im Rückenmark wäre von Interesse – unsere vorläufige Erfahrung legt nahe, daß die rasche FLAIR in dieser Region weniger sensitiv ist.

2.3.5   Künftige Entwicklungen

Auch wenn die Kombination von mehrfach geordneten (multi array) Spulen über die gesamte Rückenmarkslänge und FSE rasch sagittale T_2-gewichtete Bilder des gesamten Rückenmarks von guter Qualität erlaubt und sich als nützlich erweist für die Untersuchung von Patienten mit Rückenmarkserkrankungen, so ist doch die Auflösung im Bereich des Rückenmarks noch limitiert. Es ist noch nicht möglich, einzelne Faserbahnen in der weißen Substanz darzustellen, weiße und graue Substanz lassen sich oft nur ungenügend abgrenzen, und axiale FSE-Sequenzen sind wegen der Bewegungsartefakte von geringer Qualität. Es gibt auch theoretische Gründe, warum kleine Objekte und insbesondere solche mit kurzer T_2 auf den FSE-Sequenzen untergehen (Constable & Gore 1992). Die meisten MS-Läsionen weisen aber eine relativ lange T_2 auf, und deshalb sollten sie auf der FSE ebenso gut sichtbar sein wie auf SE.

Eine bessere Auflösung innerhalb des Rückenmarks ist deshalb wünschenswert für die Diagnostik von rückenmarkseigenen Pathologien, zum Verständnis ihrer Pathophysiologie und zum Nachweis der Wirkungen von Therapien. Verschiedene Entwicklungen der MR-Technologie rücken diese Ziele in greifbare Nähe. Dazu gehört die Einrichtung von dreidimensionalen FSE-Sequenzen, die Verwendung von Magneten mit höheren Magnetfeldern (4 T), die Erhöhung der Anzahl der einzelnen Spulen in einer mehrfach geordneten Spulenreihe und die Erhöhung der Bildmatrix auf 1024. Die zur Zeit verwendete Matrix von 512 ergibt eine Pixelgröße knapp unter 1 mm² mit einem Untersuchungsfeld von 48 cm. Besonders wichtig wird auch die weitere Verminderung von Bewegungsartefakten sein. Der Zusatz von Flußkompensationstechniken zur FSE wird es ermöglichen, sagittale Bilder mit A/P-Phasenkodierung entsprechend in der Hälfte der Zeit herzustellen und auch die Qualität axialer Bilder zu verbessern.

2.4   MRT der Sehnerven

2.4.1   Bedeutung der MRT der Sehnerven bei Multipler Sklerose

Eine Sehnervenentzündung (Optikusneuritis) gehört zu den häufigen Krankheitsmanifestationen der Multiplen Sklerose. In etwa 25% der Fälle bildet sie das Erstsymptom, und mehr als 50% der jungen Erwachsenen mit Optikusneuritis entwickeln in der Folge eine klinisch sichere Multiple Sklerose (Francis et al. 1987). Typischerweise entwickelt sich das klinische Bild bei einem jüngeren erwachsenen Patienten über einige Tage mit einseitigem Visusverlust und mit Schmerzen bei Augenbewegungen. Die Erholung zum normalen Visus erfolgt in den meisten Fällen über wenige Wochen. In etwa 15% erholt sich der Visus kaum oder gar nicht. Dieses charakteristische Syndrom geht auf eine akute entzündlichdemyelinisierende Läsion im Nervus opticus zurück. Die neuro-ophthalmologische Untersuchung erlaubt eine exakte Beurteilung der klinischen Ausfälle. Mittels visuell evozierter Potentiale (VEP) läßt sich die Nervenleitfähigkeit durch die symptomatische Läsion hindurch messen. Sie ist in über 90% der Fälle abnorm mit verlängerter Latenzzeit und reduzierter Amplitude (Halliday 1993). Der Nachweis solcher Läsionen bei Optikusneuritis in der MRT bietet eine einmalige Gelegenheit, um die pathophysiologischen Mechanismen zu untersuchen, die den klinischen Verschlechterungen nach Demyelinisierung bzw. ihrer Erholung zugrunde liegen. Zu diesem Zweck werden serielle klinische Untersuchungen, VEP und MRI während einer Episode von akuter Optikusneuritis zueinander in Beziehung gebracht (Youl et al. 1991b).

2.4.2   Sequenzen

2.4.2.1   *Konventionelle T_2-gewichtete Spinechosequenzen*

Mittels konventioneller T_1- und T_2-gewichteter Sequenzen lassen sich die kleinen Läsionen im Sehnerven bei Optikusneuritis kaum darstellen, weil das hohe Signal des umgebenden intraorbitalen Fettgewebes dominiert und chemisch bedingte Artefakte an der Grenze zwischen Nerven und Fettschicht entstehen. Es werden hauptsächlich zwei Sequenzen verwendet, um das Signal des orbitalen Fettgewebes zu unterdrücken: STIR sowie SE oder FSE mit Fettunterdrückung.

2.4.2.2   *STIR (short inversion time inversion recovery)*

Die Inversionszeit (TI) wird bei etwa 150 – 175 msec gesetzt als Nullpunkt für die longitudinale T_1-Relaxation des Fettgewebes (T_1 von Fett ist viel kürzer als diejenige von Wasser) (Johnson et al. 1987). Eine konventionelle Spinechosequenz folgt dem Inversionspuls, und das entstehende Bild ist sowohl T_1- als auch T_2-gewichtet. Die Verwendbarkeit der STIR ist durch das eher niedrige Signal/Rausch-Verhältnis und durch das geringe Auflösungsvermögen eingeschränkt. Eine Untersuchung der gesamten Sehnerven vom Bulbus bis zum Chiasma mit genügend koronaren Schichten, mit einer 256 × 256 Matrix und einem 20 cm Untersuchungsfeld benötigt etwa 11 Minuten. Das Auflösungsvermögen (ca. 1 mm × 1 mm in der Ebene und 5 mm Schichtdicke) erlaubt nur eine unscharfe Abgrenzung zwischen dem Sehnerven selbst und seiner Liquor enthaltenden Umgebungsschicht. Dennoch läßt sich ein hohes Signal im Sehnerven bei über 80% der Patienten mit Optikusneuritis nachweisen (Miller et al. 1988b) (Abb. 3.14).

2.4.2.3   *Spinecho (SE) und rasche Spinechosequenzen (FSE) mit Fettunterdrückung*

Durch die Verwendung von Pulssequenzen, welche auf die unterschiedliche chemische Zusammensetzung benachbarter Strukturen selektiv ausgerichtet sind, läßt sich das Signal des Fettgewebes sättigen (Lee et al. 1991; Miller et al. 1993a; Gass et al. 1995). Solche Pulse lassen sich bei konventionellen SE- oder raschen SE-Sequenzen anwenden. Es läßt sich damit eine wirksame Unterdrückung des Fettsignals erreichen, wodurch sich Läsionen innerhalb des Sehnerven bei der Optikusneuritis mit einer Sensitivität nachweisen lassen, welche ähnlich gut oder sogar noch etwas besser ist als diejenige von STIR bei ähnlicher Matrix und ähnlichem Untersuchungsfeld. Der Vorteil der raschen Spinechosequenz liegt in der höheren Auflösung (512 × 512, 16 cm Untersuchungsfeld und 3 mm Schichtdicke), mit welcher die gesamten vorderen Sehbahnen in koronaren Bildern mit klinisch vertretbarem Zeitaufwand (10 – 11 Minuten) untersucht werden können. Mit dieser besseren Auflösung (in der Ebene 0,4 × 0,4 mm) läßt sich der Nerv exakt von seiner liquorhaltigen Umgebung abgrenzen (Abb. 2.5). Auf diese Weise lassen sich auch eine Schwellung des Sehnerven und eine partielle Beteiligung des Nerven im Querschnitt bei der Optikusneuritis nachweisen (Abb. 3.15) (Gass et al. 1995). Auch eine Ausweitung des Liquorraumes in der unmittelbaren Umgebung des Sehnerven, wie sie im Rahmen der sogenannten benignen intrakraniellen Hypertension oder Pseudotumor cerebri vorkommt, läßt sich auf diese Weise nachweisen (Gass et al. 1995) (Abb 2.6).

Die Fettunterdrückung läßt sich auch auf die T_1-gewichteten Spinechosequenzen anwenden, was sich zum Nachweis einer Gadoliniumanreicherung von Läsionen in der Orbita oder im Nervus opticus als nützlich erweist (Hendrix et al. 1990; Tien et al. 1991; Simon 1993). Bei T_1-gewichteten SE-Sequenzen ist die Fettunterdrückung allerdings weniger vollständig als bei T_2-gewichteten Sequenzen. Dennoch ist diese Sequenz der STIR-Sequenz für den Nachweis von Kontrastmittelanreicherung vorzuziehen, da die Verkürzung der T_1-Relaxationszeit infolge der Gadoliniumanreicherung bei der STIR-Sequenz zu einem regionalen Signalverlust führt.

Auch für die genannten Sequenzen gilt allerdings noch eine Einschränkung: Augenbewegungen lassen sich auch bei sehr gut motivierten Patienten über eine Untersuchungsperiode von 10 Minuten nicht vermeiden. Diese Bewegungsartefakte dürften in der Zukunft
mit der Verwendung von Echoplanartechniken, durch welche Bilder innerhalb von Sekunden gebildet werden, vermieden werden. Das Auflösungsvermögen dürfte sich durch die
Verwendung von dreidimensionalen FSE-Sequenzen verbessern lassen. Eine weitere Strategie besteht in der Verwendung einer Sequenz mit doppelter Inversion Recovery, bei welcher eine kurze TI zur Unterdrückung des Orbitafettes und eine lange TI (z. B. 2000 msec)
zur Unterdrückung des Liquorsignales verwendet wird (Redpath et al. 1993). Dadurch
läßt sich eine Abbildung des Sehnerven abgegrenzt vom umgebenden Liquor und Fettge-
webe erhalten. Diese Sequenz muß allerdings bei pathologischen Zuständen der Sehnerven
noch untersucht werden.

2.4.3   Spulen

Bei so kleinen Strukturen wie den Sehnerven ist das Signal/Rausch-Verhältnis von besonderer Bedeutung. Konventionelle Oberflächenspulen für die Bildgebung in der Augen-
höhle können monokular (zirkulär) oder binokular sein. Diese liefern ein besseres Signal/

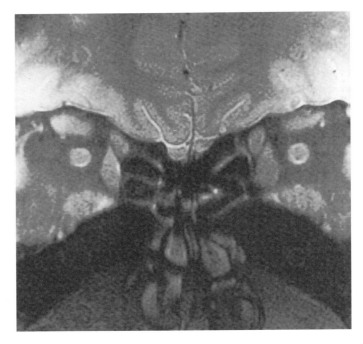

Abb. 2.5 *Gesunde, freiwillige Versuchsperson: koronare T$_2$-gewichtete Bilder
mit hoher Auflösung (Schichtdicke 3 mm, Auflösung in der Ebene 0,4x0,4 mm)
durch die Orbitae und die Sehnerven mit raschen Spinechosequenzen und mehr-
fachen Empfängerspulen, hergestellt von General Electrics Medical Systems,
Milwaukee, USA. Zu beachten ist, daß ein dünner Liquorsaum um den Sehnerven in der Nervenscheide normal ist.*

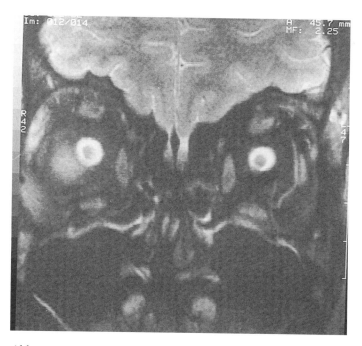

Abb. 2.6 *Koronare T₂- gewichtete rasche Spinechobilder der Orbita bei einem Patienten mit sogenannter gutartiger Hirndrucksteigerung („Pseudotumor cerebri"). Die liquorhaltige Sehnervenscheide ist verdickt (Pfeil). (Aus Gass et al. 1995.)*

Rausch-Verhältnis für wenige oberflächlich gelegene Zentimeter der Sehnerven innerhalb der Augenhöhlen, aber ein schlechteres Signal/Rausch-Verhältnis im Bereich des Chiasma im Vergleich zu den konventionellen Kopfspulen. Eine mehrfach geordnete Spule bestehend aus 2 Teilen von kreisförmigen Spulen mit etwa 7 cm Durchmesser wurde zur Bildgebung der temporomandibularen Gelenke entwickelt. Wir fanden, daß diese Spulen (von G.E. Medical Systems, Milwaukee, USA zur Verfügung gestellt), über den Schläfen auf Höhe der Orbitae angebracht, den Aufbau eines zusammengesetzten Bildes des Nervus opticus vom Bulbus bis zum Chiasma mit gutem Signal/Rausch-Verhältnis ermöglichen. In Zukunft werden komplexere mehrfach geordnete Spulen das Signal/Rausch-Verhältnis und damit die Bildqualität weiter verbessern lassen, z. B. 4 Spulen, welche einen Halbkreis um die Vorderseite des Kopfes auf Höhe der Orbitae bilden.

2.4.4   Orientierung der Schichten

Während axiale und sagittale Schichten den Sehnerven longitudinal darstellen lassen, bilden koronare Schichten eher seinen Querschnitt ab. Die Sehnerven verlaufen allerdings oft geschlängelt in der Orbita, und die koronaren Schichten verlaufen nicht wirklich rechtwinklig dazu, da die Sehnerven in Richtung Chiasma nach medial verlaufen (etwa 15% Abweichung von der antero-posterioren Achse). Dennoch bevorzugen wir koronare Bilder gegenüber den sagittalen oder axialen Orientierungen, da sie weniger durch Einflüsse aus den umgebenden Geweben verändert werden. Es ist möglich, schräge Schichten zu erhalten, die rechtwinklig zum Nervenverlauf liegen. In der Zukunft werden dreidimensionale FSE-Sequenzen, die das Auflösungsvermögen weiter verbessern (Schichtdicken von 1 mm werden möglich sein), exakt rechtwinklige Schnitte durch die Sehnerven erlauben.

2.5   MR-Spektroskopie

2.5.1   Bedeutung der Spektroskopie bei Multipler Sklerose

Die MR-Spektroskopie ermöglicht die Untersuchung und Quantifizierung von Metaboliten, welche Kerne enthalten, die sich im NMR sichtbar machen lassen. Die beiden Kerne, die am häufigsten untersucht werden, sind Protonen (^{1}H) und Phosphor (^{31}P).

2.5.2   Protonen-MR-Spektroskopie

In der Protonen-Spektroskopie werden Metaboliten untersucht, welche mobile Protonen enthalten. Im Vergleich zu Wasser, welches im Nervensystem in einer Konzentration von etwa 80 mol/l erscheint, kommen diese Stoffwechselprodukte in Konzentrationen im Millimolarbereich vor. Deshalb muß das Wassersignal unterdrückt werden, um die NMR-Signale solcher Metaboliten sichtbar zu machen. Sonst würde das Wassersignal das Spektrum derart dominieren, daß es unmöglich wäre, die Kurvenspitzen anderer Metaboliten abzugrenzen. Des weiteren ist es unumgänglich, daß relativ große Volumina untersucht werden, damit ein ausreichendes Signal/Rauschverhältnis erzielt werden kann. Für die Protonenspektroskopie liegt die Größe der zu untersuchenden Volumina üblicherweise zwischen 1 bis 8 ml. Das bedeutet, daß bei der Multiplen Sklerose nur sehr große Läsionen studiert werden können, wenn partielle Volumeneffekte vermieden werden sollen.

Mit langen Echozeiten (TE = 135 oder 270 msec) werden Metaboliten mit langen T_2 erfaßt. Im normalen Gehirn werden die 3 vorherrschenden Gipfel in der Spektrumkurve dem N-Acetyl-Aspartat (NAA), den Cholin enthaltenden Verbindungen (Cho) und Creatin-Phosphorcreatin (Cr) zugeordnet (Abb. 2.7). Unter Ruhebedingungen ist ein Laktatpeak (Lac) nicht erkennbar, da seine Konzentration unter 1 mmol liegt. Unter Aktivierungsbedingungen (z. B. im Streifenkortex als Antwort auf Blitzlichtstimulation) oder unter verschiedenen pathologischen Bedingungen kann er aber sichtbar werden. NAA ist die zweithäufigste Aminosäure im Zentralnervensystem. Ihre Funktion ist unklar, aber sie kommt fast ausschließlich innerhalb von Neuronen im Erwachsenengehirn vor (Birken & Oldendorf 1989). Sie ist deshalb von besonderem Interesse bei der Multiplen Sklerose, weil sie möglicherweise als Marker für die Integrität der Axone gelten kann (Arnold et al. 1990; Miller et al. 1991a). Axonenverlust kommt in chronischen MS-Läsionen vor und kann eine wichtige Ursache irreversibler Funktionsausfälle und damit der Behinderung sein.

Mit kurzen Echozeiten (z. B. TE 10 bis 30 msec) werden zusätzlich Metaboliten mit kurzen T_2 erfaßt. Dazu gehören mobile Lipide, Proteine, Inositol, Glukose und eine Reihe von Neurotransmittern wie Glutamat, Glutamin und γ-Aminobuttersäure (GABA) (Abb 2.7). Wenn überhaupt wird höchstens ein sehr geringes NMR-Signal von den Proteinen und Lipiden des intakten Myelins infolge deren relativer Immobilität erfaßt. Mit dem Nachweis der Resonanzen mobiler Lipide ist es möglich, den Myelinabbau direkt zu untersuchen (Wolinsky et al. 1990; Larsson et al. 1991; Grossman et al. 1992; Koopmans et al. 1993a; Davie et al. 1994a).

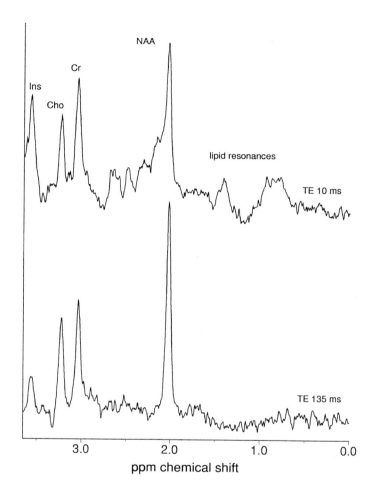

Abb. 2.7 *Protonen-MR-Spektrum aus der normalen weißen Substanz bei gesun-
der, erwachsener Versuchsperson mittels (a) kurzen (TE 10 ms) und (b) langen
(TE 135 ms) Echozeiten.*

Die Quantifizierung der Metaboliten wird oft im Verhältnis zum Cr-Peak als internem
Standard vorgenommen. Es ist allerdings klar, daß sich die Cr-Konzentration unter verschiedenen pathologischen Bedingungen (einschließlich der MS) verändern kann (Davies
et al. 1995). In zunehmendem Maße werden nun Techniken verwendet, welche die Meta-
bolitenkonzentrationen in absoluten Größen zu messen erlauben. Solche Methoden verwenden üblicherweise den Wasserpeak als Standard mit bekannter Konzentration.

Mit der In-vivo-Spektroskopie wird üblicherweise eine einzelne kleine (1 bis 8 ml) Region (Voxel) untersucht. Da aber die MS eine multifokale Krankheit ist, werden Techniken
benötigt, welche den Krankheitsprozeß in umfassenderer Weise zu untersuchen erlauben.
Eine Möglichkeit besteht darin, ein einzelnes sehr großes Voxel zu untersuchen, welches
einen Großteil der weißen Substanz umfaßt. Dies erscheint recht vielversprechend, nachdem serielle Veränderungen des NAA nachgewiesen werden konnten, ohne daß entsprechende Veränderungen auf den konventionellen Bildern zu sehen gewesen wären (Arnold

et al. 1994). Eine alternative Strategie wäre die spektroskopische Bildgebung. Spektroskopische Bilder einzelner Schichten mit einer Voxelgröße von etwa 1 ccm lassen sich in ca. 30
Minuten untersuchen (Arnold et al. 1992). Spektroskopische Bilder mehrerer Schichten
wurden in einer Untersuchung von Adrenolukodystrophie gewonnen (Kruse et al. 1994).

2.5.3   Phosphor-MR-Spektroskopie

Auf der [31]Phosphor-Magnetresonanzspektroskopie sind hauptsächlich die folgenden Metaboliten erkennbar: α-, β- und γ-ATP, anorganischer Phosphor (Pi), Phospho-Creatin
(PCr), Phosphomono- (PME) und Phosphodiester (PDE). Da der ^{31}P-Kern an sich eine
niedrigere NMR-Sensitivität aufweist als der [1]H-Nucleus und wegen der niedrigen Konzentrationen der [31]P- enthaltenden Metaboliten müssen große Voxels untersucht werden,
typischerweise 3 × 3 cm (27 ccm). Dadurch wird selbstverständlich die Verwendbarkeit
dieser Technik für die Untersuchung von MS-Läsionen erheblich eingeschränkt. Dennoch
wurden einige Veränderungen sowohl in den Läsionen als auch in der normal erscheinenden weißen Substanz nachgewiesen. Dazu gehört ein Anstieg der PCr in den Läsionen
(Minderhoud et al. 1992), eine Erhöhung des pH und der PDE-Spiegel in einer großen
akuten MS-Läsion (Cadoux-Hudson et al. 1991) und eine Verminderung der Phospho-
lipidanteile in Läsionen und in der normal erscheinenden weißen Substanz (Husted et al.
1994). Es wird vermutet, daß dieser letztere Befund infolge einer Verminderung der Konzentration von Phospholipiden im Myelin zustandekommt. Wegen seines geringen Auflösungsvermögen wird die ^{31}P-Spektroskopie bei der MS eher von beschränktem Nutzen
bleiben.

2.6   Bild-Analyse

Bild-Analyse-Techniken ermöglichen eine bessere Darstellung der MR-Daten und finden
im Rahmen der MS aus verschiedenen Gründen Anwendung: 1. zur Quantifizierung der
Fläche (bzw. des Volumens) der Läsionen bei der Untersuchung des natürlichen Verlaufs
der Krankheit bzw. seiner Beeinflussung durch Behandlungen; 2. zur gleichzeitigen Darstellung verschiedener Arten von MR-Bildern; 3. zur gleichzeitigen Untersuchung verschiedener MR-Parameter.

2.6.1   Quantifizierung des Ausmaßes der Läsionen

Die elektronischen Bilddaten (von Bändern oder Disketten) lassen sich auf geeigneten
Computereinrichtungen darstellen. Das Ausmaß der Läsion läßt sich dann relativ einfach,
aber zeitaufwendig dadurch bestimmen, daß die Konturen der Läsionen manuell umfahren werden. Eine gut ausgebildete Fachperson kann das Ausmaß von MS-Läsionen auf
konventionellen T_2-gewichteten Bildern mit einer Reproduzierbarkeit von etwa 94% bestimmen. Dieses Verfahren wurde in der Nordamerikanischen Therapiestudie mit β-Inter-
feron-1b bei der schubförmigen MS erfolgreich angewandt (Paty et al. 1993). Um eine raschere Bildanalyse zu ermöglichen und um die Reproduzierbarkeit und Objektivität zu
verbessern, wurde viel Aufwand in die Entwicklung vollautomatischer Methoden für die
Abgrenzung von Läsionen gesteckt. Eine halbautomatische Schwellentechnik, die unter
Korrektur der Bilduneinheitlichkeit an T_2-gewichteten Bildern verwendet wurde, zeigt

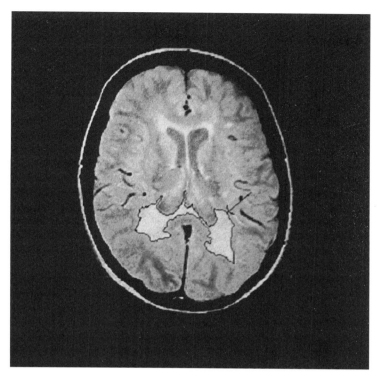

Abb. 2.8 *Protonenbild: 2 parietale periventrikuläre Läsionen bei MS, darge-stellt mittels der halbautomatisierten „Konturtechnik".*

eine bessere Reproduzierbarkeit (Wicks et al. 1992; Filippi et al. 1995b). Diese Technik ist allerdings sehr schwellenabhängig und bedarf erheblicher Umformungen und Anpassun-gen, um falsch positive (Erfassung normalen Hirngewebes) oder falsch negative (Läsionen mit niedrigem Signal, die nicht erfaßt wurden) Resultate zu vermeiden.

Halbautomatische Techniken zur Erfassung umschriebener Schwellen oder Grenzen lassen sich auf die einzelnen Läsionen anwenden. Diese sind zwar zeitaufwendig, aber ob-jektiver als das manuelle Abfahren der Konturen, weil das Programm die Grenze jeder Lä-sion bestimmt. Mit Hilfe einer solchen Technik mit dem Namen Contour (zur Verfügung gestellt von D. Plummer, Abteilung für Medizinische Physik am University College in Lon-don) zeigten am National Hospital in London drei relativ unerfahrene Untersucher eine Reproduzierbarkeit der Messungen bei jedem einzelnen Untersucher von 96 – 98% und eine Reprozierbarkeit im Vergleich verschiedener Untersucher untereinander von 94%, was deutlich besser ist, als das, was mit dem manuellen Nachfahren der Konturen erreicht werden kann. (Grimand et al. 1996) (Abb. 2.8).

Um die vollautomatische Abgrenzung der Läsionen weiter zu verbessern, werden vor allem multiparametrische Daten verwendet, um besser zwischen pathologischem und nor-malem Gewebe unterscheiden zu können (Cline et al. 1990; Jackson et al. 1993; Sim-monds et al. 1993; Mitchell et al. 1994; Guttman et al. 1994; Cohen et al. 1995; Johnston et al. 1995). Auch wenn diese Techniken zukunftsträchtig erscheinen, so gibt es doch zur Zeit keine vollautomatische Technik, die gänzlich zuverlässig wäre. Welche Technik auch immer angewendet wird, es muß doch zum Schluß einer Analyse ein erfahrener Experte die ausgewählten Bilder und Bildteile noch einmal durchsehen und wo nötig Korrekturen anbringen.

Die Messung des Ausmaßes der Läsionen läßt sich verbessern durch Verwendung dünnerer Schichten (z. B. 3 statt 5 mm), da dadurch die Fehler infolge partieller Volumeneffekte reduziert werden können (Kapouleas et al. 1993; Filippi et al. 1995c). Mittels dreidimensionaler rascher Spinecho Sequenzen mit echoplanarer Bildgebung wird sich die Quantifizierung der Läsionen weiter verbessern lassen mit Schichtdicken bis zu 1 mm. Dadurch werden sich auch scheinbare Veränderungen der Läsionsgröße vermeiden lassen, welche durch ungenügende Repositionierung zustandekommen – gerade bei sehr kleinen Läsionen können solche Pseudoveränderungen recht ausgeprägt erscheinen (Goodkin et al. 1992).

2.6.2   Gleichzeitige Darstellung verschiedener MR-Bilder

Oft ist es nützlich, verschiedene Typen von MR-Daten zu vergleichen (z. B. zur Untersuchung der Beziehungen zwischen dem Verhältnis des Magnetisations-Transfers, der Diffusionskoeffizienten und der T_2-Abnahme) oder Daten miteinander zu vergleichen, die in seriellen Untersuchungen gewonnen werden (z. B. das gesamte Ausmaß der Läsionen auf konventionellen Bildern während Therapiestudien). Um solche Vergleiche zu optimieren, ist es nötig, daß die Datenerhebung aus exakt identischen anatomischen Regionen erfolgt. Bei langen Untersuchungszeiten oder bei Untersuchungen zu verschiedenen Zeitpunkten ist oft die Bildebene, auf der die Datenerhebung erfolgt, nicht exakt identisch. Diese Probleme lassen sich weitgehend lösen durch Verwendung von dreidimensionalen Techniken (z. B. dreidimensionale Fastspinecho (FSE) zur Bestimmung des Ausmaßes der Läsionen) oder durch ultrarasche Bildgebung mit echoplanaren Methoden. Eine andere Möglichkeit besteht in der Verwendung von Algorithmen, welche die verschiedenartig der akquirierten Daten auf einen standardisierten stereotaktischen Raum oder einen Atlas des Gehirns transformieren. Zu diesem Zweck werden zwar komplexe, aber immer exaktere und automatisierte Algorithmen entwickelt (Collins et al. 1994). Die Verwendung solcher Methoden bei der MS sollte die Qualität von Studien, bei welchen Bilddaten von verschiedenen Sitzungen verglichen werden, verbessern.

3 Spektrum der Veränderungen bei Multipler Sklerose

David H. Miller

3.1 Anwendung der MRT in der Diagnostik

3.1.1 Einleitung

Im letzten Jahrzehnt wurde die Magnetresonanztomographie (MRT) die wichtigste Untersuchungsmethode zur Bestätigung der Diagnose Multiple Sklerose. In den folgenden 2 Kapiteln soll die Anwendung der MRT in der Diagnostik und Differentialdiagnostik der MS besprochen werden.

Nach wie vor ist entscheidend, daß die MS primär klinisch diagnostiziert wird. Die Diagnose sollte nie aufgrund der Ergebnisse einer MR-Untersuchung oder einer anderen Laboruntersuchung allein gestellt werden. Die Veränderungen auf der MRT müssen immer im klinischen Zusammenhang interpretiert werden. Die sichere Diagnose einer Multiplen Sklerose beruht auf dem Nachweis von Läsionen im Zentralen Nervensystem (vorwiegend in der weißen Substanz), die sowohl in zeitlicher wie räumlicher Hinsicht multiple sind und als solche klinisch diagnostiziert werden können. Die MRT unterstützt die Diagnose, indem sie paraklinisch die räumliche Dissemination nachzuweisen vermag. Auch evozierte Potentiale können diesbezüglich nützlich sein, die MRT ist allerdings sehr viel sensitiver. Ein charakteristisches Muster von Veränderungen in der weißen Substanz des Gehirns bei jungen Erwachsenen trägt wesentlich zur Absicherung der klinischen Diagnose bei, auch wenn nicht außer acht gelassen werden darf, daß auch die sogenannten klassischen „MR-Muster" nicht absolut spezifisch für die MS sind.

3.1.2 MRT als diagnostisches Hilfsmittel bei der Anwendung der Poser-Kriterien(s. auch Tab. 3.1)

Für die Diagnostik der MS sind nach wie vor die diagnostischen Kriterien des Poser-Komitees (Poser 1983; Poser et al. 1983) am weitesten verbreitet. Diese verlangen, daß eine klinisch sichere MS dann diagnostiziert werden darf, wenn zumindest 2 Episoden von ZNS-Symptomen vorliegen, die mindestens einen Monat auseinanderliegen, und die Zeichen bei der neurologischen Untersuchung auf mindestens 2 Läsionen zurückgehen, die in anatomisch separaten Regionen der weißen Substanz im ZNS liegen. Es wird auch verlangt, daß das Alter der Patienten zwischen 10 und 59 Jahren liegt und daß es keine bessere Erklärung für die klinischen Befunde gibt. Ist die Diagnose MS klinisch sicher, so wird nicht immer zusätzlich eine MRT benötigt.

Liegen multiple symptomatische Episoden vor, aber nur Zeichen bei der Untersuchung, die auf eine einzelne ZNS-Läsion zurückgehen, so ist die Diagnose „klinisch wahrscheinlich". Wenn es sich um einen jungen Erwachsenen handelt und die MRT multiple Läsionen in der weißen Substanz zeigt, wie sie für die MS charakteristisch sind, so läßt sich die diagnostische Sicherheit zu „klinisch sicher" aufwerten.

Tab. 3.1 *MRI und die Poser-Kriterien (Aus Miller DH & Donald WI, Clinical Neuroscience, 2, 215–224, 1994 © Wiley-Liss Inc 1994.)*

	MRI	Poser-Kriterien
2 Schübe; klinische Hinweise auf 2 Läsionen	+	CDMS
	–	CDMS
2 Schübe; klinische Hinweise auf 1 Läsion	+	CDMS
	-	CPMS
1 Schub; klinische Hinweise auf 1 Läsion	+ (neue Läsionen in Entwicklung)	CPMS
		nicht diagnostisch
	–	
1 Schub; klinische Hinweise auf +CSF OCBs	+ (neue Läsion in Entwicklung)	LSDMS
		nicht diagnostisch
	–	

Situationen, in welchen ein positives MRI sichere Diagnosen erlaubt, zeigen sich im Blut

CDMS: klinisch gesicherte MS
CPMS: klinisch wahrscheinliche MS
LSDMS: laborgestützte sichere MS

  Zeigt sich das klinische Bild in Form einer isolierten progressiven Myelopathie von mindestens 6 Monaten Dauer und konnte eine Kompression des Rückenmarks durch eine spinale MRT oder Myelographie ausgeschlossen werden, so erlaubt der Nachweis typischer Läsionen in der weißen Substanz des Gehirns bei einem jungen Erwachsenen die Diagnose einer klinisch wahrscheinlichen MS.

  Liegt eine einzelne Episode klinischer Manifestationen vor, wie sie für die MS charakteristisch sind (z. B. akute einseitige Optikusneuritis, internukleäre Ophthalmoplegie, partielle Myelopathie), so kann die Diagnose nur vermutet werden oder gilt als „möglich". In der MRT des Gehirns finden sich in solchen Fällen multifokale Läsionen in der weißen Substanz, wie sie auch bei der MS vorkommen, in 50–70% (Ormerod et al. 1986 a und b, Miller 1987a). Der Nachweis solcher räumlicher Dissemination erlaubt noch nicht die Diagnose einer MS, da das gleiche Bild auch durch die seltenere monophasisch verlaufende akute disseminierte Enzephalomyelitis (ADEM) (Kesselring et al. 1990) hervorgerufen werden kann. Disseminierte MRT-Läsionen gehen allerdings mit einem höheren Risiko einher, daß das Krankheitsbild in den nächsten 2–5 Jahren zur klinisch sicheren MS fortschreitet (Ford et al. 1992; Morrissey et al. 1993a; Beck et al. 1993) (s. Kapitel 5: Prognose). Falls sich in MR-Untersuchungen nach mindestens einem Intervall von einem Monat neue Läsionen zeigen, so kann die Diagnose einer klinisch wahrscheinlichen MS gestellt werden, auch wenn klinisch keine neuen Manifestationen auftreten. Es ist allerdings unbekannt, ob das Risiko weiterer klinischer Manifestationen von den Ergebnissen früher Nachuntersuchungen beeinflußt wird, und entsprechend ist es fraglich, ob solche Information bei einem im übrigen asymptomatischen Fall überhaupt gesucht werden soll. Wir selbst führen solche Untersuchungen in der klinischen Routinepraxis nicht durch.

  Die Untersuchung des Liquors auf oligoklonale Banden bleibt eine sehr nützliche Untersuchung, insbesondere wenn die klinischen oder MR-Befunde atypisch oder unspezifisch erscheinen. Die Liquoruntersuchung ist besonders hilfreich bei Patienten, die älter als 50 Jahre sind, da die Gehirn-MRT in dieser Altersgruppe am wenigsten spezifisch ist. Bei klinisch wahrscheinlicher MS und oligoklonalen Banden im Liquor wird eine MS als „laborunterstützt sicher" diagnostiziert.

3.2 MRT des Gehirns bei klinisch sicherer Multipler Sklerose

3.2.1 Häufigkeit der Veränderungen

Veränderungen in der MRT des Gehirns kommen bei 75–100% der Patienten mit klinisch sicherer MS vor (Young et al. 1981; Lukes et al. 1983; Runge et al. 1984; Jackson et al. 1985). Die unterschiedliche Häufigkeit der Veränderungen hängt wahrscheinlich einerseits davon ab, wie streng die klinischen Kriterien zur Diagnose MS angewandt werden, andererseits aber auch von den unterschiedlichen Sensitivitäten der verschiedenen MR-Einrichtungen. Unter strikter Anwendung der Poser-Kriterien für klinisch sichere MS und unter Anwendung ausschließlich klinischer Kriterien zur Klassifikation der Fälle (ohne Berücksichtigung von MRT, Liquor und evozierten Potentialen) fanden wir eine oder mehr Veränderungen in der MRT des Gehirns bei 113 von 114 (99%) und 197 von 200 (98,5%) bei Patienten, die in 2 unterschiedlichen Untersuchungsserien am National. Hospital London untersucht wurden (Ormerod et al. 1987; Miller 1988) (Tab. 3.2 und 3.3). Dies zeigt, daß etwa 1% der Patienten mit klinisch sicherer MS eine völlig normale MRT des Gehirns aufweisen können. In der 2. Serie (Miller 1988) wiesen 2 Patienten eine einzige Einzelläsion auf und 6 nur 2 Läsionen, d. h. daß 2 oder weniger Läsionen im Gehirn bei 11 Patienten (5,5%) vorkamen. Umgekehrt ausgedrückt kamen 3 oder mehr Läsionen im Gehirn bei 95% der Patienten vor. Im folgenden wird eine Übersicht gegeben über die MR-Befunde bei klinisch sicherer MS unter Berücksichtigung sowohl der Serien des National Hospitals als auch anderer untersuchten Gruppen (siehe Tab. 3.2 und 3.3).

3.2.2 Weiße Substanz im Gehirn

Übereinstimmend mit pathologisch-anatomischen Befunden besteht das typische Verteilungsmuster der MR-Läsionen bei Multipler Sklerose in Form von multiplen Läsionen im Bereich der weissen Substanz, vorwiegend in den periventrikulären Regionen (Abb. 3.1). In der Serie aus dem National Hospital zeigten 308 von 314 (98%) der Patienten mit klinisch sicherer Multipler Sklerose eine oder mehrere Läsionen angrenzend an die Seitenwände der Seitenventrikel. Im Rahmen der MS ist es sehr ungewöhnlich, daß multiple Läsionen in der weißen Substanz abgesetzt von der Ventrikelwand vorkommen ohne gleichzeitige Beteiligung periventrikulärer Regionen; andererseits ist das Vorkommen solcher abgesetzter Läsionen zusätzlich zu den periventrikulären eher die Regel als die Ausnahme. Alle Teile der Seitenventrikel können betroffen sein, besonders aber Corpus und Trigonum. In der Regel sind die Läsionen unregelmäßig geformt, zeigen aber oft eine rundliche oder ovale Erscheinung, was als relativ spezifisch für die MS gelten soll (Horowitz et al. 1989). Die Größe der Läsionen ist sehr unterschiedlich: die meisten sind klein, das heißt unter 5 mm Durchmesser, gelegentlich kommen aber sehr große Läsionen vor, sogar solche, die einen Hirntumor vortäuschen können (siehe Kap. 3.2.7).
   Von pathologisch-anatomischen Untersuchungen her ist bekannt, daß das Corpus callosum besonders häufig im Rahmen der MS befallen ist (Barnard & Triggs 1974; Brownell & Hughes 1962; Allen 1991). MR-Veränderungen lassen sich in dieser Region besser auf sagittalen Bildern darstellen (Wilms et al. 1991; Gean-Marton et al. 1991) (Abb. 3.2). In einer großen Untersuchungsserie wurden Läsionen im Corpus callosum bei 93% auf sagittalen und bei 55% von 42 MS-Patienten auf axialen Bildern nachgewiesen (Gean-Marton et al. 1991); im Gegensatz dazu zeigten sagittale Bilder von 127 Kontrollpatienten mit Ab-

Tab. 3.2 *Häufigkeit von Veränderungen in der weißen Substanz der Großhirnhe-misphären bei 200 Patienten mit klinisch gesicherter Multipler Sklerose*

	Anzahl Läsionen	Anzahl Patienten (%)
Periventrikulär	0	4 (2)
	1	9 (4.5)
	≥ 2	187 (93.5)
Abgesetzt von den Ventrikeln	0	15 7.5)
	1	10 (5)
	≥ 2	175 (87.5)
Alle Regionen der weißen Materie	0	3 (1.5)
	1	4 (2)
	≥ 2	193 (96.5)

Tab. 3.3 *Verteilung der MR-Veränderungen im Gehirn von 200 Patienten mit klinisch gesicherter Multipler Sklerose*

	Anzahl Patienten	%
Periventrikulär		
Seitenventrikel	196	98
Corpus	194	97
Trigonum	171	86
Okzipitalhorn	149	75
Temporalhorn	132	66
Frontalhorn	117	59
Dritter Ventrikel	31	16
Vierter Ventrikel	106	53
Von Ventrikel akzeptierte Läsionen	185	93
Markrindengrenze	130	65
Capsula interna	83	42
Kortex	25	13
Basalganglien	15	8
Hirnstamm	132	66
Pons	103	52
Mittelhirn	72	36
Medulla oblongata	29	15
Cerebellum	113	57

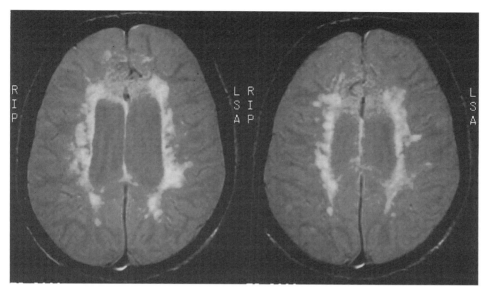

Abb. 3.1 *Protonengewichtetes Bild bei Multipler Sklerose zeigt die typischen periventrikulär gelegenen Läsionen. Sie sind multipel, asymmetrisch und vorwiegend klein, unregelmäßig geformt, rund oder oval.*

normitäten der periventrikulären weißen Substanz anderer Ursachen (am häufigsten vaskulärer) solche Läsionen in nur 2,4%. Dies bedeutet, daß Läsionen im Corpus callosum von relativ hohem diagnostischen Wert sind. Diese Läsionen zeigen eine Prädilektion für das Grenzgebiet zwischen Corpus callosum und Septum pellucidum. Auch andere Untersucher haben das häufige Vorkommen von MS-Läsionen im Corpus callosum bestätigt (Simon et al. 1986).

Ebenfalls recht häufig sind Läsionen an der Mark-Rindengrenze bei Multipler Sklerose: In einer pathologisch-anatomischen Studie fanden sich 17% der Plaques im Gehirn in diesem Gebiet (Brownell & Hughes 1962). Auf der MRT folgen die Läsionen gelegentlich der Kurvatur eines Gyrus, ohne den Saum von kortikaler grauer Substanz miteinzubeziehen, was den Eindruck einer relativ selektiven Beteiligung der subkortikalen U-Fasern erweckt (Miller 1988) (Abb. 3.3). Subkortikale Läsionen können auch im Rahmen vaskulärer Krankheiten vorkommen, sind dann aber eher klein und punktförmig oder erstrecken sich als größere Infarktareale bis in den Kortex hinein. Bei der subakuten arteriosklerotischen Encephalopathie Binswanger ist eine Aussparung der subkortikalen U-Fasern charakteristisch (Revesz et al. 1989).

Läsionen im Bereich der Capsula interna ließen sich bei 95 von 314 (30%) der Patienten in der Serie des National Hospital nachweisen. In diesem Gebiet kommen allerdings auch oft vaskulär bedingte Läsionen vor, so daß sie von geringerem diagnostischen Wert sind.

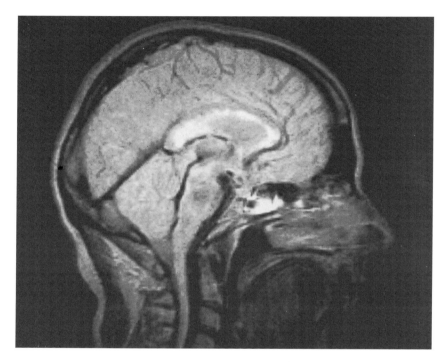

Abb. 3.2 *Sagittales protongewichtetes Bild mit Läsionen im Corpus callosum bei einer 43jährigen Patientin mit Multipler Sklerose.*

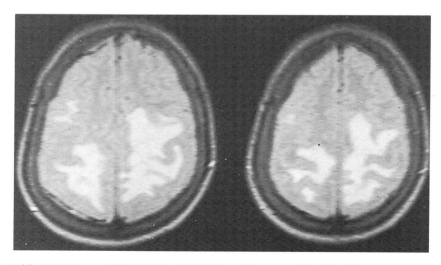

Abb. 3.3 *Protonenbild bei einer 37jährigen Frau mit Multipler Sklerose: ausgedehnte Läsionen an der Markrindengrenze.*

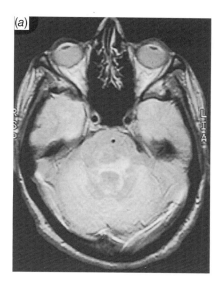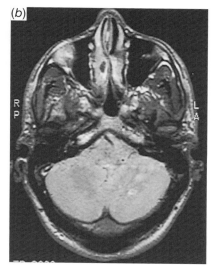

Abb. 3.4 *Protonengewichtete Bilder bei Multipler Sklerose mit Läsionen (a) am Boden des vierten Ventrikels und (b) in der weißen Substanz des Kleinhirns.*

3.2.3 Hirnstamm

In der Serie des National Hospital fanden sich Läsionen im Hirnstamm bei 209 von 314 (67%) der Patienten mit klinisch sicherer Multipler Sklerose. Solche Läsionen können in allen Teilen des Hirnstammes vorkommen, besonders häufig aber am Boden des 4. Ventrikels (Abb. 3.4). Meist sind die Läsionen klein (typischerweise einige mm im Durchmesser), können aber gelegentlich sehr groß und von einem Ödem umgeben sein. Klinisch kommen Hirnstammsyndrome im Rahmen der MS häufig vor, und meist läßt sich eine entsprechend lokalisierte Läsion in der MRT nachweisen (Bogousslavsky et al. 1986; Constantino et al. 1986; Barrat et al. 1988; Mochizuki et al. 1988; Cure et al. 1990; Bronstein et al. 1990a, b; Howard et al. 1992).

3.2.4 Kleinhirn

Läsionen können in allen Teilen der weißen Substanz des Kleinhirns vorkommen; 169 von 314 (54%) der Patienten der Serie aus dem National Hospital wiesen eine oder mehrere solcher Läsionen auf. Die meisten Kleinhirnläsionen sind klein, in ihrer Form unregelmäßig, rundlich oder oval (Abb. 3.4). Seltener sind sie im Bereich des Kleinhirn-Kortex zu sehen.

3.2.5 Zerebraler Kortex

In der pathologisch-anatomisch untersuchten Serie von Brownell & Hughes (1962) lagen 5% der Plaques ausschließlich im zerebralen Kortex. Eindeutige kortikale Läsionen lassen sich mit konventionellen T_2-gewichteten Sequenzen selten nachweisen, auch wenn es oft

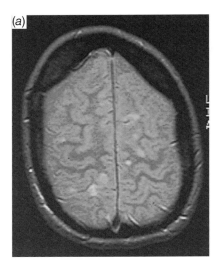 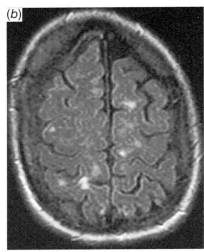

Abb. 3.5 *Multiple Sklerose: (a) protonengewichtete rasche Spinecho- und (b) rasche FLAIR-Bilder. Läsionen an der Markrindengrenze sind mit der raschen FLAIR deutlicher zu sehen.*

infolge von partiellen Volumeneffekten schwierig ist zu entscheiden, ob subkortikale Läsionen aus der weißen Substanz sich in den Kortex hinein fortsetzen. Es ist wahrscheinlich, daß mit PD- und T_2- gewichteten Sequenzen kleine kortikale Läsionen wegen des relativ starken Signals des normalen Kortex und wegen der partiellen Volumeneffekte durch mittelstarke oder intensive Signale aus dem Liquor verpaßt werden. Durch Gadoliniumanreicherung lassen sich gelegentlich kortikale Läsionen nachweisen, die anderweitig nicht vermutet werden können (Miller et al. 1988). Dies gilt allerdings nur für akute Läsionen mit Störung der Blut-Hirn-Schranke (siehe Kap. 3.3). Der Nachweis kortikaler Plaques dürfte durch die FLAIR (oder rasche FLAIR) -Sequenz durch Unterdrückung der Signale aus der normalen grauen Substanz und dem Liquor verbessert werden können (Hajnal et al. 1992; Thorpe et al. 1994 b; Boggild et al. 1995) (Abb. 3.5).

3.2.6   Basalganglien

Fokale Läsionen in den Basalganglien fanden sich nur in 44 von 314 (14%) der Patienten in den Untersuchungsserien am National Hospital. Läsionen in den Basalganglien finden sich häufiger im Rahmen zerebro-vaskulärer Krankheiten (Ormerod et al. 1987), was von gewisser differentialdiagnostischer Bedeutung ist.

In einer Publikation wurde auf eine abnorme Minderung der Signalintensität im Bereich von Putamen und Thalamus auf T_2-gewichteten Bildern bei MS-Patienten im Vergleich zu gesunden Kontrollpersonen hingewiesen. Es wurde vermutet, daß dies durch eine vermehrte Eisenablagerung in diesen Kernen zurückzuführen sei, da Eisen zu lokalen Magnetfeldinhomogenitäten führt, was die T_2-Relaxation beschleunigt und entsprechend zu einer Signalabnahme auf den T_2-gewichten Bildern führt (Drayer et al. 1987). Dieselbe Untersuchergruppe beschrieb auch eine Korrelation zwischen dem Ausmaß dieser Hypointensität in den Basalganglien und dem Ausmaß der Läsionen in der weißen Substanz.

Ein solcher Befund ist freilich unspezifisch, da Signalhypointensitäten bei einer ganzen Anzahl von extrapyramidalen Erkrankungen einschließlich der Multisystem-Atrophie (Pastakia et al. 1986) und sogar im Rahmen des normalen Alterungsprozesses (Milton et al. 1991) gesehen werden. Es ist bekannt, daß die Eisenkonzentrationen im Gehirn normalerweise in den Basalganglien am höchsten sind, insbesondere im Pallidum, und daß sie sich mit zunehmendem Alter weiter erhöhen (Hallgren & Sourander 1958; Hoeck et al. 1975).

In London haben wir kürzlich 46 MS-Patienten verglichen mit 42 Kontrollpersonen vergleichbaren Alters und fanden keinen Unterschied in der Häufigkeit oder Intensität der MR-Signale im Putamen zwischen beiden Gruppen; es gab eine leichte Verminderung des Signals aus dem Thalamus bei der Gruppe der Patienten, die Befunde waren aber in keinem Fall ausgeprägt (Grimaud et al. 1995). Es wurde keine Korrelation zwischen dem Ausmaß der Läsionen in der weißen Substanz und den Signalen aus den Basalganglien gefunden. Zusammenfassend schließen also diese Untersuchungen die Möglichkeit einer leichten Akkumulation von Eisen im Thalamus von MS-Patienten nicht aus, auch wenn die Untersuchungsergebnisse weit weniger auffällig sind als diejenigen von Drayer et al. 1987.

Es ist noch unklar, warum Eisen normalerweise in den Basalganglien akkumuliert wird. Bekannt ist, daß das Eisen durch Endothelzellen der Kapillaren im Bereich von Thalamus und anderen Basalganglien resorbiert wird, da Transferrin an spezifische Rezeptoren auf deren Zelloberfläche bindet (Hill & Switzer 1985; Dietrich & Bradley 1988). Das Eisen wird dann entlang der Axone zu den Projektionsgebieten transportiert, wo es freigesetzt und in den Oligodendrozyten gespeichert wird (Hill & Switzer 1985). Im Rahmen der MS kann es zu einem erheblichen Verlust von Axonen kommen (Adams 1989; Lassmann et al. 1994), und dies könnte zu einer vermehrten Eisenakkumulation im Bereich der Basalganglien führen. Es wäre möglich, daß der Axonenverlust im Thalamus größer ist als in anderen Kernen der Basalganglien, weil er eine Umschaltstation von sensorischen afferenten Bahnen ist, welche klinisch wie pathologisch im Rahmen der MS sehr häufig befallen sind.

3.2.7 Massenläsionen

Gelegentlich werden im Rahmen der MS sehr große Läsionen gesehen, die einen Hirntumor vortäuschen können (Youl et al. 1991a). Solche Patienten weisen klinisch meist fokale neurologische Defizite, epileptische Anfälle oder erhöhten Hirndruck auf (Abb. 3.6). Gelegentlich wurden solche Läsionen biopsiert und histologisch als ausgedehnte Regionen von Entzündung und Demyelinisierung bestätigt. Gelegentlich wurden in solchen Gebieten auch Zeichen erheblicher Gewebedestruktion nachgewiesen. Eine Fehldiagnose eines Hirntumors kam wohl eher in der CT-Ära vor, da die MRT meist imstande ist, auch andere kleinere Läsionen, wie sie für die MS charakteristisch sind, nachzuweisen.

Massenläsionen können überall in den Großhirnhälften vorkommen. Oft zeigen sie eine ringförmige Kontrastmittelanreicherung, gelegentlich ist die Kontrastaufnahme allerdings homogen oder unregelmäßig. Auch akute infratentorielle Läsionen können einen Masseneffekt zeigen. Durch eine Läsion am Boden des 4. Ventrikels kann der angrenzende Ventrikel verformt werden. Es gibt einen einzigen Fallbericht einer großen Plaque im Mittelhirn, welche zu einem obstruktiven Hydrocephalus führte (Butler & Gilligan 1989).

3.3   Entwicklung der Läsionen

3.3.1   PD-/T_2-gewichtete MRT

Serielle Untersuchungen bei Patienten mit schubförmigem oder sekundär progredientem Krankheitsverlauf zeigen Neubildungen von cerebralen Läsionen mit überraschender Häufigkeit. Solche Läsionen sind in der Regel asymptomatisch – bei jeder klinischen Neumanifestation (Schub) entstehen insgesamt 5–10 neue Läsionen (Isaac et al. 1988, Willoughby et al. 1989, Koopmans et al. 1989a). Untersuchungsserien, in denen die MRT's im Abstand von 14 Tagen durchgeführt wurden, ergaben ein sehr charakteristisches Muster der Evolution der Läsionen. Über einige wenige Tage bis Wochen vergrößern sich die Läsionen, bis sie ihre Maximalgröße innerhalb etwa eines Monates erreichen; danach werden sie allmählich wieder kleiner. Auch diese Phase der Abnahme der Größe der Läsionen dauert einige Wochen lang an, bis eine bleibende stabile Größe nach etwa 2–3 Monaten erreicht wird. Bei niedrigen Magnetfeldern und unter Verwendung von 10 mm dicken Schichten verschwanden 40% solcher Läsionen gänzlich (Willoughby et al. 1989), während residuelle Veränderungen in Untersuchungen mit höheren Magnetfeldern und dünneren Schichten fast in allen Fällen persistieren (Thompson et al. 1991).

Der Großteil der neugebildeten Läsionen ist sehr klein und verändert sich in der Größe kaum mehr. Einige größere neue Läsionen zeigen eine „Ringstruktur" (Ormerod et al.

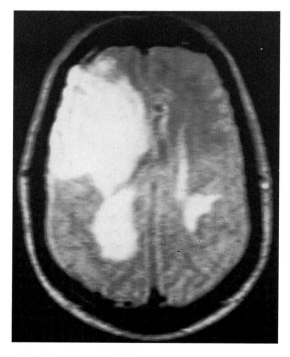

Abb. 3.6 *Protonenbild bei einem 56jährigen Patienten mit bekannter Multipler Sklerose und klinisch Bewußtseinstrübung sowie epileptischen Anfällen. Es zeigt sich eine ausgedehnte Läsion im linken Frontallappen mit Maßeneffekt. Bioptisch gesicherte Demyelinisierung.*

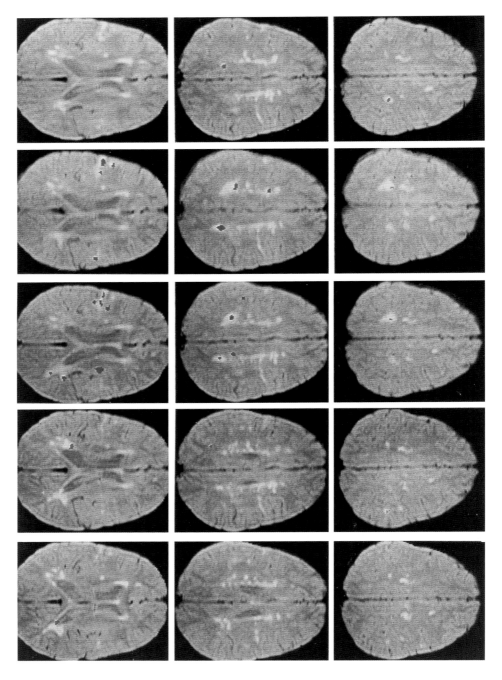

Abb. 3.9 *Serielle T$_2$-gewichtete und Gadolinium angereicherte T$_1$-gewichtete Bilder in monatlichen Intervallen bei einer 24jährigen Patientin mit sekundär progressiver Multipler Sklerose übereinander superponiert. Neue Läsionen auf den T$_2$-gewichteten Bildern stellen sich als Areale von hoher Signalintensität dar; Regionen mit Anreicherung sind in roter Farbe darüber gelegt.*

1987; Miller et al. 1988a) mit einem hyperintensen Zentrum und einer weniger dichten Peripherie. Gelegentlich werden diese beiden Zonen durch eine dünne Schicht getrennt, die auf den paramagnetischen Effekt freier Sauerstoffradikale zurückgeführt wird (Powell et al. 1992).

3.3.2 Gadolinium-Anreicherung

Bei Patienten mit schubförmigem oder sekundär progressivem Verlauf der MS reichern die meisten neugebildeten Läsionen Gadolinium zu. Dies ist Ausdruck einer Öffnung der Blut-Hirn-Schranke, die etwa 2–6 Wochen lang andauert (Miller et al. 1988a; Bastianello et al. 1990; Harris et al. 1991; Thompson et al. 1991, 1992; Barkhof et al. 1992b; Capra et al. 1992). Gelegentlich kann die Kontrastmittelanreicherung dem Nachweis einer Veränderung im T_2-gewichteten Bild vorausgehen (Kermode et al. 1990b; Guttman et al. 1995); öfters allerdings geht sie zeitlich einher mit dem Auftreten bzw der Erweiterung der auf dem T_2-Bild sichtbaren Läsion. Zu Beginn reichern die kleinen Läsionen homogen an. Wenn sich die Läsion über die nächsten Tage bis Wochen ausdehnt, so stellt sich die Kontrastmittelanreicherung dar als ein sich ausdehnender Ring an oder nahe der Grenze der im T_2-Bild sichtbaren Läsion (Kermode et al. 1990c). Normalerweise kommt die Anreicherung nach etwa einem Monat nicht mehr vor, und, danach bilden sich die Läsionen im T_2-gewichteten Bild an Größe zurück. Es ist ungewöhnlich, daß eine Kontrastmittelanreicherung länger als einen Monat persistiert. In der Serie, die aus den National Institutes of Health in Washington publiziert wurde (Harris et al. 1991), in der eine Gruppe von 6 Patienten mit schubförmigem Krankheitsverlauf mit monatlichen MRT's über 8–11 Monate verfolgt wurden, fanden sich ingesamt 94 neue kontrastmittelanreichernde Läsionen. Von diesen reicherten 69 (73%) nur bei einer einzigen Untersuchung an, 20 (21%) auf 2 konsekutiven Untersuchungen, und nur 3 Läsionen reicherten auf 3, respektive 2 Läsionen auf 4 aufeinanderfolgenden Untersuchungen an. Unsere eigene Erfahrung stimmt damit genau überein, auch wenn wir kürzlich einen Fall von klinisch sicherer MS gesehen haben, bei dem in einigen Läsionen die Kontrastmittelanreicherung für mehr als 6 Monate persistierte (vermittelt freundlicherweise durch Prof. G. Edan, Rennes, Frankreich) (Abb. 3.10).

Auch in älteren Läsionen kann Gadolinium-Anreicherung vorkommen (Abb. 3.10). Zu einem gegebenen Zeitpunkt wird nur eine kleine Minderheit älterer Läsionen eine Kontrastmittelanreicherung zeigen, meistens allerdings nicht. Gleich wie in neu gebildeten Läsionen dauert eine solche erneute Anreicherung in älteren Läsionen üblicherweise nur während einiger Tage bis Wochen an. Dies kann mit einer Vergrößerung der ursprünglichen Läsion auf dem T_2-gewichteten Bild einhergehen oder auch nicht.

3.3.3 Bedeutung der seriellen MRT und der Gadolinium-Anreicherung in der Diagnostik der MS

Die pathophysiologischen Grundlagen und die Bedeutung der dynamischen Veränderungen, die in den Kap. 3.3.1 und 3.3.2 beschrieben wurden, werden ausführlich in Kapitel 6 besprochen. In diesem Kapitel geht es ausschließlich um die Implikationen für die Diagnostik.

Die serielle MRT kann bei denjenigen Patienten die Diagnostik unterstützen, bei denen das Kriterium der Dissemination in der Zeit nicht erfüllt ist. Wenn eine einzelne klinische Episode vorliegt, die auf MS verdächtig ist (z. B. Optikusneuritis) und die initiale MRT multiple Läsionen im Bereich des Gehirns nachweist und spätere MRT's nach mindestens 1 Monat neue Läsionen zeigen, so kann die Diagnose einer „klinisch wahrscheinlichen

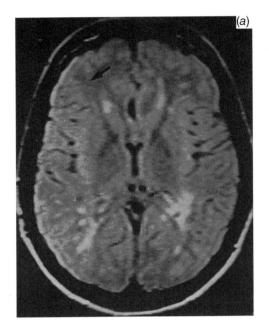

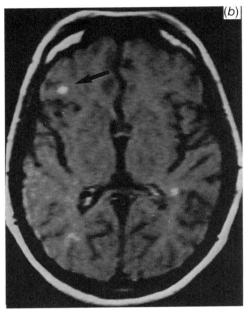

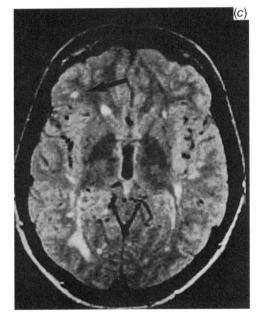

Abb. 3.7 *Eine Multiple-Sklerose-Läsion weist eine Öffnung der Blut-Hirnschranke als erstes Zeichen einer Veränderung auf. (a) Protonenbild und (b) T_1-gewichtetes Bild mit Gadoliniumanreicherung zum selben Untersuchungszeitpunkt. Es zeigt sich eine anreichernde Läsion im rechten Frontallappen (Pfeil), ohne entsprechende Veränderung auf den Protonenbildern. (c) Protonengewichtetes Bild zehn Tage später: Eine entsprechende Läsion kommt jetzt zur Darstellung. (Aus Kermode et al. 1990a.)*

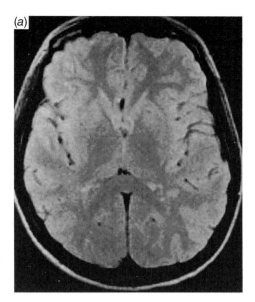

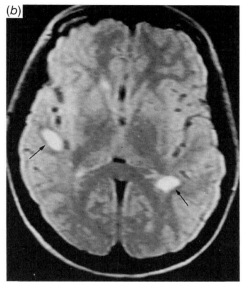

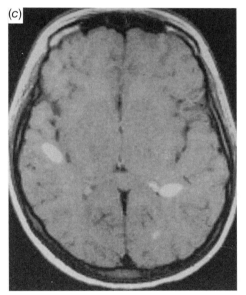

Abb. 3.8 *Neue Multiple-Sklerose-Läsionen mit Blut-Hirnschrankenstörung. Protonenge-wichtete Bilder (a) bei der Erstuntersuchung und (b) drei Tage später. (c) Gadoliniuman-gereichertes T₁-Bild zum gleichen Untersu-chungszeitpunkt wie die Protonenbilder: Beide neuen Läsionen zeigen eine homogene Kontrastmittelanreicherung.*

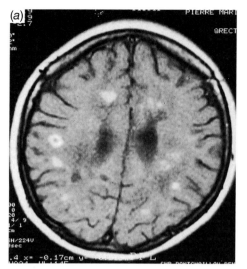 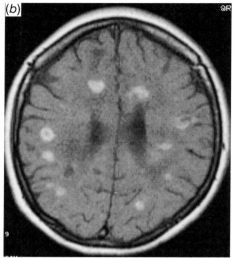

Abb. 3.10 *30jährige Frau mit klinisch sicherer Multipler Sklerose: Zahlreiche Läsionen aus der Erstuntersuchung (a) reichern auch 6 Monate später (b) noch an.*

MS" entsprechend den Poser-Kriterien gestellt werden. Liegen in einem solchen Fall außerdem oligoklonale Banden im Liquor vor, so kann die Diagnose einer „laborunterstützt sicheren MS" gestellt werden.

Wenn die erste MR-Untersuchung mehrere Monate nach einer einzelnen klinischen Episode durchgeführt wird, so kann die Gadolinium-Anreicherung nützlich sein: Zeigen einzelne Läsionen eine Anreicherung, so ist es wahrscheinlich, daß es sich um neu gebildete handelt oder zumindest daß sie neue pathologische Aktivitäten aufweisen, was wiederum vermuten läßt, daß der Krankheitsprozeß sich über die Zeit disseminiert. Auch die Dauer der Gadolinium-Anreicherung kann in der Diagnosefindung hilfreich sein. Es ist außergewöhnlich, daß in MS-Läsionen die Kontrastmittelanreicherung über 3 Monate hinaus persistiert. Wird dies beobachtet, so sollte an andere mögliche Diagnosen, z. B. Granulomata, gedacht werden (s. Kap. 4.6).

3.4 MRT des Rückenmarks

Dies ist eine besonders wertvolle Untersuchung bei Patienten mit chronisch-progredienter Myelopathie. Auch wenn eine Multiple Sklerose zu einem solchen Syndrom führen kann, ist es entscheidend, behandelbare Rückenmarkskompressionen als Ursache auszuschließen. Dies geschieht am besten mit hochauflösender MRT als Untersuchungsmethode der ersten Wahl. Wenn diese durchgeführt werden kann, so ist selten nötig, auf eine Myelographie zurückzugreifen, außer wenn eine arteriovenöse Mißbildung vermutet wird. Auch

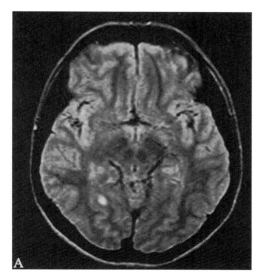
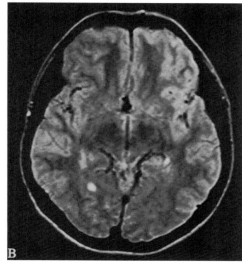
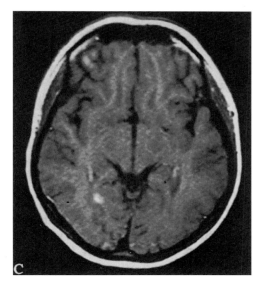

Abb. 3.11 *Multiple Sklerose: Läsion in der weißen Substanz (a) unverändert nach 1 Monat (b); zu diesem Zeitpunkt allerdings Kontrastmittelanreicherung auf dem T1-Bild (c). (Aus Miller et al. 1993.)*

solche können allerdings mit den neueren MR-Techniken zuverlässig diagnostiziert werden (Thorpe et al. 1994 d). Mit mehrfach geordneten Spulen (multi array coils) und der raschen Spinechosequenz fanden wir eine oder mehrere Läsionen innerhalb des Rückenmarks bei 75% von Patienten mit klinisch sicherer MS (Kidd et al. 1993). (Abb. 3.12). Solche Läsionen werden bei Gesunden nicht gesehen, auch nicht bei älteren Personen (Thorpe et al. 1993). Auf den sagittalen Bildern sind die Läsionen in der Regel kleiner als 5 mm und sehr selten länger als 1 cm (Campi et al. 1995). Die meisten Läsionen liegen entweder zentral oder in den posterioren Anteilen des Rückenmarks (Kidd et al. 1993). MR-Veränderungen finden sich häufiger im Zervikalmark als im thorakalen Mark, was mit früheren pathologisch-anatomischen Untersuchungen übereinstimmt (Oppenheimer 1978). Am häufigsten sind die Segmente C_{4-6} befallen.

Bei schubförmigem Verlauf bilden sich innerhalb des Rückenmarks neue Läsionen etwa zehnmal seltener als im Bereich des Gehirns (Thorpe et al. 1996a), noch seltener bei progredientem Verlauf (Kidd et al. 1996). Sie führen allerdings eher zu klinischen Symptomen (Thorpe et al. 1996a). Neu gebildete Läsionen weisen auch im Rückenmarksbereich oft eine Gadolinium-Anreicherung (Abb. 3.13) auf, allerdings seltener als im Gehirn, wenn monatlich untersucht wird (Thorpe et al. 1996a). Sie können mit einer Schwellung des Rückenmarks einhergehen, welche mehrere Monate sichtbar bleiben kann. In solchen Fällen kann die Schwellung des Rückenmarks die Diagnose eines Rückenmarkstumors vermuten lassen. Die klinischen und MR-Befunde bei nachfolgenden Untersuchungen erlauben allerdings meistens die Diagnose zu klären, ohne daß eine Biopsie vorgenommen werden muß. Selten kommt es auch zu einer Rückenmarksatrophie, insbesondere bei schwerer behinderten Patienten (Kidd et al. 1993).

In zwei klinischen Situationen ist der Nachweis von Rückenmarksläsionen von besonderem diagnostischem Wert: 1.) bei klinisch strengem Verdacht auf Multiple Sklerose bei normaler oder nur diskret abnormer MRT des Gehirns und 2.) bei älteren Patienten, bei denen die MRT-Veränderungen im Gehirn besonders unspezifisch sind. Bei der Durchsicht aller Fälle, die in unserer Gruppe in den letzten drei Jahren untersucht worden waren, fanden sich 20 Fälle, in denen klinisch eine MS als wahrscheinlichste Diagnose erschien, bei denen aber die MRT des Gehirns entweder normal war (8 Patienten) oder lediglich eine geringe Zahl unspezifischer, kleiner Hyperintensitäten in der weißen Substanz aufwiesen, die nicht an die Ventrikel angrenzten (Thorpe et al. 1996b). Der Krankheitsverlauf war primär-progredient in 11 Fällen, schubförmig/remittierend in 8 und sekundär-progredient in einem Fall. Die visuell evozierten Potentiale zeigten verlängerte Latenzen bei 9 Patienten, und im Liquor fanden sich oligoklonale Banden in 11 von 15 Untersuchungen, was den Nutzen dieser Untersuchungen in dieser Patientengruppe unterstreicht. Am wichtigsten aber war die MRT des Rückenmarks, in welcher eine oder mehrere Läsionen innerhalb des Rückenmarks bei allen Patienten dargestellt werden konnten.

3.5.   MRT der Sehnerven

Optikusneuritisläsionen mit hohem Signal lassen sich in 80–90% der betroffenen Sehnerven von Patienten mit akuter Optikusneuritis nachweisen unter Verwendung von STIR oder konventionellen T_2-gewichteten Spinechosequenzen mit Verfahren zur Unterdrückung des Fettsignals (Miller et al. 1988b, c; Lee et al. 1991) (Abb. 3. 14). Dank der neueren Verbesserungen im Auflösungsvermögen lassen sich unter Verwendung von raschen Spinechosequenzen mit Unterdrückung des Fettsignals und mehrfach geordneten Empfängerspulen nahezu 100% der symptomatischen Läsionen der Optikusneuritis nachweisen

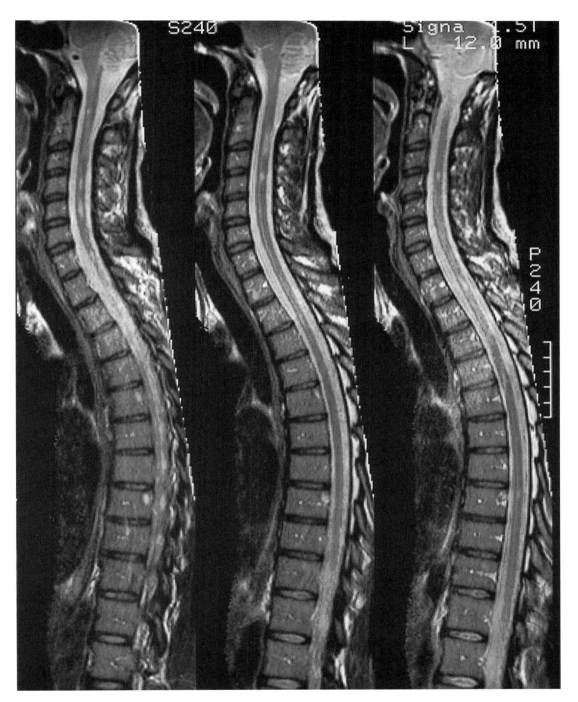

Abb. 3.12 *Multiple Sklerose: multiple Läsionen im Zervikal- und Thorakal-mark auf sagittalen T₂-gewichteten Bildern mit 3 mm Schichtdicke.*

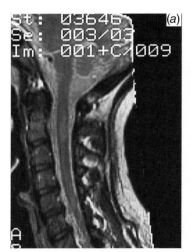 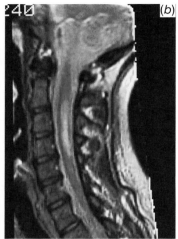 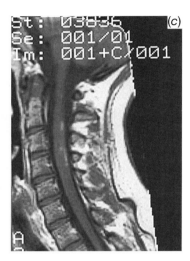

Abb. 3.13 *27jährige Frau mit schubförmiger Multipler Sklerose: sagittale, T₂-gewichtete Bilder (a) zu Beginn und (b) nach 1 Monat; die neue Rückenmarks-läsion zeigt Kontrastmittelanreicherung im T₁-Bild. Klinisch Schub mit Deafferenzierung der linken Hand. (Aus Thorpe et al. 1996a).*

(Gass et al. 1995) (Abb. 3. 15). Damit erreicht die Sensitivität der MRT nun diejenige der visuell evozierten Potentiale.

Am häufigsten sind Läsionen im intraorbitalen Anteil des Sehnerven nachzuweisen. Seltener ist der Nerv im Bereich des Canalis opticus und noch seltener im intrakraniellen Bereich bzw. im Chiasma betroffen. Wie auch in anderen Bereichen des ZNS zeigen akute Läsionen regelmäßig eine Kontrastmittelanreicherung (Youl et al. 1991b; Miller et al. 1993a). Gelegentlich zeigt sich eine Schwellung des Sehnerven in der Akutphase. Wir sahen eine sehr ausgeprägte Schwellung des Sehnerven und des Chiasma bei einem 11jährigen Mädchen mit akuter Optikusneuritis (Abb. 3.16). Diese Schwellung nahm über einige Wochen zu, so daß radiologischerseits ein Gliom des N.opticus vermutet wurde. Das Sehvermögen des Mädchens erholte sich aber vollständig, und die Schwellung bildete sich über mehrere Monate gänzlich zurück.

Signalveränderungen lassen sich in den Sehnerven vom Beginn der Symptome an bei der demyelinisierenden Optikusneuritis nachweisen, was zur Differentialdiagnose gegenüber einer vorderen ischämischen Optikusneuropathie beitragen kann. Bei dieser letzteren findet sich die Primärläsion an der Bulbusseite des Sehnerven, während der Rest im MRI normal erscheint. Signalveränderungen können sich allerdings auch in diesen Fällen noch über mehrere Monate nachweisen lassen, wahrscheinlich infolge sekundärer Wallerscher Degeneration (Gass et al. 1995) (Abb. 3.17).

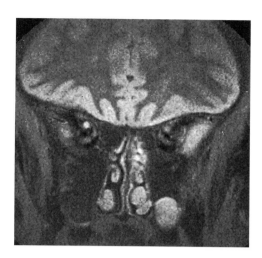

Abb. 3.14 *Optikusneuritis rechts: Ein koronares STIR-Bild durch die Orbitae zeigt hohes Signal im re Sehnerven. Diese Sequenz erlaubt nicht, den Nerven von seiner Scheide abzugrenzen. (Aus Miller et al. 1988b.)*

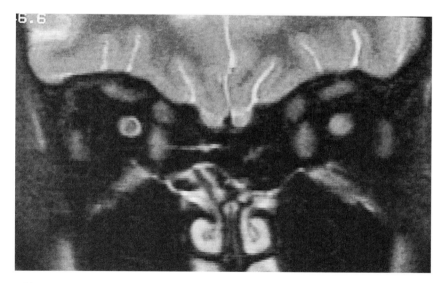

Abb. 3.15 *Optikusneuritis links: Eine rasche Spinechosequenz mit Fettunterdrückung zeigt eine Schwellung und hohe Signalintensität im linken Sehnerven.*

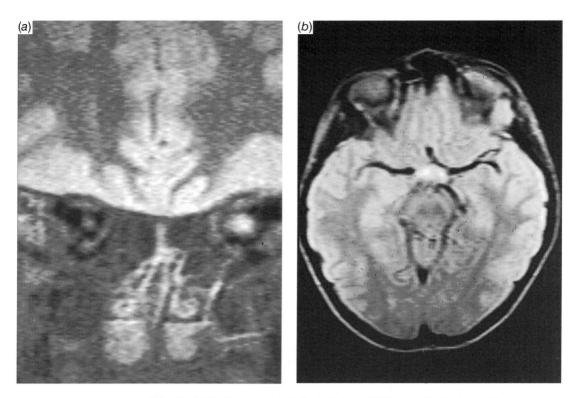

Abb. 3.16 *Optikusneuritis links bei einer 11jährigen Patientin: (a) koronare STIR in der Akutphase mit Visusverlust zeigt eine ausgeprägte Schwellung des linken Nervus opticus innerhalb der Orbita. Einen Monat später zeigt sich eine verstärkte Signalintensität im Chiasma opticum (b). Zu diesem Zeitpunkt war die Schwellung des Sehnerven weniger ausgeprägt und der Visus am besserte sich.*

3.6   Spezielle klinische Bilder

3.6.1   Kognitive Störungen

Auch wenn im Rahmen einer Multiplen Sklerose eine manifeste Demenz selten vorkommt, so zeigen doch zumindest in den frühen Krankheitsstadien ausführliche neuropsychologische Untersuchungen bei etwa 50% der MS-Patienten Veränderungen (Ron & Feinstein 1992). Am häufigsten betreffen diese die Aufmerksamkeit, das Gedächtnis und die Geschwindigkeit der Denkabläufe. In verschiedenen Untersuchungen wurde eine konstante, wenn auch nur mäßiggradige Beziehung zwischen den kognitiven Störungen und dem Ausmaß der Gehirnläsionen, wie es in T_2-gewichteten Bildern bestimmt werden kann, nachgewiesen (Huber et al. 1987; Franklin et al. 1988; Rao et al. 1989; Anzola et al. 1990; Ron et al. 1991). Selbst eine Erstmanifestation einer Optikusneuritis mit wenigen Läsionen in der weißen Substanz kann mit diskreten Einschränkungen der Aufmerksamkeit einhergehen (Callanan et al. 1989). Am anderen Ende des Spektrums gibt es Patienten mit

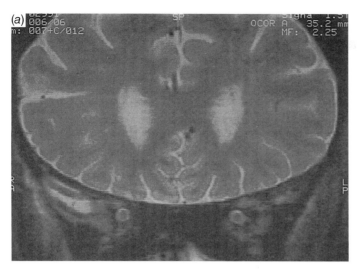

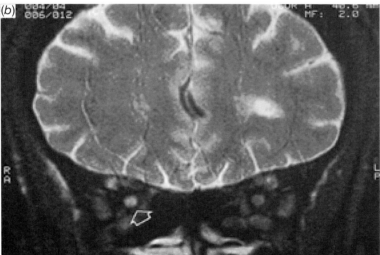

Abb. 3.17 *Ischämische Neuropathie der vorderen Sehnervenabschnitte rechts: koronare T_2-gewichtete rasche Spinecho-Sequenzen mit Fettunterdrückung: Die Sehnerven sind normal während der Akutphase (a), weisen aber hohe Signalwerte bei der Nachfolgeuntersuchung nach 6 Monaten auf (b) (Pfeil). (Aus Gass et al. 1995.)*

schwerer Demenz, die in der MRT bzw bei der pathologisch-anatomischen Untersuchung Zeichen eines ausgedehnten Befalls der weißen Substanz aufweisen (Bergin 1957) und im weiteren auch Zeichen einer Gehirnatrophie.

Nur in wenigen Studien wurde versucht, regionale Veränderungen in den bildgebenden Verfahren mit spezifischen neuropsychologischen Ausfällen zu korrelieren. Es ist technisch schwierig, regionale Veränderungen in der MRT zu quantifizieren. Immerhin zeigte

Harnett (1994) in einer neueren Untersuchung, daß MS-Patienten mit frontalen Läsionen signifikant mehr Fehler in einem standardisierten neuropsychologischen Test auwiesen, welcher für die Frontallappenfunktionen spezifisch ist (Wisconsin card sorting test), als Patienten ohne frontale Läsionen, aber mit vergleichbarem Ausmaß der gesamten Läsionen. Aus dieser Beobachtung wird geschlossen, daß die kognitiven Ausfälle im Rahmen der MS von der Lokalisation der Läsionen innerhalb des Gehirns abhängig sind.

Zusammenfassend weisen die vorliegenden Daten darauf hin, daß die MS-Läsionen in den Großhirnhemisphären zwar selten körperliche Symptome produzieren, aber bezüglich der kognitiven Ausfälle von großer funktioneller Bedeutung sind. In Zukunft werden Bildverfahren mit geringerer Schichtdicke (3 mm oder sogar 1 mm), die Verwendung der raschen FLAIR (welche mehr kortikale Läsionen nachzuweisen vermag als die konventionellen PD/T_2-gewichteten SE) und genauere und reproduzierbare Methoden zur Quantifizierung der Läsionen ein besseres Verständnis des Zusammenhanges zwischen cerebralen Läsionen und kognitiven Ausfällen bei MS erlauben.

3.6.2   Psychiatrische Störungen

Im Vergleich zur Allgemeinbevölkerung ist die Inzidenz psychiatrischer Krankheiten bei Patienten mit klinisch isolierten Syndromen, die auf eine MS verdächtig sind (isolierte Optikusneuritis), nicht erhöht (Logsdail et al. 1988). Sie ist aber bei Patienten mit klinisch sicherer MS erhöht (Ron & Logsdail 1989; Feinstein et al. 1992a). Die häufigsten psychiatrischen Diagnosen sind Angstzustände und Depressionen, seltener Manie, Euphorie oder Psychosen. Angstzustände und Depressionen korrelieren weder mit dem Ausmaß cerebraler Veränderungen in der MRT noch mit Störungen der kognitiven Funktionen (Ron & Logsdail 1989). Offenbar korrelieren sie besser mit der sozialen oder ökonomischen Belastung, welche sich nicht selten aus der Krankheit ergibt.

Zwei psychiatrische Krankheitsbilder, die mit den MRT-Befunden in Verbindung gebracht wurden, sind die Euphorie und Psychosen. Euphorie kommt bei etwa 10% der Patienten vor; bei diesen zeigen sich ein größeres Ausmaß cerebraler Läsionen und ausgeprägtere kognitive Ausfälle als bei den nichteuphorischen Patienten (Ron & Logsdail 1989). Solche euphorischen Zustände sind auch häufiger während akuter Schübe (Ron & Logsdail 1989). Es ist deshalb wahrscheinlich, daß im Rahmen der Multiplen Sklerose die Euphorie eine Manifestation einer organischen Hirnkrankheit ist.

In einer Studie ergab sich ein Zusammenhang zwischen einer Reihe von psychotischen Auffälligkeiten (wie Denkstörungen, Verflachung des Affektes und Realitätsverlust) und einem größeren Ausmaß von Läsionen in der Temporalregion (Ron & Logsdail 1989). Im Rahmen einer genaueren Untersuchung der Psychose bei MS zeigte Feinstein (1992b) bei MS-Patienten mit schizophrenieformen (5) oder affektiven (5) Psychosen deutlich mehr Läsionen in den Temporalregionen im Vergleich zu 10 nichtpsychotischen MS-Patienten, die in bezug auf Alter und Behinderungsgrad vergleichbar waren. Die Autoren vermuten, daß die Lokalisation und das Ausmaß der Gehirnläsionen nicht allein die Psychose verursachen, wohl aber die Wahrscheinlichkeit, daß sich bei einem entsprechend disponierten Patienten eine solche entwickelt, beeinflußt wird.

3.6.3   Epilepsie

Epileptische Anfälle kommen etwa bei 3% der Patienten mit Multipler Sklerose vor (Matthews 1991). Wie zu erwarten, sind sie häufiger bei Vorliegen von kortikalen oder subkortikalen Läsionen (Thompson et al. 1993a; Truyen et al. 1994). Große Läsionen mit Ausdeh-

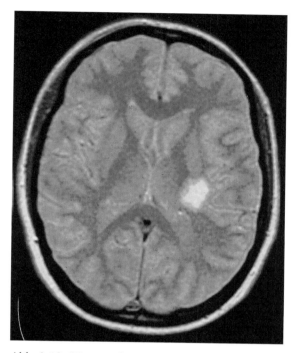

Abb. 3.18 *PD-gewichtete MRT bei einer 31jährigen Patientin mit ataktischer Hemiparese und Hemianästhesie rechts: große Läsion im hinteren Schenkel der Capsula interna. Weitere Läsionen in der MRT, oligoklonale Banden im Liquor und die gute Erholung über einige Monate legten die Diagnose einer demyelinisierenden Erkrankung nahe.*

nung bis in den Cortex können gelegentlich im Rahmen eines akuten Schubes auftreten und zu einer Raumforderung und epileptischen Anfällen führen (Youl et al. 1991a).

3.6.4 Hemiparese

Nicht selten kommt im Rahmen einer Multiplen Sklerose eine Hemiparese vor. Meist kann dann zum Zeitpunkt des Auftretens der klinischen Ausfälle auf der MRT eine Läsion nachgewiesen werden, die entsprechend in der Capsula interna oder dem Hirnschenkel auf der Gegenseite liegt (Cowan et al. 1990) (Abb. 3.18). Bei einem Patienten mit Hemiparese, die das Gesicht nicht mit einbezog, fand sich in der MRT eine Läsion im Vorderseitenstrang des Rückenmarks auf Höhe C_1 auf der gleichen Körperseite wie die Hemiparese (Miller et al. 1987a).

3.6.5 Hemianopsie

Obwohl MS-Plaques häufig in den hinteren Anteilen der Sehbahnen zu finden sind (Ormerod et al. 1987), finden sich bei Multipler Sklerose selten symptomatische Hemianopsien,

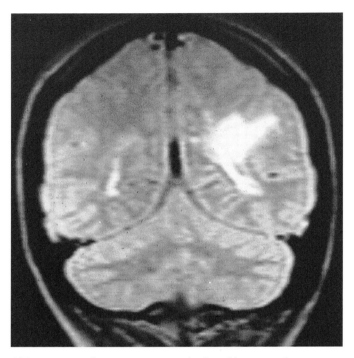

Abb. 3.19 *33jährige Frau mit Multipler Sklerose und einer Hemianopsie nach rechts. Große Läsion in der Radiatio optica links im PD-gewichten MR-Bild. (Aus Kesselring et al. 1989a.)*

selbst bei Patienten mit klinisch isolierter Optikusneuritis (Hornabrook et al. 1992). Kommt eine Hemianopsie vor, so läßt sich immer eine ausgedehnte Läsion auf der MRT oder dem CT nachweisen, welche entweder in der Sehstrahlung oder im Tractus opticus liegt (Plant et al. 1992) (Abb. 3.19). Es muß also offensichtlich ein Großteil der Fasern in den posterioren Anteilen der Sehbahn befallen sein, bis es zu einem symptomatischen Gesichtsfeldausfall kommt.

3.6.6   Unwillkürliche Bewegungen

Unwillkürliche Bewegungen sind im Rahmen der Multiplen Sklerose selten. Bei einem MS-Patienten mit Torticollis spasmodicus zeigte sich eine große Läsion im Mittelhirn (Plant et al. 1989). Aufgrund dieser Lokalisation wurde angenommen, daß dadurch der Torticollis verursacht worden sei. Wir sahen zwei Patienten mit Multipler Sklerose und einem Parkinson-Syndrom. Die MR-Veränderungen waren typisch für MS. Insbesondere fand sich kein Hinweis für eine abnorme Ausdehnung der Läsionen in die Basalganglien. Es ist natürlich möglich, daß diese Fälle eine zufällige Assoziation von zwei relativ häufigen Krankheiten, MS und idiopathischem Parkinson-Syndrom, darstellen.

3.6.7 Paroxysmale Symptome

Es gibt erstaunlicherweise nur wenige Publikationen über die MR-Befunde bei Patienten mit paroxysmalen Symptomen im Rahmen der MS, bei denen meistens die Ursache im Hirnstamm vermutet wird. Ein Patient mit tonischen Hirnstammanfällen wurde beschrieben, bei dem eine Läsion an entsprechender Stelle im kontralateralen Hirnschenkel lag (Rose et al. 1993) (Abb. 3.20). Wir haben eine Reihe von MS-Patienten mit Trigeminusneuralgie untersucht und fanden in der Regel Läsionen im Bereich des Pons, die derart lokalisiert waren, daß eine Beteiligung der Trigeminusbahnen angenommen werden konnte (Abb. 3. 21).

3.6.8 Rückenmarkssyndrome

Mit Hilfe der neueren Verbesserungen der Qualität der MR-Bilder des Rückenmarks (multi array coils, Spinecho- oder rasche Spinecho-Sequenzen mit Flußkompensation) lassen sich symptomatische Rückenmarksläsionen gut lokalisiert dort darstellen, wo sie aufgrund der Symptome und Zeichen vermutet werden müssen. In einer früheren Untersuchung einer großen Serie von Patienten mit Rückenmarkssyndrom, als deren Ursache eine Demyelinisierung vermutet wurde, untersuchten Miller et al. (1987a) das Rückenmark mit konventionellen Oberflächenspulen und Spinechosequenzen. Auch wenn die Bildqualität nicht so gut war, wie dies heute möglich ist, fand sich eine entsprechende Übereinstimmung zwischen den klinischen und MR-Befunden, insbesondere im Halsmarkbereich. Bei 3 spezifischen klinischen Syndromen ergaben sich folgende Befunde.

1. Brown-Séquard-Syndrom: Bei 4 jungen Erwachsenen lag ein akutes partielles Brown-Séquard-Syndrom vor mit einer Hemiparese (unter Aussparung des Gesichtes) und Beeinträchtigung der Schmerz- und Temperaturempfindung auf der Gegenseite mit einem sensiblen Niveau im Zervikalbereich. In allen Fällen ließ sich eine Läsion an entsprechender Stelle im oberen Halsmark nachweisen (Abb. 3. 22). Außerdem lag bei 3 Patienten eine Schwellung des Halsmarks vor.

2. Die sogenannte „gebrauchsunfähige Hand nach Oppenheim„: Bei 5 Patienten lag ein ausgeprägter Verlust der Propriozeption in einer Hand vor, und bei allen diesen Patienten ließen sich Läsionen im hinteren Anteil des Halsmarks zwischen dem kraniozervikalen Übergang und C_5 nachweisen (Abb. 3. 23). Diese Läsionen lagen in allen Fällen auf der gleichen Seite wie die betroffene Hand.

3. Lhermitte-Symptom: 13 Patienten gaben dieses Symptom in der Anamnese an, und bei 12 ließ sich eine Läsion im Halsmark nachweisen, die in 11 Fällen im dorsalen Anteil des Rückenmarks lag.

3.6.9 MS im Kindesalter

Im Kindesalter kommt die MS sehr viel seltener vor als im Erwachsenenalter: Lediglich bei 3 von 1000 MS-Patienten treten die Erstsymptome vor dem 10.Lebensjahr auf (Bauer & Hanefeld 1993). Im Gegensatz dazu ist die meist monophasisch verlaufende akute disseminierte Enzephalomyelitis (ADEM) in der Kindheit relativ häufig. Da die Multiple Sklerose und ADEM auf der MRT ähnlich aussehen können (Kesselring et al. 1990), sind Folgeuntersuchungen besonders wichtig zur Differenzierung der beiden. Weil selten auch beim ADEM ein Rezidiv vorkommen kann (Miller & Evans 1953; Alcock & Hoffmann 1962), verlangen wir, daß ein Intervall von mindestens 3–6 Monaten verstreichen muß,

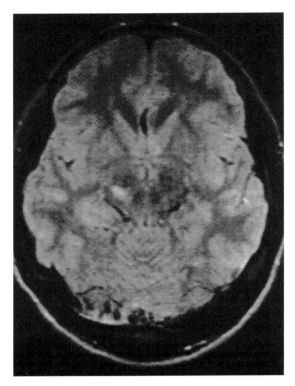

Abb. 3.20 *27jähriger Mann mit Multipler Sklerose und linksseitigen tonischen Hirnstammanfällen. Läsion im rechten Hirnschenkel im PD-gewichteten MR-Bild. (Aus Rose et al. 1993.)*

bevor neue Aktivität, sei sie klinisch oder auf wiederholten MRT's nachgewiesen, als Argument für das Vorliegen einer Multiplen Sklerose gewertet werden darf.

Im allgemeinen zeigen Kinder mit MS das gleiche Muster von MR-Veränderungen wie Erwachsene. Besonders ausgedehnte konfluierende Läsionen in der weißen Substanz, kortikale Läsionen und Gehirnatrophie kommen bei Kindern etwas häufiger vor. Dieser Befund steht in Übereinstimmung mit der höheren Inzidenz von Demenz und epileptischen Anfällen bei kindlicher MS (Bye et al. 1985; Miller et al. 1990).

3.6.10   Demyelinisierung im zentralen und peripheren Nervensystem

Selten gibt es Fälle, bei denen eine chronisch-entzündliche demyelinisierende periphere Neuropathie und eine Multiple Sklerose gleichzeitig vorkommen (Thomas et al. 1987). Bei solchen Patienten weist die MRT des Gehirns Veränderungen auf, wie sie für die MS typisch sind. Bei etwa einem Drittel der Patienten mit chronisch-entzündlich demyelinisierender Polyneuropathie finden sich asymptomatische Veränderungen in der weißen Substanz des Gehirns (Hawke et al. 1990; Ormerod et al. 1990). Bei einzelnen Patienten mit chronischer entzündlich-demyelinisierender Polyneuropathie läßt sich in der Gadolinium-

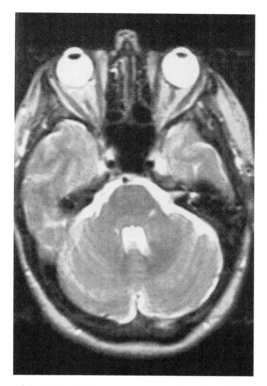

Abb. 3.21 *48jährige Frau mit Multipler Sklerose und linksseitiger Trigeminus-neuralgie. Im PD-gewichteten Bild multiple Läsionen im Pons, von denen zwei im Gebiet des Trigeminus liegen*

verstärkten MRT eine Kontrastmittelanreicherung im Bereich der Cauda equina nachweisen, die hypertrophischen Nervenwurzeln entspricht.

3.7   Neue MR-Techniken in der Diagnostik der MS

Von besonderer Bedeutung für die Diagnostik der MS ist die Entwicklung von Techniken, welche die Gewebeveränderungen spezifischer zu erfassen vermögen, wie etwa die Differenzierung von Plaques, Infarkten oder Granulomen. Die üblichen PD-/T_2-gewichteten und Gadolinium-verstärkten Bilder sind relativ unspezifisch, auch wenn die Dauer der Kontrastmittelanreicherung von einiger differentialdiagnostischer Bedeutung ist (siehe Kap. 4). Auf T_1-gewichteten Spinecho-Bildern sind die Läsionen bei MS öfter hypointens als bei Gefäßkrankheiten (Uhlenbrock & Sehlen 1989). Techniken, welche diesbezüglich mehr versprechen, sind Bildgebung mit Magnetisationstransfer (Dousset et al. 1992; Gass et al. 1994) und die Protonen-Resonanz-Spektroskopie (Arnold et al. 1990; Davie et al. 1994a). Im allgemeinen ist das Magnetisationstransfer-Verhältnis bei MS deutlicher redu-

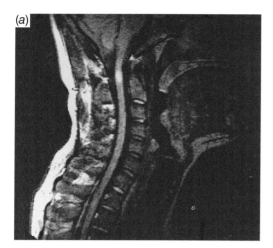
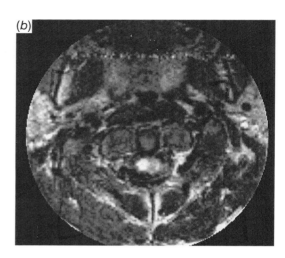

Abb. 3.22 *25jähriger Mann mit Multipler Sklerose und rechtsseitigem partiellem Brown-Séquard-Syndrom. (a) sagittale und (b) axiale T$_2$-gewichtete Bilder im Zervikalmark zeigen eine Läsion auf der rechten Seite des Rückenmarkes auf Höhe C$_2$. (Aus Miller et al. 1987a, abgebildet in Annals of Neurology V$_{22}$, pp. 714–23, mit Genehmigung Little, Brown & Co. Inc.)*

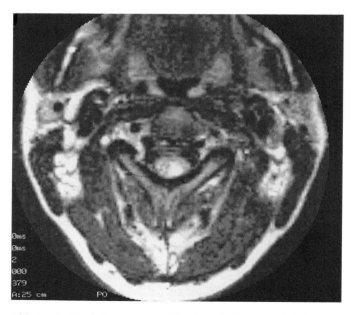

Abb. 3.23 *36jährige Frau mit Multipler Sklerose und Afferenzstörung im Arm („useless Hand of Oppenheim"). (a) sagittale und (b) axiale T$_2$-gewichtete Bilder des Zervikalmarks zeigen eine Läsion im linken hinteren Quadranten auf Höhe C$_5$.*

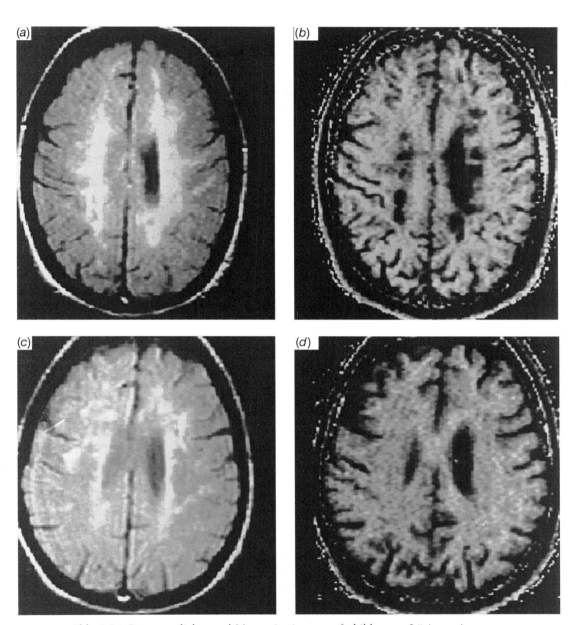

Abb. 3.24 *Protonendichte und Magnetisationstransferbilder von Läsionen in der weißen Substanz bei einer 31jährigen Frau mit schubförmiger MS und ausgeprägter Behinderung (EDSS = 6.5) ((a) und (b)) bzw. bei einem asymptomatischen 67jährigen Freiwilligen mit vermuteter vaskulärer Erkrankung ((c) und (d)). Während bei beiden ausgedehnte Veränderungen in der weißen Substanz zu sehen sind, zeigen die MT-β Bilder ein deutlich geringeres Signal bei MS im Vergleich zu der vaskulären Pathologie, was ein geringeres MT Verhältnis und damit ausgeprägteren Gewebeverlust annehmen läßt. (Aus Gass et al. 1994, abgebildet in Annals of Neurology V_{36}, pp. 62–7, mit Genehmigung Little, Brown & Co. Inc.)*

ziert als bei vaskulären Erkrankungen (Gass et al. 1994; Wang et al. 1995). In der Protonen-MR-Spektroskopie lassen sich abnorme Peaks nachweisen, die auf mobile Lipidpro-
tonen zurückgehen. Diese werden wohl durch aktive Demyelinisierung freigesetzt (Wolinsky et al. 1990; Davie et al. 1994a). Andere Veränderungen von Metaboliten kommen
bei anderen Erkrankungen der weißen Substanz vor (Tab. 3.4, Abb. 3.25). Der Vergleich
von MRT und MRS-Befunden kann in der Differentialdiagnose nützlich sein (Tab. 3.5).

Tab. 3.4 *Protonen-MR-Spektroskopie: Veränderungen bei verschiedenen pathologischen Zuständen*

	NAA	Cho	Cr	Lac	Lip	Myo
Akute MS-Plaques	↓	↑	N	↑	↑	↑
Chronische MS-Plaques	↓	N	N	N	N	↑
Lupus erythematosus disseminatus	↓	N	N	N	N	N
Metachromatische Leukodystrophie	↓	N	N	↑	N	↑
Adrenoleukodystrophie	↓	↑	N	↑	↑	N
Canavan's Krankheit	↑	↓	N	N	N	N
Phenylketonurie	N	N	↓	N	N	N
Spinozerebelläre Degeneration	↓	↓	N	N	N	N

NAA = N-azetyl-Aspartat
Cho = Cholin-Verbindungen
Cr   = Creatin/Phosphocreatin
Lac = Laktat
Lip = Lipid
Myo = Myoinositol
N   = normal

Tab. 3.5 *MRI und MR-spektroskopische Befunde bei Multipler Sklerose (MS) und
hereditärer spinozerebellärer Degeneration (SCD)*

	MS	SCD
Läsionen in der weißen Substanz des Großhirns	viele	wenige
Läsionen in der weißen Substanz des Kleinhirns	häufig	fehlen
Kleinhirnatrophie	geringgradig	ausgeprägt
NAA Konzentration in den Kleinhirnhemisphären	vermindert oder normal	vermindert
Cho Konzentration im Kleinhirn	normal	vermindert

Abkürzungen:
NAA = *N*-acetyl aspartat
Cho = Cholinhaltige Anteile

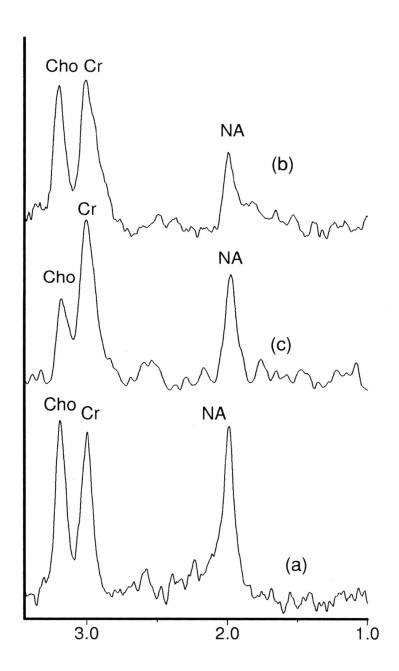

Abb. 3.25 *Protonen MR-Spektroskopie im Kleinhirn mit langen Echozeiten (TE 135 ms) (a) bei einer gesunden Versuchsperson, (b) bei einem Patienten mit Multipler Sklerose ohne Ataxie, (c) bei einem MS-Patienten mit Ataxie und (d) bei einem Patienten mit hereditärer spinechozerebellärer Degeneration. Der ataktische MS-Patient weist eine Reduktion des N-Acetyl-Aspartat (NA) auf, während bei der hereditären cerebellären Ataxie sowohl N-Acetyl-Aspartat als auch die cholinhaltigen Verbindungen (Cho) reduziert sind.*

3.8   Schlußfolgerungen

Die konventionelle MRT mit PD- und T_2-gewichteten Bildern ist eine sehr sensitive und nützliche Methode zur Bestätigung der klinischen Diagnose MS. Ein Problem bleibt allerdings die geringe Spezifität. Die hochauflösende spinale MRT kann in ausgewählten Situationen wertvolle Zusatzinformationen liefern, die immer dann gesucht werden sollen, wenn das klinische Syndrom auf das Rückenmark beschränkt ist, um Kompressionen nicht zu übersehen. Zur Verbesserung der pathologischen Spezifität werden neue MR-Techniken benötigt, deren Bedeutung für die Routinediagnostik allerdings noch nicht etabliert ist.

4 Differentialdiagnose

Jürg Kesselring, David H. Miller

4.1 Einleitung

Die Magnetresonanztomographie des Gehirns ist zwar sehr sensitiv für den Nachweis von MS-Läsionen, die Veränderungen sind aber nicht sehr spezifisch. Die Ursachen von Läsionen in der weißen Substanz sind vielfältig und verschiedenartig (s. Tab. 4.1). Werden der klinische Zusammenhang und das Muster der MRT-Veränderungen sorgfältig gewichtet, so läßt sich die Diagnose meist klären; das Problem der geringen Spezifität auf konventionellen T_2- gewichteten Bildern bleibt allerdings bestehen. In diesem Kapitel werden zunächst die multifokalen Hyperintensitäten der weißen Substanz, wie sie auch bei gesunden Individuen mit zunehmendem Alter erscheinen, besprochen; des weiteren wird eine Übersicht über verschiedene klinische Bilder gegeben, die klinisch oder im MRT mit der MS verwechselt werden können.

4.2 MRT bei gesunden Personen verschiedener Altersgruppen

Bei neurologisch unauffälligen Personen lassen sich auf T_2- gewichteten MR-Bildern gelegentlich multifokale Areale von hoher Signalintensität in der weißen Substanz des Gehirns nachweisen, mit oder ohne Signalveränderungen in der unmittelbar periventrikulären Region (Kesselring et al. 1989a). Die Inzidenz solcher Veränderungen nimmt mit zunehmendem Alter zu. In früheren Studien wurden solche Veränderungen bei mehr als 30% der über 60jährigen nachgewiesen (Brant-Zawadski et al. 1995; Zimmerman et al. 1986; Drayer 1988). Solche Veränderungen in der weißen Substanz kommen häufiger vor, wenn Risikofaktoren für zerebrovaskuläre Krankheiten wie Hypertension oder Diabetes vorliegen (Gerard & Weisberg 1986), und sind auch häufiger bei Personen mit einer Migräne in der Anamnese (Ferbert et al. 1991).

Besonders häufig ist eine Erhöhung der Signalintensität am Pol der Frontalhörner (Caps). Dies wird auf einen altersabhängigen Untergang des Ependyms mit subependymaler Gliose zurückgeführt, die mit einem erhöhten Wassergehalt einhergeht (Sze et al. 1986). Solche MR- und histologische Befunde gelten im Bereich der frontalen Pole der Seitenventrikel als normal (Leifer et al. 1990) und werden gelegentlich auch an den Okzipitalpolen der Seitenventrikel gesehen. Ausgedehntere Veränderungen der weißen Substanz werden histologisch mit einer Lipohyalinose der kleinen Gefäße, mit Gefäßektasien und Erweiterungen der perivaskulären Räume in Verbindung gebracht (Awad et al. 1986; Kirkpatrick & Hayman 1987) und seltener auf multiple lakunäre Infarkte im Rahmen einer subkortikalen arteriosklerotischen Encephalopathie (M. Binswanger) zurückgeführt (s. Kapitel 4.3).

Zur Bestimmung der Häufigkeit und des Ausmaßes asymptomatischer MR-Veränderungen haben wir 131 gesunde Kontrollpersonen im Alter von 17 bis 79 Jahren untersucht (91 auf einem 0,5 T System, 40 auf einem 1,5 T System) (Tab. 4.2). 111 von diesen Personen waren neurologisch unauffällig, und bei 20 handelte es sich um Kontrollpersonen mit neurologischen Symptomen, welche nicht zerebral bedingt waren (Patienten mit peripheren Neuropathien und zervikaler Spondylose). Personen mit einer Anamnese von arterieller Hypertension, zerebrovaskulären oder kardiovaskulären Krankheiten oder Diabetes mellitus waren ausgeschlossen.

Tab. 4.1 *Abnormalitäten in der weißen Substanz (Aus Miller DH & McDonald WI, Clinical Neuroscience, 2, 215–224, 1994. © Wiley-Liss Inc 1994.)*

	MRT Befunde
Multiple Sklerose	Multifokale, asymmetrische, periventrikuläre Läsionen
ADEM	Oft identisch wie MS, symmetrische Läsionen der Basalganglien, Kleinhirn
Alter	In der Regel weniger ausgedehnt als bei MS
Behçet-Syndrom	Ausgedehnte Hirnstammbeteiligung
Zerebrovaskuläre Krankheiten (CVI)	Ausgedehnte Läsionen bis in den Kortex in Versorgungsgebieten von Arterien sowie kleine Läsionen in Ventrikelnähe
Caisson Krankheit	Fokal subkortikale Läsionen. Fraglich pathologisch.
Fettembolie	Signalerhöhung T_2-Bilder, Signal ↑ oder ↓ auf T_1
HIV Encephalitis	Flecken und punktförmige Läsionen in der weißen Substanz, oft in den Basalganglien. Diffuse Verteilung beim AIDS dementia complex.
$HTLV_1$-assoziierte Myelopathie	In der Regel nur wenige supratentorielle Läsionen
Hydrocephalus	Diffus periventrikuläre Signalerhöhung
Bestrahlung	Diffuse periventrikuläre und subkortikale Läsionen
Leukodystrophien	Verschiedene Muster ausgedehnter Veränderungen in der weißen Substanz, Atrophie
Migräne	Etwas mehr Läsionen als vergleichbare Kontrollpersonen
Mitochondriale Enzephalopathie	Diffuse Veränderungen und Läsionen wie bei CVI
Motoneuron Krankheiten	Symmetrische Signalerhöhung in den Pyramidenbahnen, insbesondere in den Capsulae internae
Neurosarkoidose	Kann mit MS identisch sein, aber mit ausgedehnten Parenchymläsionen, Beteiligung der Hirnbasis und Anreicherung in den Meningen
Phenylketonurie	Periventrikuläre und subkortikale Veränderungen
Progressive multifokale Leukoencephalopathie	Große fokale Läsionen
Subakute sklerosierende Panencephalitis	Wenige verstreute Läsionen in der weißen Substanz
Lupus erythematosus disseminatus	Vorwiegend subkortikale Läsionen, z.T. im Versorgungsgebiet von Arterien
Trauma	Variabel

Bemerkung: Häufige Ursache **fett hervorgehoben**

Tab. 4.2 *MRI bei normalen Kontrollpersonen*

Alter (Jahre)	Anzahl Personen		Anzahl mit Läsionen in der weißen Substanz	
	0.5T	1.5T	0.5T	1.5T
17–49	63	28	1	3
50–59	18	9	4	4
> 60	10	3	6	1

T = Tesla

In allen Altersgruppen wurden mehr MR-Veränderungen bei 1,5 T als bei 0,5 T gefunden, was Ausdruck der besseren Auflösung und des besseren Signal/Rausch-Verhältnisses bei höheren Magnetfeldern ist (die Schichtdicke lag bei allen Untersuchungen mit 1,5 T bei 5 mm, bei einigen der früheren Studien mit 0,5 T lag sie bei 10 mm). Bei Personen unter 50 Jahren zeigten 4 (4,5%) multifokale Veränderungen in der weißen Substanz (2% bei 0,5 T und 10% bei 1,5 T), und in allen Fällen waren diese Veränderungen eher diskret (Abb. 4.1).

Bei den Personen in der Altersgruppe von 50–59 Jahren wiesen 8 (30%) abnorme MRTs auf. Bei 7 fanden sich diskretere Veränderungen in der weißen Substanz des Gehirns. Bei einer Untersuchungsperson, einer 51jährigen Frau, ließen sich ausgedehnte Veränderungen mit multiplen periventrikulären und vom Ventrikel abgesetzten Läsionen in der weißen Substanz nachweisen. Diese Veränderungen lassen sich in der MRT morphologisch nicht von denjenigen unterscheiden, wie sie bei Patienten mit sicherer Multipler Sklerose gesehen werden. Der gelegentliche Befund solch extensiver Veränderungen bei einer Normalperson deckt sich mit der Beobachtung, daß sich bei routinemäßiger pathologisch-anatomischer Untersuchung gelegentlich ein Fall von MS nachweisen läßt, der zu Lebzeiten nie den Verdacht auf eine solche Diagnose geweckt hatte. Größere Autopsiestudien zeigen, daß eine klinisch stumme MS etwa gleich häufig vorkommt wie klinisch manifeste Formen (Gilbert & Sadler 1983; Phadke & Best 1983).

Bei 13 Personen, die älter als 60 Jahre waren, zeigten 7 (54%) abnorme MR-Befunde: Bei 3 fanden sich diskretere Veränderungen, bei 4 aber sehr ausgeprägte Veränderungen periventrikulär und in der Tiefe der weißen Substanz (Abb. 4.2). Die fokalen Veränderungen in der weißen Substanz waren im wesentlichen identisch mit denjenigen, wie sie bei der MS gesehen werden. Die periventrikulären Veränderungen waren eher etwas glatter begrenzt als bei der MS. Dennoch ist in dieser Altersgruppe die Gehirn-MRT am wenigsten spezifisch. Besondere Vorsicht in der Interpretation ist nötig, wenn der Verdacht auf eine MS besteht, diese aber nicht klinisch sicher ist, da solche zerebralen Veränderungen zufällig gleichzeitig vorhanden sein können. In solchen Fällen ist es nötig, zusätzliche Argumente für die Diagnose aus den evozierten Potentialen und der Liquoruntersuchung beizubringen.

Unspezifische altersabhängige Veränderungen sind nicht so sehr ein differentialdiagnostisches Problem bei den über 90% der MS-Patienten, bei denen der Krankheitsbeginn vor dem 50. Lebensjahr liegt. Bei Personen in dieser Altersgruppe ist die Inzidenz der MR-Veränderungen geringer (10–20%), und die Läsionen sind in der Regel kleiner, geringer an der Zahl und liegen vorwiegend subkortikal (Fazekas 1989), im Gegensatz zum vorwiegend periventrikulären Verteilungsmuster, wie es für die MS charakteristisch ist.

Verschiedene Untersucher haben Kriterien entwickelt, um die Spezifität der MR-Veränderungen bei der MS zu verbessern (Paty et al. 1988; Fazekas et al. 1988). Am besten va-

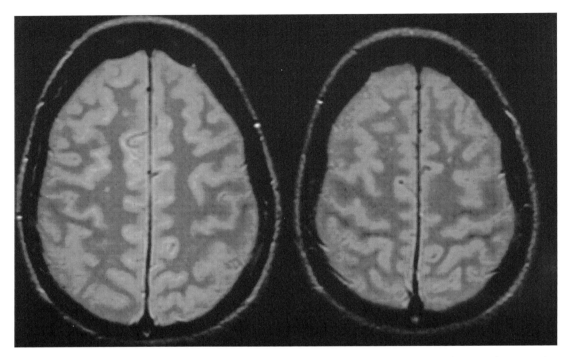

Abb. 4.1 *PD-gewichtete MRT bei einem 30jährigen Erwachsenen als Normal-kontrolle mit einigen kleineren subkortikalen Veränderungen in der weißen Substanz.*

lidiert sind die Kriterien von Fazekas. Diese verlangen das Vorliegen von mindestens 3 Läsionen und mindestens 2 der folgenden Kriterien: eine Läsion > 5 mm, eine periventrikuläre Läsion, eine infratentorielle Läsion. Unter Anwendung dieser Kriterien bei 1500 Patienten, die im MR untersucht wurden (einschließlich 134 mit der klinischen Diagnose MS), fanden Offenbacher et al. (1993) eine Spezifität für MS von 96% und eine Sensitivität von 81%. Die meisten falsch positiven Fälle waren älter als 60 Jahre.

Weil die Gehirn-MRT auch unter Anwendung der Fazekas-Kriterien am wenigsten spezifisch ist in der Altersgruppe über 50 Jahren, wird sich hier die MRT des Rückenmarkes als diagnostisch nützlich erweisen. In entsprechendem klinischem Zusammenhang ist der Nachweis von Läsionen innerhalb des Rückenmarkes ein sehr starkes Argument für das Vorliegen einer MS, da solche Veränderungen nicht in gleicher Art mit dem Alter zunehmen wie im Bereich des Gehirns (Thorpe et al. 1993). In allen Altersgruppen ist die Kombination von spinaler und zerebraler MRT das wichtigste paraklinische Hilfsmittel für die Differentialdiagnose von isolierten Rückenmarkssyndromen (Miller et al. 1987a).

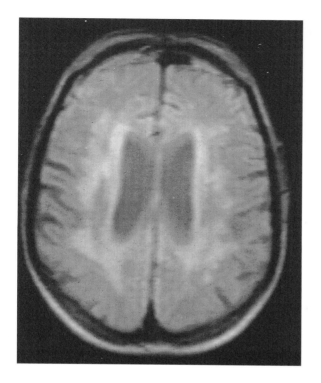

Abb. 4.2
PD-gewichtete MRT bei einer 64jährigen normalen Kontrollperson mit ausgedehnten Veränderungen in der weißen Substanz, am ehesten infolge asymptomatischer Pathologie kleiner Gefäße.

4.3 Nichtentzündliche vaskuläre Syndrome

Zerebrovaskuläre Krankheiten mit multiplen Infarkten oder die subakute arteriosklerotische Enzephalopathie (Binswanger-Krankheit oder Leukariose) werden klinisch selten mit der MS verwechselt, teils deshalb, weil das klinische Bild recht unterschiedlich ist, und teils deshalb, weil die zerebrovaskulären Krankheiten in einem Alter viel häufiger sind, in welchem sich die MS nur sehr selten erstmals manifestiert.

Bei mehr als der Hälfte der Patienten mit klinischen Hinweisen auf eine zerebrovaskuläre Krankheit finden sich diffuse periventrikuläre Veränderungen und fokale Läsionen in der MRT (Ormerod et al. 1984, 1987). Es ist nicht immer möglich, solche Veränderungen von denjenigen bei klinisch sicherer MS zu unterscheiden, auch wenn die periventrikulären Signalhyperintensitäten bei zerebrovaskulären Krankheiten (wie die altersabhängigen Veränderungen bei gesunden Personen) (Abb. 4.2) geringer ausgeprägt und glatter begrenzt erscheinen. Da es aber zahlreiche Ausnahmen von diesem Muster gibt, ist eine zuverlässige Differentialdiagnose aufgrund der MRT-Befunde allein nicht möglich.

Bei der subakuten arteriosklerotischen Enzephalopathie, die nicht zu den demyelinisierenden Krankheiten gehört, sind die Veränderungen in der weißen Substanz weniger ausgeprägt als bei fortgeschrittener MS, in der MRT erscheinen die Veränderungen hauptsächlich in den posterioren Gehirnabschnitten (Abb. 4.3). Die U-Fasern (fibrae arcuatae) sind in der Regel ausgespart, wie dies auch von pathologisch-anatomischen Untersuchungen her bekannt ist (Revesz et al. 1989). Die Blutversorgung zu diesen subkortikalen U-Fa-

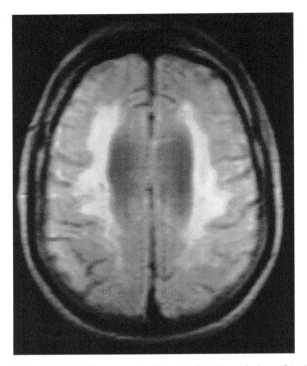

Abb. 4.3 *Subakute arteriosklerotische Encephalopathie Binswanger mit ausgedehnten Veränderungen in der weißen Substanz, besonders in den hinteren Hirnabschnitten.*

sern stammt von kleinen Ästen des kortikalen Gefäßbaumes. Diese bleiben im Rahmen einer Ischämie der tiefer gelegenen zentralen weißen Substanz intakt. Letztere gilt als Grundlage der Binswanger-Krankheit. Im Rahmen der MS dagegen sind die U-Fasern häufig betroffen (Miller 1988).

4.4 Entzündlich-vaskuläre (vaskulitische) Syndrome

4.4.1 Lupus erythematodes disseminatus (LED)

Der Lupus erythematodes disseminatus ist eine Systemkrankheit unbekannter Ursache, bei welcher verschiedene Gewebe durch Autoantikörper und durch die Ablagerung von Immunkomplexen geschädigt werden. Bei etwa der Hälfte der Fälle ist klinisch das ZNS mitbetroffen. Im klinischen Bild herrschen meist psychiatrische Störungen vor, organische Psychosyndrome und epileptische Anfälle. Es können aber schubförme Krankheitsmanifestationen vorkommen, die an eine multifokale ZNS-Beteiligung denken lassen und mit MS verwechselt werden können (Lim et al. 1988). Insbesondere kommen Optikusneuropathien, subakute Myelopathien und internukleäre Ophthalmoplegien ebenso wie oligoklonale Banden im Liquor im Rahmen des Lupus vor (Winfield et al. 1983).

Die Diagnose des Lupus erythematodes disseminatus beruht auf klinischen und Laborkriterien (Tan et al. 1982). Pathologisch-anatomisch findet sich am häufigsten eine Vaskulopathie mit Hyalinisation der Gefäßwände, Proliferation der Endothelien und perivaskulärer Entzündung (Johnson & Richardson 1968; Ellis & Verity 1979). Eine echte Vaskulitis (Entzündung der Gefäßwand) läßt sich nur selten nachweisen. Häufig finden sich multiple Mikroinfarkte im Kortex, im Hirnstamm und in den Basalganglien.

In der MRT finden sich häufig große zerebrale Infarkte und multifokale Läsionen sowohl in der weißen wie in der grauen Substanz (Vermess et al. 1983; Aisen et al. 1985a; Miller et al. 1987b, 1992a) (Abb. 4.4 – 4.6). Sie finden sich häufiger bei Patienten mit klinisch manifester ZNS-Beteiligung, können aber gelegentlich auch bei Patienten ohne neurologische Symptome und Zeichen nachgewiesen werden. Es handelt sich wahrscheinlich um Folgezustände nach der beschriebenen Vaskulopathie. Die multiplen periventrikulären Veränderungen auf der MRT können sehr ähnlich aussehen wie bei der klinisch sicheren Multiplen Sklerose (s. Kap. 3). Beim Lupus dominieren allerdings in der Regel die Veränderungen in der subkortikalen weißen Substanz. Gelegentlich werden neuropsychiatrische Syndrome bei normaler Bildgebung gesehen, was annehmen läßt, daß die Gefäßveränderung nicht die einzige Ursache der klinischen Manifestationen ist.

Eine Gadoliniumanreicherung in den Läsionen der weißen Substanz kommt beim Lupus wahrscheinlich seltener vor als bei der MS (Miller et al. 1992a). Eine Kontrastmittelanreicherung wurde in einer ausgedehnten kortikalen Läsion beschrieben, deren Form und Lokalisation mit einer kürzlich durchgemachten Infarzierung vereinbar war. Eine Öffnung der Bluthirnschranke mit Gadoliniumanreicherung ist ein charakteristischer Befund bei frischem Infarkt (Virapongse et al. 1986; Imakita et al. 1987).

Wir sahen 2 Patienten mit Lupus-Myelopathie mit auffallend ähnlichen Befunden im Rückenmark. In der Akutphase war das Rückenmark geschwollen und zeigte Signalveränderungen über mehrere Segmente und Gadoliniumanreicherung ausschließlich in den dorsalen Anteilen (Abb. 4.7). Unter intensiver immunsuppressiver Therapie verschwanden Schwellung und Anreicherung innerhalb von Tagen. Im Rahmen der MS wäre es sehr außergewöhnlich, solche ausgedehnte Läsionen im Rückenmark und eine solche ausgeprägte Schwellung zu sehen.

4.4.2 Behçet-Syndrom

Das Behçet-Syndrom ist eine andere systemische Vaskulitis unbekannter Ursache, bei dem eine Autoimmunpathogenese vermutet wird. Die Diagnose wird klinisch gestellt. Zu den diagnostischen Hauptkriterien gehören rezidivierende Ulzera im oralen und genitalen Be-

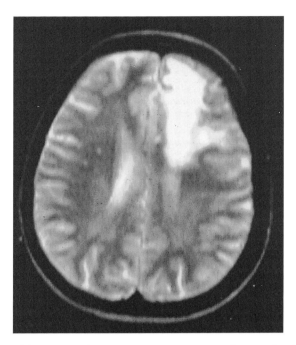

Abb. 4.4 *25jähriger Mann mit Lupus erythematodes disseminatus: T_2-gewichtete MRT mit ausgedehntem Infarkt im Gebiet der Arteria cerebri anterior.*

reich und intraokuläre Entzündungen. Zu den diagnostischen Nebenkriterien gehören Erythema nodosum, Arthritis und Arthralgie, Thrombophlebitis und neurologische Manifestationen. Für eine sichere Diagnose werden sowohl Haupt- wie Nebenkriterien verlangt. Eine klinische Beteiligung des Nervensystems wird in 4–49% der Fälle beschrieben und besteht meistens in Form einer Meningoenzephalitis, akuten oder subakuten Hirnstammsyndromen oder erhöhtem Hirndruck infolge zerebraler Venenthrombose. Neurologische Syndrome gehen in der Regel mit Schüben und Rezidiven einher und können deshalb zu Verwechslungen mit der MS Anlaß geben. Besonders schwierig ist die Abgrenzung beim Vorliegen von Hirnstamm- oder Rückenmarkbeteiligung oder bei visuellen Symptomen infolge der intraokulären Entzündung, die mit einer Optikusneuritis verwechselt werden können.

Die häufigsten MR-Veränderungen beim Behçet-Syndrom sind multifokale Läsionen in der weißen Substanz des Gehirns. Sie sind aber in der Regel geringer an der Zahl als bei der MS (Abb. 4.8). Ausgedehnte konfluierende periventrikuläre Veränderungen, wie sie im Rahmen der MS so häufig sind, wurden bei keinem der 25 Fälle von Behçetschem Syndrom gesehen, von denen 15 klinisch eine Beteiligung des ZNS aufwiesen (Morrissey et al. 1993b).

Sehr ausgedehnte Hirnstammläsionen kommen nicht selten vor (Banna & El-Ramahi 1991; Morrissey et al. 1993b) (Abb. 4.9). Hirnstammläsionen ohne Beteiligung der zere-

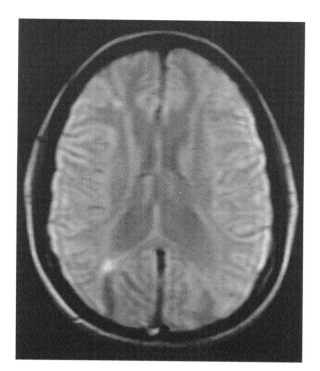

Abb. 4.5 *41jährige Frau mit Lupus erythematodes disseminatus und TIAs im Vertebrobasilaris-Gebiet und Optikusneuropathie. Die PD-gewichtete MRT zeigt eine fokale kortikale Atrophie okzipital und kortikale Läsionen. (Aus Kesselring et al. 1989a.)*

bralen weißen Substanz kommen beim Behçet-Syndrom vor, wären im Rahmen der MS aber sehr ungewöhnlich (Ormerod et al. 1987). Es sind auch Massenläsionen im Hirnstamm beschrieben worden, die einen Hirnstammtumor vermuten ließen (Erdem et al. 1993a). Solche Läsionen bilden sich unter Steroidbehandlung rasch zurück, was ein Ödem als Ursache vermuten läßt (Kermode et al. 1989a). Im Rahmen des Behçet-Syndroms kann eine ausgeprägte Atrophie von Hirnstamm und Kleinhirn ohne zerbrale Atrophie vorkommen, was wiederum bei der MS sehr ungewöhnlich wäre. Selten lassen sich auch MR-Veränderungen im Rückenmark und in den Sehnerven nachweisen (Morrissey et al. 1993b).

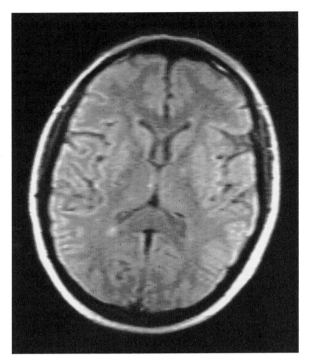

Abb. 4.6 *33jährige Frau mit Lupus erythematodes disseminatus und Psychose: Die PD-gewichtete MRT zeigt multiple kleine subkortikale Läsionen in der weißen Substanz.*

4.4.3   Polyarteriitis nodosa

Im Rahmen der Polyarteriitis nodosa ist das periphere Nervensystem nicht selten mitbetroffen, am häufigsten unter dem klinischen Bild der Mononeuritis multiplex. Seltener ist eine Beteiligung des zentralen Nervensystems, wo eine Arteriitis mittelgroßer zerebraler Arterien zu ischämischen Infarkten führen kann. Es gibt nur wenige Publikationen über MR-Befunde bei der Polyarteriitis, und diese zeigen die erwarteten multifokalen Läsionen unterschiedlicher Größe sowohl in der grauen wie in der weißen Substanz. Solche Veränderungen sind wahrscheinlich zum Teil auf zerebrale Infarkte infolge der Arteriitis, zum Teil auf Veränderungen der kleinen Gefäße zurückzuführen, wie sie auch mit zunehmendem Alter vorkommen, insbesondere im Zusammenhang mit einer Hypertension. Eine solche findet sich bei vielen Patienten mit Polyarteriitis. In einem von Miller et al. (1987b) beschriebenen Fall war die ausgeprägte Beteiligung des Kortex besonders auffallend (Abb. 4.10).

4.4.4   Isolierte Angiitis des Zentralen Nervensystems

Die isolierte Angiitis des Zentralen Nervensystems ist selten. Sie wird klinisch kaum mit der MS verwechselt. Charakteristischerweise gehen Kopfschmerzen und Bewußtseinstrübungen mit episodischen fokalen neurologischen Ausfällen einher. Die Diagnose beruht

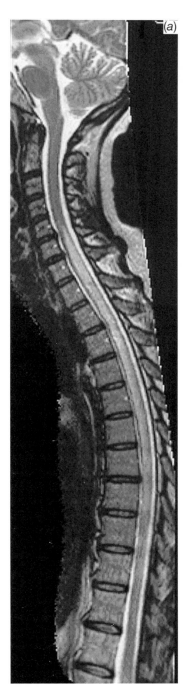

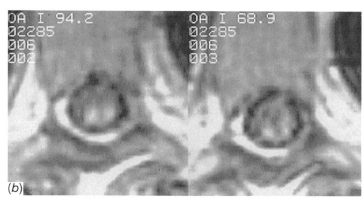

Abb. 4.7 *44jährige Frau mit Lupus erythematodes disseminatus und akuter Querschnittsmyelitis: über mehrere Segmente ausgedehnte Rückenmarksläsion mit ausgeprägten Signalveränderungen und Schwellung auf dem T$_2$-gewichteten Bild (a) und Kontrastmittelanreicherung der hinteren Rückenmarksabschnitte auf dem T$_1$-gewichteten Bild (b).*

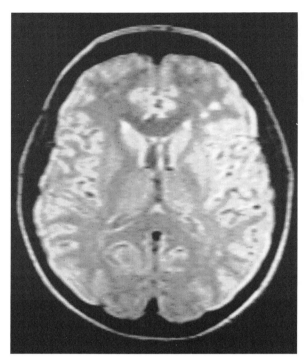

Abb. 4.8 *Morbus Behçet. Die PD-gewichtete MRT bei einer 48jährigen Frau zeigt einzelne kleine Läsionen in der weißen Substanz.*

entweder auf dem Nachweis einer Arteriitis kleiner zerebraler Arterien oder auf dem Befund charakteristischer segmentaler Verengungen auf der konventionellen Angiographie oder in der Biopsie von Gehirngewebe oder Meningen. Die Diagnose ist deshalb wichtig, weil eine Behandlung mit Cyclophosphamid oft wirksam ist. Zu den MRT-Veränderungen gehören multifokale Läsionen der grauen oder weißen Substanz unterschiedlicher Größe, die mit zerebralen Infarkten vereinbar sind und gelegentlich einen Masseneffekt oder eine Gadoliniumanreicherung zeigen (Koo & Massey 1988; Johnson et al. 1989; Greenan et al. 1992). In einem außergewöhnlichen Fallbericht wurde ein Muster von multiplen kleinen gadoliniumanreichernden Läsionen im Hirnstamm, Kleinhirn und in der weißen Substanz des Gehirns ohne entsprechende Veränderungen auf den T_2-gewichteten Bildern bei einem Patienten mit einer Angiitis beschrieben, die bioptisch bestätigt wurde (Shoemaker et al. 1994). Dieses Erscheinungsbild wurde als entzündliche Veränderungen interpretiert, wie sie auch histologisch in der Umgebung kleiner Gefäße nachgewiesen werden (Abb. 4.11)

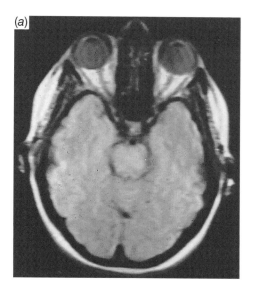 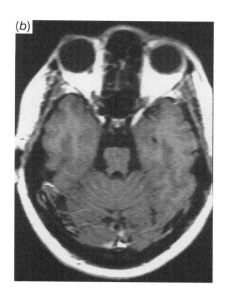

Abb. 4.9 *Morbus Behçet: serielle MRT bei einer Patientin mit einem Hirn-stammsyndrom: (a) während der akuten Phase (im Alter von 38 Jahren) zeigt sich eine Schwellung und Signalerhöhung im Mittelhirn. (b) fünf Jahre später zeigt sich eine ausgeprägte Atrophie des Mittelhirns auf den T_1-Bildern. Die Patientin hatte trotz intensiver immunsuppressiver Therapie progrediente neurologische Defizite entwickelt. (Aus Morrissey et al. 1993b, mit Genehmigung von Karger, Basel.)*

4.4.5   Sjögren-Syndrom

Das Sjögren-Syndrom manifestiert sich im neurologischen Bereich am häufigsten in Form einer generalisierten sensorischen Neuropathie, die sich pathologisch-anatomisch hauptsächlich im dorsalen Wurzelganglion abspielt (Griffin et al. 1990) oder in Form einer sensorischen Trigeminusneuropathie (Kaltreider & Talal 1969). Seltener ist das zentrale Nervensystem in Form von Infarkten, transienten ischämischen Attacken, akuten oder chronischen Myelopathien beteiligt oder zeigt selten ein MS-ähnliches Bild mit schubförmigem Krankheitsverlauf. Dieses letztere klinische Bild wurde insbesondere von einer Gruppe von Autoren mit Nachdruck beschrieben (Alexander et al. 1988). Andere Autoren dagegen, die sehr viele MS-Patienten untersucht haben, sind der Ansicht, daß das gleichzeitige Vorkommen eines Sjögren-Syndroms in dieser Krankheitsgruppe extrem selten ist (Noseworthy et al. 1989; Miro et al. 1990). Dies ist auch unsere Ansicht.

Es gibt relativ wenig pathologisch-anatomische Informationen über die Neuropathologie des Sjögren-Syndroms mit ZNS-Beteiligung. Es gibt einzelne Publikationen, in denen eine Vaskulopathie kleiner Hirngefäße (Alexander et al. 1988) oder eine Vaskulitis kleiner Gefäße im Gehirn (Kaltreider & Talal 1969) oder im Rückenmark (Alexander et al. 1982) beschrieben wird. Bei Patienten mit ZNS-Symptomen, bei denen entweder eine Ischämie oder Demyelinisierung vermutet wurde, wiesen Alexander et al. (1988) unspezifische multifokale Veränderungen in der weißen Substanz nach. Neuerdings beschrieben Pierot et al. (1993) MRT-Befunde des Gehirns bei 15 Patienten mit Sjögren-Syndrom ohne klinische ZNS-Beteiligung. Bei 9 fanden sich multifokale Veränderungen in der weißen Substanz

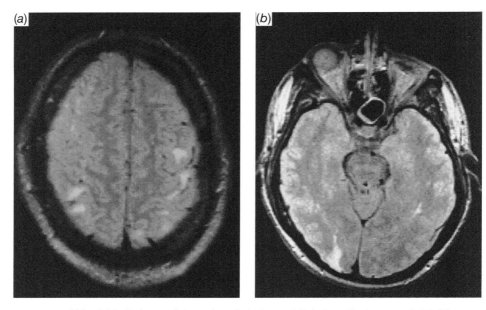

Abb. 4.10 *Polyarteriitis nodosa bei einem 44jährigen Patienten mit Multisystembefall einschließlich Vaskulitis der Retina und rechtsseitiger Hemiparese. Die PD-gewichtete MRT zeigt multiple kleine kortikale und subkortikale Läsionen. (Aus Miller et al. 1987b.)*

und bei 2 Läsionen in den Basalganglien. In 6 Fällen zeigte sich ein gewisses Maß von Gehirnatrophie. Die Läsionen in der weißen Substanz waren klein und vorwiegend subkortikal gelegen. Es ist wahrscheinlich, daß einige dieser Veränderungen altersbedingt sind (das Alter der Patienten lag zwischen 42 und 81 Jahren). Die Autoren waren allerdings der Ansicht, daß die Zahl und das Ausmaß der Veränderungen über das Altersübliche hinausgingen. Das allgemeine Erscheinungsbild und die Verteilung der Läsionen entsprachen eher dem Bild, wie es bei Beteiligung kleiner Gefäße als bei der Demyelinisierung gesehen wird.

4.5   Sarkoidose

Die charaktische pathologisch-anatomische Veränderung bei der Sarkoidose besteht in nicht-verkäsenden Granulomata. Bei dieser Systemkrankheit ist das Zentrale Nervensystem klinisch in etwa 5% der Fälle mitbeteiligt. Die ZNS-Syndrome kommen entweder durch granulomatöse Gewebeveränderungen in den Meningen oder im Hirnparenchym oder durch Infarkte zustande, die aus einem Verschluß kleiner Blutgefäße durch Granulome zurückgehen. Am häufigsten ist das klinische Bild auf eine diffuse Beteiligung der (insbesondere basalen) Meningen zurückzuführen. Dadurch kann es zu einem Ausfall der Hirnnerven, z. B. auch zu einem Chiasmasyndrom, zum Hydrozephalus oder zu hypothalamischen Störungen kommen, charakteristischerweise auch zu einem Diabetes insipidus. Isolierte Rückenmarksyndrome oder Sehnervenbeteiligung können ein schubförmiges klinisches Bild entstehen lassen, das mit der MS verwechselt werden kann.

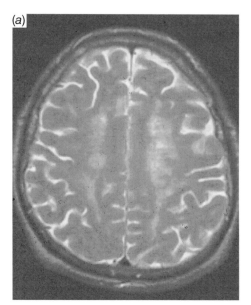
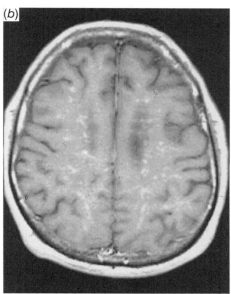

Abb. 4.11 *Bioptisch gesicherte isolierte Angiitis des zentralen Nervensystemsbei einem 46jährigen Patienten mit Encephalopathie, Optikusneuropathie und spastischer Paraparese. (a) Die PD-gewichtete MRT zeigt ausgedehnte Veränderungen der weißen Substanz, (b) mit Kontrastmittelanreicherung kleine Herde in der weißen Substanz.*

Die MRT ist eine sensitive Methode zum Nachweis von Läsionen im Gehirn von Patienten mit Neurosarkoidose. Bei einem Drittel der Patienten kommen periventrikuläre Veränderungen vor (Miller et al. 1988c) (Abb. 4.12). Diese gehen zurück auf 1. subependymale Granulomata; 2. kleine Infarkte als Folge einer granulomatösen Angiopathie; 3. Hydrozephalus, welcher charakteristischerweise zu einem glatt begrenzten Saum erhöhten Signals entlang der Seitenventrikel in den Spinechosequenzen führt; 4. unspezifische altersbedingte Veränderungen (s. Kap. 4.2); 5. opportunistische Infektionen wie progressive multifokale Leukoenzephalopathie, die eine seltene Komplikation der Steroid- oder immunsuppressiven Behandlung bei Patienten mit Sarkoidose sein kann (Steiger et al. 1993). Das klinische Bild der Neurosarkoidose kann demjenigen bei MS sehr ähnlich sein, insbesondere wenn eine Beteiligung der Sehnerven, des Hirnstamms oder des Rückenmarks vorliegt. In der MRT wurde eine Mischung von anreichernden und nichtanreichernden Läsionen beschrieben (Seltzer et al. 1991) (Abb. 4.12). Des weiteren können oligoklonale Banden im Liquor sowohl bei der MS wie bei der Sarkoidose vorhanden sein (McLean et al. 1993). Die Befunde in der MRT ohne Kontrastmittelanreicherung erlauben keine sichere Differenzierung, selbst wenn quantitative Messungen der Relaxationszeiten berücksichtigt werden (Miller et al. 1989a). Eine Verlängerung der Relaxationszeit in der normal erscheinenden weißen Substanz außerhalb von Plaques ist ein valider Befund im Rahmen der MS und kann erklärt werden durch einen erhöhten Wassergehalt infolge einer Astrozytose beziehungsweise geringfügiger Veränderungen der Bluthirnschranke, die unterhalb des Auflösungsvermögens der MR-Systeme liegen (Kesselring et al. 1989b). Die Streuung der Werte innerhalb von Patientengruppen mit MS beziehungsweise Neurosarkoidose ist

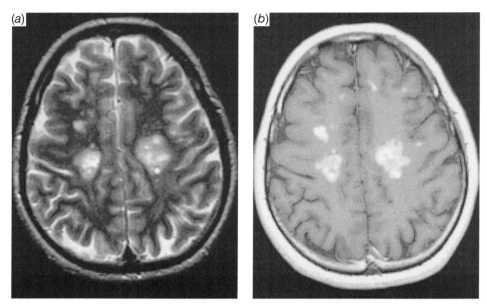

Abb. 4.12 *Neurosarkoidose bei einem 34jährigen Mann mit spastischer Paraparese: (a) T$_2$-gewichtete und (b) Gadolinium anreichernde MRT mit Zeichen multifokaler Läsionen in der weißen Substanz sowohl in der Umgebung der Ventrikel als auch abgesetzt davon, die meisten mit Kontrastmittelanreicherung.*

allerdings zu weit, als daß die Messung der Relaxationszeiten in der normal erscheinenden weißen Substanz die Differenzierung erlauben würde (Miller et al. 1989a).

Eine Beteiligung der Meningen bei der Neurosarkoidose (wie sie im Rahmen der MS nicht vorkommt) läßt sich durch eine Gadoliniumanreicherung der Meningen im Gehirn und Rückenmarksbereich nachweisen (Seltzer et al. 1991; Khaw et al. 1991) (Abb. 4.13). Dieser Befund erlaubt eine eindeutige Differenzierung von der MS. Es kann auch eine Kontrastmittelanreicherung in Granulomen im Gehirnparenchym vorkommen (Abb. 4.12 und 4.14). In einer Publikation wird eine lineare Kontrastmittelanreicherung in der weißen Substanz des Gehirns beschrieben, was eine perivaskuläre Beteiligung annehmen läßt (Handler et al. 1993). Ein Persistieren der Kontrastmittelanreicherung in Läsionen des Parenchyms über mehrere Monate kommt bei der Sarkoidose vor, nicht aber bei der MS.

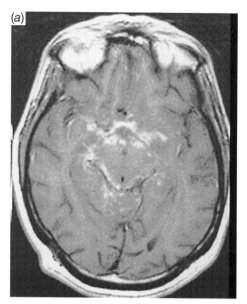 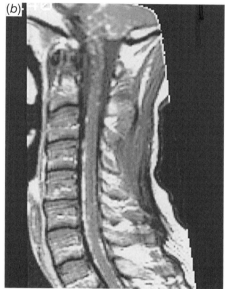

Abb. 4.13 *33jähriger Mann mit Neurosarkoidose: Optikusneuropathie, Kopf-schmerzen und Gefühl von Abgeschlagenheit. Gadoliniumanreicherung in den Meningen auf axialen Bildern durch die basalen Zisternen (a) und auf sagittalen Bildern des Rückenmarks (b). (Aus Miller DH & McDonald WI Clinical Neuroscience, 2, 215–224, 1994. © Wiley-Liss Inc 1994.)*

4.6 Akute disseminierte Enzephalomyelitis (ADEM)

Die postinfektiöse oder akute disseminierte Enzephalomyelitis (ADEM) ist eine akute entzündlich-demyelinisierende Krankheit des Zentralen Nervensystems, welche sich als Autoimmunantwort nach Infektionen oder Impfungen ausbildet. Die Symptome beginnen in der Regel 1–2 Wochen nach der Infektion oder Impfung. Sie kann in jeder Altersgruppe vorkommen, ist aber, im Gegensatz zur MS, häufiger im Kindesalter als bei Erwachsenen.

Das klinische Bild bei der ADEM wird bestimmt durch Fieber, Bewußtseinstrübungen bis zum Koma, epileptische Anfälle und multifokale neurologische Ausfälle. Pathologisch-anatomisch liegt eine fokale Entzündung und Demyelinisierung vor, die sich weit im ZNS ausgebreitet. Histologisch können die Läsionen nicht von denjenigen bei der MS unterschieden werden, der klinische Verlauf unterscheidet sich aber insofern, als die ADEM eine monophasische, die MS eine multiphasische Krankheit ist. Differentialdiagnostische Schwierigkeiten entstehen bei polysymptomatischem Beginn ohne vorausgehende Infektion oder bei Patienten mit isolierten klinischen Ausfällen wie Optikusneuritis, Myelitis transversa oder Hirnstammsyndromen, wie sie bei beiden Krankheiten vorkommen können (Miller et al. 1993b). Es bestehen verschiedene klinische und labormäßige Unterscheidungsmerkmale (Kesselring et al. 1990):

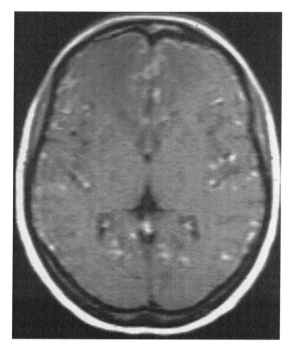

Abb. 4.14 *35jährige Frau mit Neurosarkoidose: Kopfschmerzen und Bewußt-seinstrübung: multiple Gadolinium-anreichernde Läsionen im Kortex.*

(a) Die postinfektiöse Optikusneuritis ist in der Regel bilateral und symmetrisch, wogegen die Optikusneuritis im Rahmen der MS häufiger einseitig ist.

(b) Im Rahmen der MS ist die Querschnittsmyelitis häufiger nur partiell, während sie bei der ADEM oft vollständig ist und in der Regel mit einer Areflexie einhergeht.

(c) Die Liquorzellzahl ist bei den postinfektiösen Syndromen höher als bei der MS, und oligoklonale Banden fehlen in der Regel oder kommen nur vorübergehend während der Akutphase vor, wogegen oligoklonale Banden bei der MS in der Regel persistieren.

(d) In der MRT sind ausgedehnte symmetrische Läsionen in der weißen Substanz des Kleinhirns und in den Basalganglien charakteristisch für die ADEM, ungewöhnlich aber für die MS (Atlas et al. 1986; Dunn et al. 1986; Kesselring et al. 1990) (Abb. 4.15a und b); sie kommen allerdings nur bei einer Minderzahl der Patienten vor.

In der Mehrzahl der Fälle von ADEM sind die multifokalen Veränderungen der weißen Substanz nicht von der MS zu unterscheiden (Kesselring et al. 1990) (Abb. 4.15c und 4.16). Dieser Befund ist ein starkes Argument dafür, daß letztere nicht diagnostiziert werden soll bei Patienten mit einer einzelnen klinischen Episode und multifokalen Veränderungen der weißen Substanz in der MRT, da die Möglichkeit nicht ausgeschlossen werden kann, daß eine monophasische Krankheit vorliegt (Kesselring et al. 1990). Es kann erwartet werden, daß die Differentialdiagnose zwischen MS und ADEM anhand einer einzelnen Untersuchung erleichtert wird, wenn aufgrund der Kontrastmittelanreicherung auf das Al-

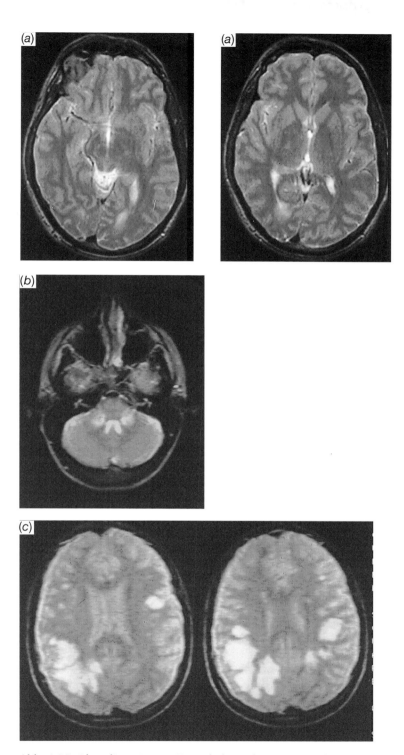

Abb. 4.15 *Akut disseminierte Enzephalomyelitis. T_2-gewichtete Bilder mit (a) symmetrischen okzipitalen Läsionen in der weißen Substanz bei einem 30jährigen Mann, (b) symmetrische Läsionen im mittleren Kleinhirnstiel bei einem 31jährigen Mann, (c) ausgedehnte asymmetrische multifokale Läsionen in der weißen Substanz, vorwiegend in den hinteren Hirnabschnitten bei einem 18jährigen Mann.*

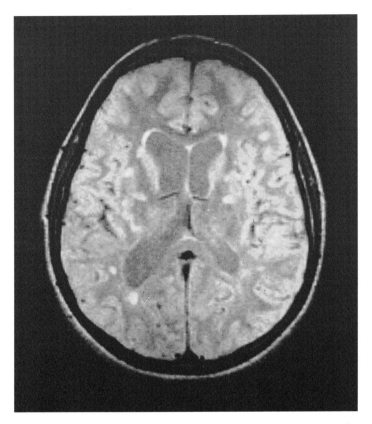

Abb. 4.16 *Akut disseminierte Encephalomyelitis bei einem 19jährigen Mann nach Mykoplasma-Infektion. Die PD-gewichtete MRT zeigt multifokale asymmetrische periventrikuläre und tief in der weißen Substanz gelegene Läsionen. Dieses Bild läßt sich nicht von demjenigen unterscheiden, wie es bei Multipler Sklerose gesehen wird.*

ter der Läsionen geschlossen werden kann. Im Rahmen der MS kommen oft anreichernde und nichtanreichernde Läsionen gleichzeitig vor, weil die Läsionen ein unterschiedliches Alter oder unterschiedliche Aktivitätsgrade aufweisen (s. Kap. 3). Im Rahmen der ADEM, die in der Regel eine monophasische Krankheit ist, kann erwartet werden, daß alle oder zumindest die meisten Läsionen in der Akutphase Kontrastmittel anreichern, nicht mehr dagegen in der chronischen Phase. Zur Zeit läßt sich diese Hypothese nicht überprüfen, da es kaum Publikationen über serielle MRT-Befunde mit Gadoliniumanreicherung beim ADEM gibt.

Serielle PD-/T_2-gewichtete Untersuchungen erleichtern die Differenzierung zwischen ADEM und MS erheblich. Im Rahmen der ADEM bilden sich keine neuen Läsionen aus, wenn das Untersuchungsintervall lange genug gewählt wird. Die ADEM kann sich allerdings über mehrere Wochen entwickeln. Wir empfehlen deshalb ein Intervall für eine Nachfolgeuntersuchung von mindestens 3 Monaten, vorzugsweise sogar 6 Monaten, um das Risiko einer Verwechslung von MS mit einer langsam sich entwickelnden ADEM so gering wie möglich zu halten. Nach einem solchen Intervall werden bei den meisten MS-

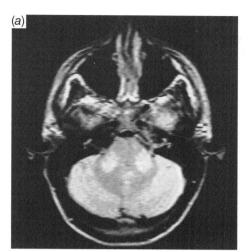
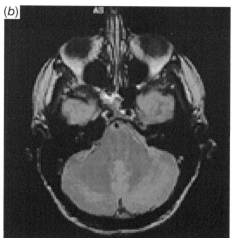

Abb. 4.17 *Akut disseminierte Encephalomyelitis. PD-/T$_2$-gewichtete MRT (a). Bei der Erstuntersuchung (im Alter von 31 Jahren) zeigen sich multifokale Läsionen in den Kleinhirnstielen und (b) fünf Jahre später eine deutliche Rückbildung der Veränderungen ohne neue Läsionen. (Aus Kesselring et al. 1990, mit Genehmigung Oxford University Press.)*

Patienten neue Läsionen zu sehen sein. Im Rahmen der ADEM bilden sich Läsionen gut zurück oder verschwinden ganz (Abb. 4.17). Dies kann allerdings auch bei der MS vorkommen.

Disseminierte Läsionen im Gehirn sind nicht ein konstanter Befund bei der ADEM (Kesselring et al. 1990; Trend et al. 1990; Miller et al. 1993b). Wir sahen einen Patienten mit einem akuten Hirnstammsyndrom, bei welchem die MRT ausschließlich eine gadoliniumanreichernde Läsion im Pons und der Medulla, aber keine anderen Läsionen zeigte (Miller et al. 1993b). In der Biopsie zeigten sich multiple kleine Herde perivaskulärer Entzündung und Demyelinisierung. Wegen der ungleichmäßigen Verteilung der Demyelisationsherde wurde dieses Bild für charakteristischer für eine ADEM als für eine MS gehalten. Weitere Argumente für diese Diagnose waren das Fehlen von oligoklonalen Banden im Liquor und die Tatsache, daß der Patient auch über einen Zeitraum von 5 Jahren keinerlei weiteren neurologischen Ausfälle zeigte.

4.7 Neuromyelitis optica (Devic-Syndrom)

Die Neuromyelitis optica oder Devic-Krankheit wird gelegentlich als Syndrom bezeichnet, das durch eine schwere akute Querschnittsmyelitis und eine akute gleichzeitig vorkommende Optikusneuropathie charakterisiert ist mit beschränkter Rückbildungsfähigkeit. Der Krankheitsverlauf kann mono- oder multiphasisch sein (O'Riordan et al. 1996b). Der klinischen Abgrenzung von einer „typischen" MS dienen der Schweregrad der Querschnittssymptomatik und das Fehlen von klinischen Ausfällen außerhalb von Rückenmark und Sehnerven. Es sind allerdings Fälle bekannt, die wie ein „reines" Devic-Syndrom

beginnen, die aber später in eine klassische MS übergehen (Matthews 1991). In einigen anderen Fällen läßt sich eine spezifische Ätiologie nachweisen wie Lupus erythematodes
(April & Vansonnenberg 1976), ein Behçet-Syndrom (Motomura et al. 1980) oder eine
akute disseminierte Encephalomyelitis (Chusid et al. 1979). In den meisten Fällen allerdings ist die Ätiologie unbekannt. Es wird auch gelegentlich vermutet, daß bei Patienten
mit Devic-Syndrom eine eigentliche Multiple Sklerose vorliegt, und in einigen Fällen ließen
sich pathologisch-anatomisch Demyelinisationsherde außerhalb von Rückenmark und
Sehnerven nachweisen (Stansbury 1950; Shibasaki & Kuroiwa 1969).

Die MRT bietet eine Möglichkeit, das Ausmaß der ZNS-Läsionen zu Lebzeiten zu bestimmen. Mandler et al. (1993) beschrieben 8 Patienten, bei denen die Gehirn-MRT normal war und der Liquor keine oligoklonalen Banden enthielt. Wir haben kürzlich die
Krankengeschichten von 12 erwachsenen Fällen im National Hospital durchgesehen, bei
denen eine Diagnose eines Devic-Syndroms gestellt worden war (O'Riordan et al. 1996b).
Bei 11 von ihnen wurden MR-Untersuchungen durchgeführt. 11 Patienten waren weibli-
chen Geschlechts, 4 stammten aus dem Asiatischen, 3 aus dem Afro-Karibischen und 1 aus
dem Mittelmeerraum. Schwere residuelle Ausfälle in der Gehfähigkeit und im Sehvermögen waren eher die Regel als die Ausnahme. Die Gehirn-MRT war normal in 5 der 11
Fälle. Es ließen sich Läsionen in der weißen Substanz bei 5 Patienten nachweisen. Bei 2 von
ihnen (56 und 60jährig) waren diese als altersbedingte Veränderungen zu interpretieren.
Bei 2 jungen Patienten entwickelte sich ein akutes monophasisches Krankheitsbild mit
Querschnittsmyelitis und bilateraler Optikusneuritis einige Wochen nach einer unspezifi-
schen Infektionskrankheit. Zahlreiche der ausgedehnten Läsionen in der weißen Substanz
verschwanden bei späteren MR-Untersuchungen nach mehreren Monaten, und keine
neuen Läsionen bildeten sich aus. Bei diesen beiden Patienten ergaben die klinischen und
MR-Befunde die Diagnose einer postinfektiösen ADEM.

Bei 10 Patienten ließen sich eine ausgedehnte Schwellung und Signalveränderung in
der spinalen MRT im zervikalen und thorakalen Bereich nachweisen (Abb. 4.18). Oligoklonale Banden im Liquor fanden sich nur bei 2 der 12 Patienten. Bei 2 waren vaskuliti-
sche Veränderungen bekannt (bei einem Patienten ein Lupus erythematodes disseminatus
und bei einem Patienten eine Mischkollagenose). Bei 6 weiteren wurden organspezifische
Autoantikörper nachgewiesen.

Werden die Ergebnisse von Mandler et al. (1993) und unsere eigenen zusammengefaßt,
so ergeben sich doch einige Besonderheiten, die im Rahmen einer „klassischen" MS nicht
erwartet würden: 1. häufiger Nicht-Kaukasier betroffen, 2. schlechte Erholung von Schüben, 3. häufig normale Gehirn-MRT, 4. selten oligoklonale Banden im Liquor, 5. besonders ausgedehnte Rückenmarksläsionen und 6. häufig organspezifische Autoantikörper.
Daraus läßt sich schließen, daß es in vielen Fällen doch sinnvoll ist, die Neuromyelitis optica von Devic als eine klinisch-pathologische Einheit von der MS abzugrenzen. Die Ätiologie ist in diesen Fällen ebenso unklar, auch wenn es Hinweise für immunpathogenetische
Mechanismen gibt.

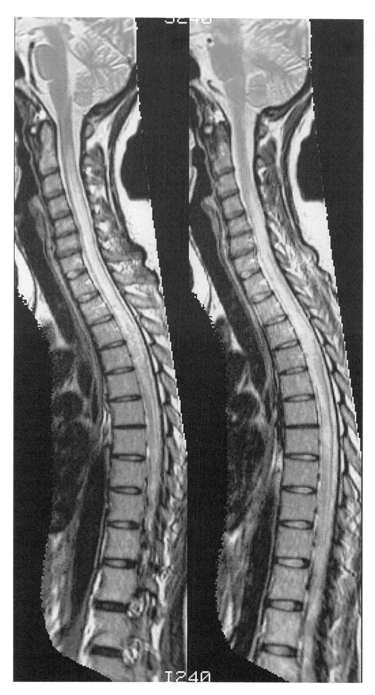

Abb. 4.18 *Neuromyelitis optica (Devic-Krankheit). Während einer akuten Episode einer Myelopathie bei eienr 35jährigen Asiatin zeigen die T$_2$-gewichteten sagittalen MRT des Rückenmarks Hyperintensität und Schwellung über mehrere Segmente.*

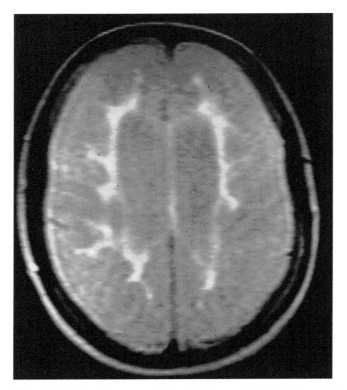

Abb. 4.19 *Metachromatische Leukodystrophie. Die PD-gewichtete MRT bei einer 29jährig en Frau zeigt eine Ventrikelerweiterung und ausgedehnte symmetrische Veränderungen in der weißen Substanz.*

4.8   Leukodystrophien

Auch wenn die verschiedenen Leukodystrophien häufiger im Kindesalter vorkommen, so können sie doch auch in der Adoleszenz und im Erwachsenenalter auftreten und zu Verwechslungen mit der MS Anlaß geben.

4.8.1   Metachromatische Leukodystrophie

Die Erwachsenenform der metachromatischen Leukodystrophie führt über mehrere Jahre zu einer allmählichen Abnahme der intellektuellen Fähigkeiten, oft in Verbindung mit einer spastischen Paraparese und/oder Ataxie. Die Diagnose stützt sich auf den Nachweis einer verminderten Aktivität der Arylsulfatase-A im Urin und in den Leukozyten. In der MRT finden sich ausgedehnte symmetrische konfluierende Signalveränderungen, welche die U-Fasern aussparen. Sie werden gelegentlich als Schmetterlingskonfiguration bezeichnet (Abb. 4.19). Der ausgeprägte Verlust an weißer Substanz führt zu einer deutlichen Erweiterung der Ventrikel. Da es nicht zu entzündlichen Veränderungen kommt, gibt es keine Gadoliniumanreicherung.

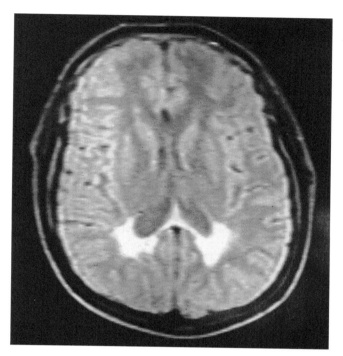

Abb. 4.20 *Adrenomyeloneuropathie. Die PD-gewichtete MRT bei einem 40jäh-rigen Mann mit progressiver spastischer Paraparese zeigt symmetrische Verän-derungen tief in der weißen Substanz parieto-okzipital. Die Diagnose wurde ge-sichert anhand der Funktionsstörung der Nebenniere und des Nachweises deut-lich erhöhter Spiegel der sehr langkettigen Fettsäuren. (Aus Kesselring et al. 1989a.)*

4.8.2 Adrenomyeloneuropathie

Die Adenomyeloneuropathie ist eine Variante der x-gebundenen Adenoleukodystrophie und kommt im Erwachsenenalter vor. Wegen ihres langsam progredienten Verlaufs mit ei-ner spastischen Paraparese und gelegentlicher Kleinhirnataxie und Verminderung der in-tellektuellen Fähigkeiten kann sie leicht mit einer MS verwechselt werden. Hinweise für die richtige Diagnose sind der Nachweis einer peripheren Neuropathie oder eine ver-mehrte Pigmentierung der Haut infolge einer Nebenniereninsuffizienz. Die Diagnose wird durch den Nachweis von sehr langkettigen Fettsäuren und von erhöhten ACTH-Spiegeln im Plasma gesichert.

Die MR-Veränderungen sind sehr charakteristisch und bestehen in symmetrischen Si-gnalveränderungen in den hinteren Abschnitten der Großhirnhemisphären (Abb. 4.20). In einigen Fällen läßt sich das histologische Muster mittels der Gadoliniumanreicherung nachvollziehen: eine Zentralzone mit vollständiger Demyelinisierung und Gliose, die nicht anreichert; eine mittlere Zone mit Anreicherung und histologischen Entzündungszeichen; eine äußere Zone, die wiederum nicht anreichert und Demyelinisierungszeichen aufweist und sich gegen die vorderen Hirnabschnitte hin ausbreitet (Valk & van der Knaap 1989; van der Knaap & Valk 1991).

4.9   Degenerative Ataxien

Die degenerativen Ataxien sind eine heterogene Gruppe von Krankheiten; bei einigen ist eine Vererbung nachgewiesen, andere treten sporadisch auf und werden deshalb als idiopathisch bezeichnet (Harding 1984). Das klinische Bild ist nicht einheitlich: Bei einigen Patienten liegt ein isoliertes Kleinhirnsyndrom vor, während bei anderen eine zerebelläre Ataxie mit Ausfällen anderer Teile des Nervensystems einhergeht. Bei diesen Patienten können in unterschiedlichem Ausmaß die Pyramidenbahnen, Hirnstammanteile, das Rückenmark, die Großhirnhemisphären oder das periphere Nervensytem betroffen sein. Eine Ataxie kommt auch im Rahmen der MS häufig vor und besonders die Kombination von Ataxie und Spastizität. Bei beiden können verlängerte Latenzzeiten in den evozierten Potentialen gefunden werden, was auch die Differentialdiagnose erschwert. Diese Ähnlichkeiten erschweren die Diagnosefindung insbesondere bei degenerativen Krankheiten ohne Familienanamnese.

Der häufigste und charakteristischste MR-Befund bei den degenerativen Ataxien ist eine Atrophie des Kleinhirns und/oder des Hirnstamms (Nabatame et al. 1988; Wullner et al. 1993; Ormerod et al. 1994) (Abb. 4.21). Bei den meisten Patienten mit autosomal dominanter zerebellärer Ataxie ist eine Atrophie des Kleinhirns und des Hirnstamms nachzuweisen, wahrscheinlich als Ausdruck des pathologischen Prozesses der olivo-ponto-zerebellären Atrophie. Bei Patienten mit idiopathischem Kleinhirnsyndrom vom späten Auftreten zeigt sich entweder eine Kleinhirnatrophie allein oder eine Atrophie von Kleinhirn und Hirnstamm. Die klinischen Zeichen von Kleinhirn- oder Hirnstammbefall korrelieren nur schlecht mit der Atrophie der entsprechenden Strukturen (Ormerod et al. 1994). Der Nachweis einer Hirnstammatrophie bei Patienten mit Kleinhirnsyndromen vom späten Beginn weist allerdings auf eine raschere Progression hin, als wenn der Hirnstamm normale Masse aufweist (Klockgether et al. 1990). Dies ist wahrscheinlich Ausdruck einer Multisystematrophie, die relativ rasch fortschreitet.

Unterschiedliche Muster von Atrophien wurden bei Patienten mit Kleinhirnataxien vom frühen Beginn mit erhaltenen Reflexen gefunden (Wullner et al. 1993; Ormerod et al. 1994). Bei der Friedreichschen Ataxie sind Hirnstamm und Kleinhirn von normalen Massen; nur in weit fortgeschrittenen Fällen ist eine gewisse Atrophie von Vermis und Medulla festzustellen (Ormerod et al. 1994). Eine Rückenmarksatrophie ist in solchen Fällen meist nachzuweisen (Wullner et al. 1993). Entsprechend erscheinen Hirnstamm und Kleinhirn von normaler Größe bei den hereditären spastischen Paraparesen, da die degenerativen Veränderungen in diesen Fällen auf das Rückenmark beschränkt sind. Es wurden auch Signalveränderungen auf den T_2-gewichteten Bildern im Bereich von Pons, mittleren Kleinhirnstielen und Kleinhirn bei Patienten mit der klinischen Diagnose einer olivo-ponto-zerebellären Atrophie gefunden, was als Folge einer Degeneration von Faserbahnen und Gliose interpretiert wurde (Savoiardo et al. 1990).

Ormerod et al. 1994 fanden bei Patienten mit degenerativen Ataxien vermehrt Läsionen in der weißen Substanz als bei Kontrollpersonen vergleichbaren Alters. Der Grund dafür ist unklar. In diesen Fällen gab es keine anderen klinischen Hinweise für das Vorliegen einer MS, und nur bei 1 von 53 Patienten ließen sich oligoklonale Banden im Liquor nachweisen (bei diesem Patienten war die MRT normal gewesen). Das Auftreten von Läsionen in der weißen Substanz ging einher mit einer schweren zerebralen Atrophie. Diese Läsionen könnten also als eine Glianarbe an Stellen von Neuronenverlust interpretiert werden, da die Faserbahnen, welche die kortikalen Neurone verbinden, durch die periventrikulären Gebiete ziehen. Eine ähnliche Vermehrung von Läsionen in der weißen Substanz findet sich auch bei der Alzheimer-Krankheit, einer anderen degenerativen und atrophisierenden Hirnerkrankung (Scheltens et al. 1992).

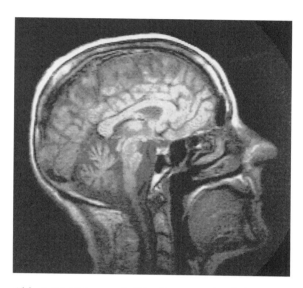

Abb. 4.21 *Spinozerebelläre Degeneration bei einer 56jährigen Frau. Die sagittale T₁-gewichtete MRT zeigt ausgeprägte Atrophie von Kleinhirn und Hirnstamm.*

Insgesamt sind aber Häufigkeit und Ausmaß der Läsionen der weißen Substanz bei den degenerativen Ataxien dennoch viel geringer als im Rahmen der MS. Auch die ausgeprägte Kleinhirn- und Hirnstammatrophie, wie sie bei vielen Patienten mit degenerativen Ataxien vorkommt, wäre im Rahmen der MS ungewöhnlich, außer in sehr fortgeschrittenen Fällen. Insgesamt ist also die MRT sehr nützlich zur Differenzierung der MS von degenerativen Ataxien.

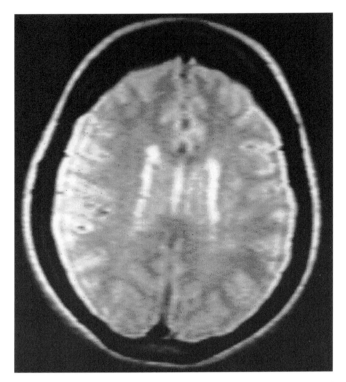

Abb. 4.22 *48jährige Frau mit HTLV-1 assoziierter Myelopathie: Die PD-gewichtete MRT zeigt diskrete periventrikuläre Veränderungen.*

4.10   HTLV$_1$-assoziierte Myelopathie

Das humane T-cell-lymphotrope Virus Typ 1 (HTLV$_1$) führt in einigen geographischen Regionen, insbesondere in der Karibik, zu einer chronisch-progredienten Paraparese, die auch als tropische spastische Paraplegie bekannt ist (TSP). Diese Myelopathie kann auch bei Patienten vorkommen, die aus der Karibik in Länder übersiedelt sind, in denen die MS häufig vorkommt (Newton et al. 1987). Unter diesen Umständen gehört die MS zur Differentialdiagnose. Abnorme evozierte Potentiale und oligoklonale Banden im Liquor können bei beiden Krankheiten vorkommen. Der entscheidende diagnostische Test besteht in der Untersuchung der Antikörper gegen HTLV$_1$ im Serum.

In der MRT des Gehirns finden sich häufig periventrikuläre Läsionen tief in der weißen Substanz des Gehirns bei der HTLV$_1$-assoziierten Myelopathie (Abb. 4.22). Diese Veränderungen sind selten sehr ausgedehnt, und infratentorielle Läsionen sind ausgesprochen selten (Cruickshank et al. 1989). In lange bestehenden Fällen ist eine diffuse Rückenmarksatrophie immer vorhanden (Kermode et al. 1990c) (Abb. 4.23).

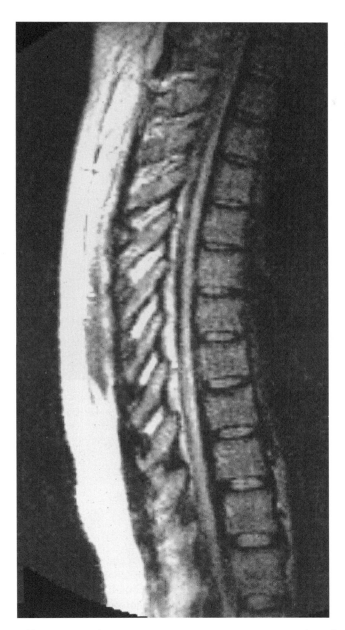

Abb. 4.23 *48jährige Frau mit HTLV-1 assoziierter Myelopathie: Die sagittale T_1-gewichtete MRT zeigt eine diffuse Rückenmarksatrophie. (Aus Kermode et al. 1990c.)*

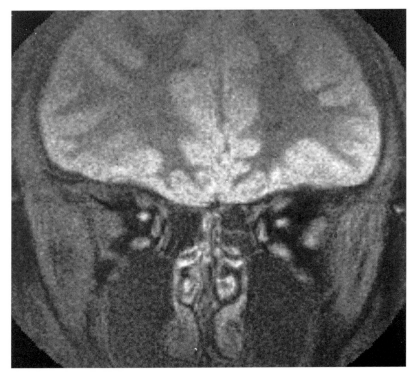

Abb. 4.24 *Lebersche hereditäre Optikusneuropathie bei einem 25jährigen Mann: koronare STIR-Bilder der Orbitae: Beide Sehnerven sind abnorm dünn und weisen erhöhte Signalwerte auf. (Aus Kermode et al. 1990b.)*

4.11   Lebersche hereditäre Optikusneuropathie

Die Lebersche hereditäre Optikusneuropathie (LHON) ist ein Erbleiden, das durch einen subakuten Beginn beidseitiger zentraler Visusminderung charakterisiert ist. Sie kommt aufgrund verschiedener Punktmutationen auf der mitochondrialen DNA vor. Der Visusverlust tritt bei jungen Erwachsenen auf, 80% der Fälle sind männlichen Geschlechtes (Newman et al. 1991). Bei Männern mit LHON ist die MRT des Gehirns in der Regel normal (Kermode et al. 1989b). Dies ist ein wesentlicher Unterschied zur klinisch isolierten akuten Optikusneuritis, bei welcher 50–70% der Patienten multifokale Läsionen in der weißen Substanz im Gehirn aufweisen. Alle Patienten mit LHON, die mit STIR-Bildern untersucht wurden, wiesen erhöhte Signalwerte in den mittleren bis hinteren intraorbitalen Anteilen der Sehnerven auf (Abb. 4.24), während die Signalveränderungen bei der Optikusneuritis in der Regel weiter vorne liegen (Miller et al. 1988b). Bei Frauen mit LHON wurde ein Multiple Sklerose-ähnliches Krankheitsbild beschrieben, bei dem auch entsprechende Läsionen in der weißen Substanz mittels MRT nachgewiesen wurde (Harding et al. 1992) (Abb. 4.25).

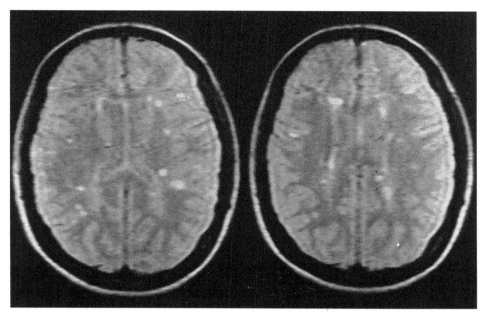

Abb. 4.25 *Die PD-/T$_2$-gewichtete Gehirn-MRT einer 40jährigen Patientin mit Leberscher hereditärer Optikusatrophie und Multipler Sklerose: multifokale Veränderungen in der weißen Substanz. (Aus Harding et al. 1992, mit Genehmigung Oxford University Press.)*

4.12 Die akute intermittierende Porphyrie

Der akuten intermittierenden Porphyrie (AIP) liegt ein vererbter Mangel an Porphobilinogen (PBG)-Desaminase zugrunde. Dieser führt zu einer Überproduktion an δ-Aminolävulinsäure, einem Vorläufer des Häms. Neurologische Ausfälle prägen das klinische Bild und werden entweder auf Stoffwechselentgleisungen oder auf multifokale Ischämien zurückgeführt. Während einer Episode einer akuten Enzephalopathie bei einem Patienten zeigte die MRT multiple, von einander abgegrenzte, hauptsächlich im Kortex gelegene Läsionen (King & Bragdon 1991). Sie bildeten sich mit der Erholung des klinischen Bildes zurück. Diese Veränderungen sehen denjenigen ähnlich, wie sie bei zerebralen Gefäßerkrankungen wie dem Lupus erythematodes disseminatus oder der hypertensiven Enzephalopathie vorkommen. Die Möglichkeit einer vaskulären Ursache der zerebralen Läsionen wird indirekt unterstützt durch den Befund von peripheren Vasospasmen in der Haut und in der Retina während akuten Schüben der AIP, ferner durch den erhöhten Blutdruck, welcher während der zerebralen Manifestationen gemessen werden kann, und der Ähnlichkeit mit dem klinischen Bild der malignen Hypertension, bei welchem die Rolle von vaskulären Faktoren in der Pathogenese gesichert ist.

4.13   Whipple Krankheit

Die Whipplesche Krankheit ist sehr selten. Die Ursache ist nicht bekannt. In der Regel sind mehrere Organe beteiligt und weisen den charakteristischen pathologischen Befund von PAS-positiven Makrophagen-Infiltraten auf. Bei den meisten Patienten wirkt sich eine antibiotische Therapie günstig aus. Multifokale ZNS-Beteiligung kommt vor. In der Regel sind die klinischen und MR-Befunde bei der Whippleschen Krankheit im ZNS gut von der MS zu unterscheiden. Am häufigsten kommen eine Demenz, epileptische Anfälle oder Mittelhirnsyndrome mit einer charakteristischen Bewegungsstörung vor: der okulo-mastikatorischen Myorhythmie. In verschiedenen Fallberichten zeigten sich in der MRT ausgedehnte und zum Teil multifokale Läsionen sowohl im Kortex als auch in der subkortikalen weißen Substanz mit Gadoliniumanreicherung (Wroe et al. 1991; Erdem et al. 1993). Wir sahen einen Patienten mit einem subakuten akinetisch-rigiden Syndrom mit kognitiven Defiziten, bei dem eine erste MRT des Gehirns multifokale Läsionen in der weißen Substanz zeigte, die von solchen bei MS nicht zu unterscheiden waren. Zusammen mit den entzündlichen Veränderungen im Liquor wurde an eine postinfektiöse akute disseminierte Enzephalomyelitis gedacht. Das klinische Bild verlief allerdings über die folgenden Monate 3 Monate rasch progredient, und eine wiederholte MRT zeigte ausgedehnte neue Läsionen im Nucleus caudatus und im Putamen (Abb. 4.26). Eine Hirnbiopsie aus der linken Frontalregion zeigte PAS-positive Makrophagen, worauf die Diagnose einer Whippleschen Krankheit im ZNS gestellt wurde. Der Patient wurde mit Penicillin, Streptomycin und Co-trimoxazol behandelt und erholte sich im Verlauf der nächsten Monate zumindest zum Teil. Dieser Fall zeigt, daß die Whipplesche Krankheit zu einer MR-Veränderung führen kann, die von der MS nicht zu unterscheiden ist.

4.14   Motoneuronerkrankungen

Das typische klinische Bild der myatrophen Lateralsklerose besteht in Zeichen eines Befalls des 1. und des 2. Motoneurons. Dies wird kaum mit einer MS verwechselt. In den Frühstadien kann allerdings der Befall des 1. motorischen Neurons vorherrschen, was zur Differentialdiagnose einer primär progredienten Form einer MS Anlaß geben kann. In der MRT des Gehirns läßt sich die Degeneration der kortikospinalen Bahnen bei etwa 40% der Patienten mit Motoneuronerkrankung nachweisen. Im Centrum semiovale, in den hinteren Teilen der inneren Kapsel und seltener in den Hirnschenkeln und im zentralen Anteil des Pons zeigen sich symmetrische hyperintense Foci auf den PD-/T_2-gewichteten Bildern (Goodin et al. 1988; Sale-Luis et al. 1990; Thorpe et al. 1994e) (Abb. 4.27). In den axialen Bildern des Rückenmarks lassen sich Signalveränderungen in den Seitensträngen nachweisen (Freidman & Taraglino 1993). Mit T_2-gewichteten Bildsequenzen und Gradienten-Echo fanden Thorpe et al. (1994e) solche Veränderungen bei 8 von 11 Patienten im Halsmark (Abb. 4.28). Solche Bilder unterscheiden sich deutlich von der MS, was zur Differentialdiagnose progredienter spastischer Paraparesen hilfreich ist. Solche Signalveränderungen finden sich nicht bei Personen mit $HTLV_1$-assoziierter Myelopathie oder bei hereditärer spastischer Paraparese. Bei diesen Krankheitsbildern ist allerdings eine äquivalente MR-Untersuchung des Rückenmarks noch nicht publiziert worden.

Eine viel seltenere Form von Motoneuronerkrankung ist die primäre Seitenstrangsklerose. Bei diesem Krankheitsbild bleiben die Ausfälle auf das 1. motorische Neuron beschränkt. Bei einer Gruppe von Patienten ließ sich eine fokale Atrophie im primären moto-

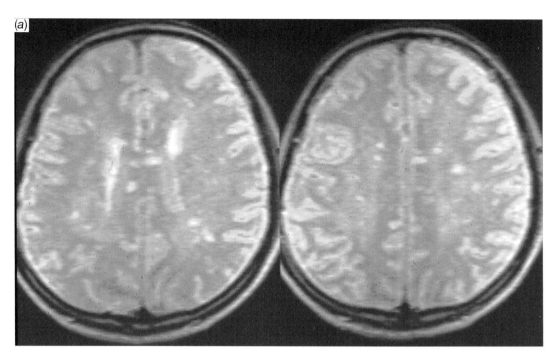

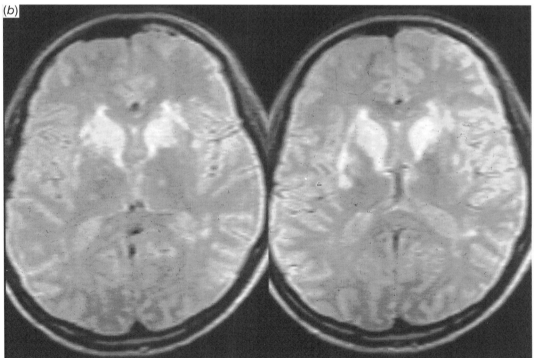

Abb. 4.26 *Bioptisch gesicherte Whipple Krankheit bei einem 38jährigen Mann. Die T$_2$-gewichtete MRT (a) bei der Erstuntersuchung zeigt multifokale Läsionen in der weißen Substanz und (b) zwei Monate später neue Veränderungen in beiden Nuclei caudati.*

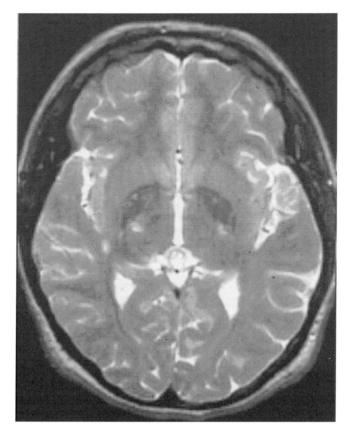

Abb. 4.27 *38jährige Frau mit Motoneuronerkrankung. T_2-gewichtete MRT des Gehirns mit erhöhten Signalwerten im Tractus corticospinalis.*

rischen Kortex auf sagittalen T_1-gewichteten Bildern (Pringle et al. 1992) und auch Signalveränderungen in den Pyramidenbahnen im Bereich des Gehirns (Marti-Fabregas & Pujol 1990) nachweisen.

4.15   Subakute funikuläre Myelose

Der typische pathologische Befund bei Patienten mit Vitamin-B12-Mangel und neurologischen Ausfällen besteht in einer Degeneration der Seiten- und Hinterstränge im Rückenmark. In einem Fallbericht wurden auf axialen Bildern des Zervikalmarks Signalhyperintensitäten in den seitlichen und hinteren Anteilen des Rückenmarks nachgewiesen (Timms et al. 1993).

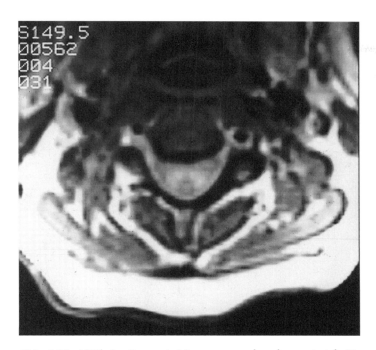

Abb. 4.28 *40jährige Frau mit Motoneuronerkrankung. Axiale T₂-gewichtete Gradientenechobilder im oberen Halsmark: Signalerhöhung bilateral in den Seitensträngen.*

4.16   Wilson-Krankheit

Das neurologische Bild bei der Wilson-Krankheit kann gelegentlich als MS fehlinterpretiert werden. Wir sahen eine 27jährige Frau mit einer Anamnese einer ständig progredienten Ataxie über ein Jahr. Ein vertikaler Nystagmus wurde als zerebellären Ursprungs gedeutet. Klinisch wurde eine MS vermutet. In der MRT (Abb. 4.29) zeigte sich eine niedrige Signalintensität weiter vorne und hohe Signalintensität weiter hinten im Nucleus lentiformis und in den hinteren Anteilen des Thalamus. Auf axialen Schnitten (Abb. 4.29) ließ sich ein hohes Signal in der Substantia nigra und im Nucleus ruber nachweisen. Aufgrund dieser ausgedehnten MR-Veränderungen wurde die Diagnose einer Wilson-Krankheit vermutet und später biochemisch und durch den Nachweis von Kayser-Fleischerschen Kornealringen auf beiden Seiten bestätigt. Aufgrund der dieser Krankheit zugrundeliegenden pathologisch-anatomischen Veränderungen können die MR-Befunde auf den T₂-gewichteten Bildern als Ödem, Nekrose oder Gliose aufgefaßt werden, während die symmetrischen Gebiete mit niedriger Signalintensität auf den paramagnetischen Effekt von Kupfer zurückgeführt werden, der in diesen Gebieten akkumuliert (Aisen et al. 1985b; Magalhaes et al. 1994).

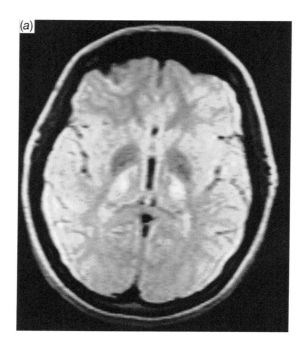

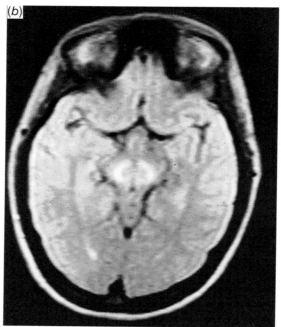

Abb. 4.29 *27jährige Frau mit Wilson-Krankheit: T₂-gewichtete MRT: (a) verminderte Signalintensität im Putamen: paramagnetischer Effekt von akkumuliertem Kupfer, (b) Signalerhöhung in der Substantia nigra.*

4.17 Phenylketonurie

Bei jungen Erwachsenen mit Phenylketonurie (PKU), die ihre Diät nicht mehr strikt einhielten, wurden MRT-Veränderungen im Gehirn beschrieben (Thompson et al. 1990a; Cleary et al. 1994). Einige dieser Patienten wiesen auch kognitive Defizite oder milde spastische Paraparesen auf. Die MRT-Befunde sind typischerweise symmetrisch in den periventrikulären Regionen und insbesondere parieto-occipital ausgebildet (Thompson et al. 1990a) (Abb. 4.30). Das Ausmaß der Veränderungen korreliert gut mit dem Phenylalanin-Spiegel zum Zeitpunkt der MR-Untersuchung (Thompson et al. 1993b; Cleary et al. 1994), nicht aber mit den neurologischen oder kognitiven Ausfällen. Eine Rückbildung dieser Veränderungen wurde beobachtet, nachdem eine strikte Diät wieder eingehalten wurde (Bick et al. 1991). Dies läßt vermuten, daß der zugrundeliegende pathologische Prozeß nicht destruktiver Art ist. Dieser Schluß wird gestützt durch die Protonen-MR-Spektroskopie in Gebieten mit MR-Veränderungen. Darin zeigt sich eine normale Konzentration von N-Acetylaspartat, einem Neuronenmarker, was annehmen läßt, daß die Integrität der Axone erhalten geblieben ist (Davie et al. 1994b).

4.18 Mitochondrien-Erkrankungen

Die verschiedenen ZNS-Syndrome, die im Rahmen von Mitochondrien-Erkrankungen vorkommen, werden kaum mit einer MS verwechselt. Auch die Veränderungen in den bildgebenden Verfahren unterscheiden sich erheblich, da ausgedehnte infarktähnliche Läsionen vorherrschen (Matthews et al. 1991) und ein Befall des Kortex und der Basalganglien bei den Mitochondrien-Erkrankungen vorkommt. Es wurden allerdings diffuse Veränderungen in der weißen Substanz bei einem Fall von Kearns-Sayre-Syndrom beschrieben, die denjenigen bei Leukodystrophie ähnlich sind (Sandhu & Dillon 1991).

4.19 Progressive multifokale Leukoenzephalopathie (PML)

Diese seltene und rasch progrediente Form einer demyelinisierenden Erkrankung geht auf eine Zerstörung der Oligodendrozyten durch Papovaviren zurück und kommt im Rahmen einer Immunkompromittierung vor, heute vor allem bei Aids-Patienten. Typischerweise zeigt die MRT große multifokale Veränderungen ohne Masseneffekt oder Kontrastmittelanreicherung (Olsen et al. 1988; Hawkins et al. 1993). Sie unterscheiden sich deutlich von denjenigen, wie sie im Rahmen der MS gesehen werden.

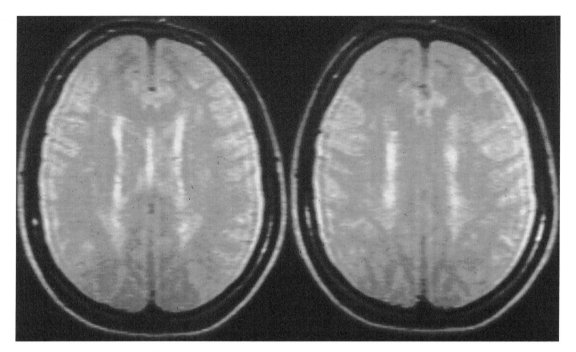

Abb. 4.30 *PD-T$_2$-gewichtete MRT bei einem 34jährigen Mann mit Phenylketo-nurie. Symmetrische Gebiete erhöhten Signals in der periventrikulären weißen Substanz, v.a. posterior.*

4.20   Subakute sklerosierende Panenzephalitis

Diese Krankheit geht auf eine chronische Masernvirusinfektion zurück und tritt üblicher-weise in der Kindheit auf. Sie führt progredient innerhalb von 2 Jahren zum Tod; bei eini-gen Fällen sind schubförmige Verläufe bekannt geworden. In der MRT wurden sowohl kleine multifokale wie auch diffuse und konfluierende Veränderungen in der weißen Sub-stanz beschrieben, besonders in den Parietal- und Occipitallappen (Miller et al. 1990; Wi-ner et al. 1991) (Abb. 4.31). In späteren Krankheitsstadien entwickelt sich eine Atrophie (Duda et al. 1980).

4.21   HIV-Enzephalitis

Die durch eine direkte Infektion mit dem humanen Immundefiziensvirus (HIV) verur-sachte Enzephalitis kann zu fokalen oder diffusen Veränderungen in der weißen Substanz führen (Olsen et al. 1988; Hawkins et al. 1993).

4.22 Leukoenzephalopathie nach Bestrahlung oder Chemotherapie

Nach Bestrahlung im Schädelbereich kann es zu Veränderungen in der weißen Substanz des Gehirns kommen, meistens nur in den Gebieten, die der Bestrahlung ausgesetzt waren (Curnes et al. 1986). Nach einer Behandlung im Rahmen einer Leukämie oder eines Lymphoms mittels Bestrahlung im Kopfbereich und/oder Chemotherapie (insbesondere Methotrexat) kann sich eine progrediente nekrotisierende Leukoenzephalopathie ausbilden (Dawson 1991). Die MRT zeigt ausgedehnte Veränderungen in der weißen Substanz (Abb. 4.32). Auch bei Patienten, die mit Cyclosporin behandelt worden waren, wurden MRT-Veränderungen in der weißen Substanz des Gehirns, im Pons und im Kleinhirn nachgewiesen. Solche Veränderungen bildeten sich nach Absetzen der Behandlung bzw. Dosisreduktion zurück (Lane et al. 1988; Bird et al. 1990). Bei Patienten mit einer Myelopathie nach Bestrahlung wurde eine umschriebene Schwellung des Rückenmarks mit Gadoliniumanreicherung beschrieben (Wang et al. 1992).

4.23 Trauma

Schädelhirnverletzungen können ebenfalls zu Veränderungen in der weißen Substanz führen (Zimmermann et al. 1986). Sie sind vorwiegend im Bereich der Frontal- und Temporalpole ausgeprägt. In der MRT zeigen sich nicht selten eine fokale Atrophie sowie Signalveränderungen in der subkortikalen weißen Substanz in diesen Gebieten; ein Erscheinungsbild, das sich deutlich von der MS unterscheidet.

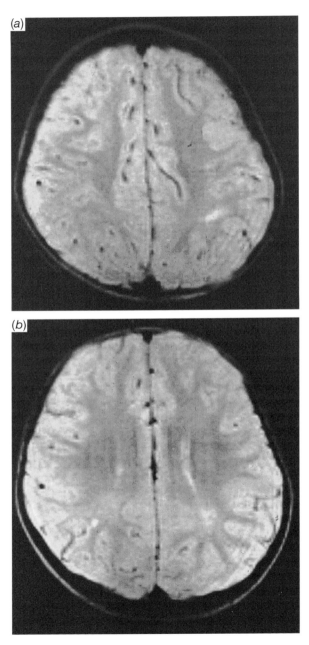

Abb. 4.31 *Subakute sklerosierende Panencephalitis (SSPE) bei einem 5jährigen Knaben: mehere kleine Läsionen erhöhter Signalintensität in den Parietalregionen. (Aus Miller et al. 1990.)*

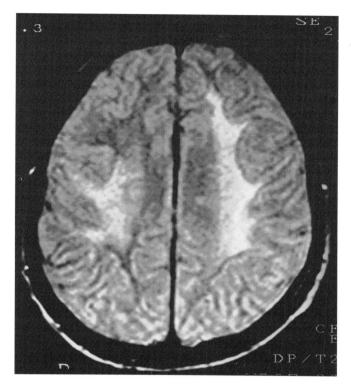

Abb. 4.32 *Iatrogene Leucencephalopathie nach Ganzhirnbestrahlung und Chemotherapie bei zerebralem Lymphom bei einem 43jährigen Mann. Ausgedehnte, diffuse Veränderungen der weißen Substanz.*

4.24   Neuro-Borreliose (Lyme-Krankheit)

Die Lyme-Krankheit wird durch eine Infektion mit der zeckenübertragenen Spirochäte Borrelia burgdorferi verursacht. Es kann sich eine subakute oder chronische Meningitis entwickeln, welche mit einer Liquor-Pleozytose und mit Ausfällen der Spinalwurzeln und/oder der Hirnnerven (insbesondere des N.facialis) einhergeht (Bateman et al. 1987). Selten kommt eine chronische Enzephalomyelitis mit klinischen und MRT-Befunden vor, die der MS ähnlich sind (Hansen & Lebech 1992). Wie bei anderen chronischen Meningitiden zeigt sich oft eine ausgeprägte Gadoliniumanreicherung in den Meningen (Abb. 4.33).

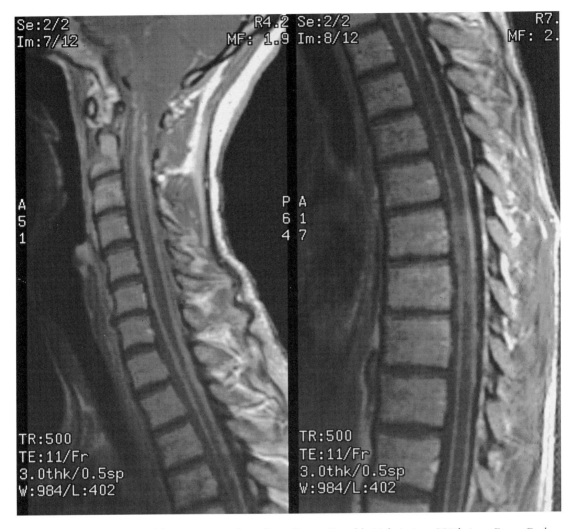

Abb. 4.33 *Neuroborreliose (Lyme-Krankheit) bei einer 30jährigen Frau: Gadoliniumanreicherung in den spinalen Meningen auf dem T₁-gewichteten MRT.*

4.25   Strukturelle Veränderungen im Bereich des Hirnstamms, des Foramen magnum und des Rückenmarks

Strukturelle Veränderungen im Gebiet des Hirnstamms, des Foramen magnum und des Rückenmarks führen nicht selten zu differentialdiagnostischen Schwierigkeiten bei Patienten mit progredienter Spastizität und/oder Ataxie im mittleren Lebensalter, und das klinische Bild kann auch zu Verwechslungen mit der MS Anlaß geben. Die MRT hat mittlerweile die Computertomographie und die Myelographie als Untersuchung der Wahl für die Beurteilung dieser Regionen abgelöst (Abb. 4.34). Die Vorteile der MRT liegen darin, daß

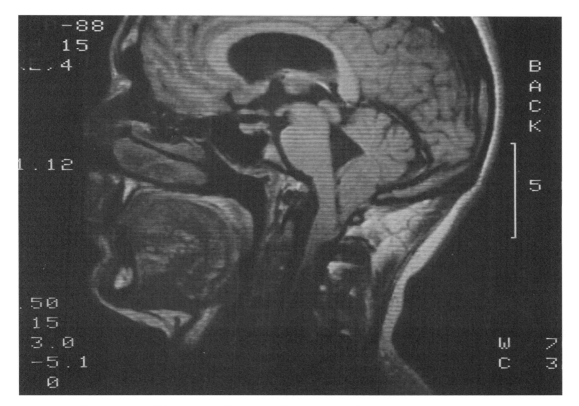

Abb. 4.34 *Arnold-Chiari Malformation bei einem 18jährigen Mann: Die sagittale T_1-gewichtete MRT zeigt tiefe Herniation der Kleinhirntonsillen und große Syrinx im Halsmark.*

sie eine nicht-invasive Technik ist, keine Artefakte von seiten der Knochen aufweist, die Veränderungen in den Weichteilen klar darstellen läßt und die Bildgebung in verschiedenen Ebenen erlaubt.

Es ginge über den Rahmen dieses Buches hinaus, die vielen strukturellen und oft chirurgisch angehbaren Veränderungen im Bereich der hinteren Schädelgrube, des Foramen magnum und des Rückenmarks darzustellen, wie sie sich in der MRT präsentieren. Sie werden in allen neuroradiologischen Lehrbüchern umfassend abgehandelt. In diesem Kapitel soll nur eine Gruppe von Veränderungen besprochen werden: die arteriovenösen Mißbildungen im Bereich des Rückenmarks. Diese sind auch deshalb von besonderem Interesse, weil sie bis vor kurzem auf konventionellen MRT's nur schwierig nachzuweisen waren.

4.25.1   Spinale arterio – venöse Mißbildungen

Diese Gefäßmißbildungen manifestieren sich meist bei Männern im mittleren Alter in Form einer chronisch-progredienten oder fluktuierenden Myelopathie im Bereich des thorakalen Rückenmarks (Aminoff & Logue 1977). Gelegentlich finden sich Ausfälle von seiten des 2. motorischen Neurons im Bereich der Beine. Typischerweise verschlechtert sich die Schwäche unter Anstrengung, wie dies auch im Rahmen der MS vorkommen kann. Traditionellerweise wird die Diagnose zunächst durch eine Myelographie in Rückenlage gesucht. Damit können die großen geschlängelten drainierenden Venen auf der rückwärtigen Oberfläche des Rückenmarks in der Mehrzahl der Fälle nachgewiesen werden. In einem 2. Schritt wird dann eine spinale Angiographie zur Klärung der Diagnose und auch als Vorbereitung für eine therapeutische Embolisation angeschlossen. Es besteht allerdings bei diesem Verfahren ein geringes Risiko, daß neurologische Ausfälle ausgelöst werden.

Es wäre sehr wünschbar, eine nichtinvasive Technik für die Diagnostik zur Verfügung zu haben, um auch die Höhe der Fistel zu bestimmen. Davon hängt die Entscheidung ab, welcher Patient die Angiographie benötigt und auf welcher Höhe sie begonnen werden soll. Die MRT mit starken Magnetfeldern ist diesbezüglich vielversprechend. Die abnormen drainierenden Venen können relativ dünn sein und dennoch sich über fast die ganze Länge des Rückenmarks ausdehnen. Deshalb ist es wichtig, sowohl das Auflösungsvermögen als auch das Untersuchungsfeld zu maximieren. Wir verwenden zu diesem Zweck mehrfach geordnete Spulen, um das Rückenmark auf seiner ganzen Länge in einem einzelnen sagittalen Bild darzustellen, und eine T_2-gewichtete rasche Spinechosequenz mit einer 512x512 Matrix, um eine Auflösung in der Ebene von weniger als 1 mm zu erreichen. Des weiteren werden T_1-gewichtete Spinechosequenzen vor und nach Gadoliniumanreicherung verwendet. Mit diesen Verfahren gelang es Thorpe et al. (1994d), die Veränderungen bei allen 7 Patienten mit angiographisch bestätigten Angiomen nachzuweisen (Abb. 4.35). Diese Veränderungen bestanden in einer Schwellung des Rückenmarks oder Signalhyperintensitäten auf T_2-gewichteten Bildern, in Form einer Gadoliniumanreicherung innerhalb oder unmittelbar angrenzend an das Rückenmark und schlangenförmigen Signalausfällen auf der rückwärtigen Oberfläche des Rückenmarks, entsprechend den dilatierten drainierenden Venen. Nach Injektion eines raschen Bolus von Gadolinium-DTPA wurden Gradientenecho-Bilder in Intervallen von 3 sec angefertigt: Der transiente Signalverlust war als Kontrast zu sehen, der durch die abnormen Gefäße 20–30 sec später hindurch ging (Thorpe et al. 1994d). Die Höhe des initialen Signalverlusts korrelierte mit dem Niveau der später angiographisch nachgewiesenen Fistel in 5 Fällen. Dies bedeutet, daß diese MR-Techniken sensitiv sind für den Nachweis spinaler Angiome und daß die dynamische Bildgebung nach einem Kontrastbolus das Niveau der Fistel zu bestimmen erlaubt. Dadurch wird das weitere Prozedere im Hinblick auf eine therapeutische Embolisation erheblich erleichtert.

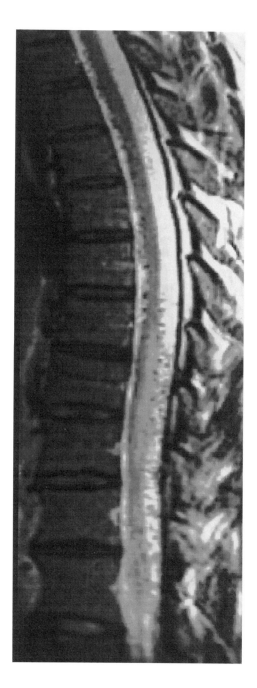

Abb. 4.35 *Rückenmarksangiom bei einem 40jährigen Mann mit einer spastischen Paraparese und einem sensiblen Niveau auf Höhe Th_{12}. Die sagittale T_2-gewichtete MRT zeigt eine geschlängelte Verminderung des Signalflusses an der Rückseite des Rückenmarkes sowie eine Signalverstärkung innerhalb desselben.*

5 Prognose

David H. Miller

5.1 Einleitung

Die Fragen nach der Prognose stehen für Betroffene und ihre Angehörigen ganz im Vordergrund des Interesses, nachdem einmal die Diagnose einer MS gestellt worden ist oder sogar noch früher, wenn eine solche Diagnose noch nicht möglich ist, weil erst der Verdacht auf eine demyelinisierende Erkrankung geäußert werden kann. Leider sind die klinischen Befunde in den frühen Krankheitsstadien der MS von relativ geringem prognostischen Wert. Verschiedene Studien stimmen darin überein, daß ein Krankheitsbeginn mit einer Optikusneuritis oder mit rein sensorischen Symptomen prognostisch günstiger ist (McAlpine 1964; Poser et al. 1982) als ein Beginn mit Paresen oder Ataxien (Visscher et al. 1984; Thompson et al. 1986; Phadke 1987). Dennoch ist die prognostische Aussagekraft solcher Symptome und Befunde gering und nicht sehr nützlich für die Beratung einzelner Patienten. Aussagekräftiger ist der Behinderungsgrad der Betroffenen 5 Jahre nach Symptombeginn (Kurtzke 1977; Miller et al. 1992b). Es ist auch zu erwarten, daß eine erhebliche Behinderung sich kaum zurückbildet, wenn sie einmal längere Zeit bestanden hat. Benötigt wird eine Möglichkeit, eine zuverlässige Aussage über den weiteren Verlauf der Krankheit zu machen *bevor* eine Behinderung ausgeprägt ist. Dies wäre nicht nur von Nutzen für die Beratung der Betroffenen, sondern würde auch die Auslese der Patienten für Therapieversuche mit neuen Therapien und in frühen Krankheitsstadien erlauben.

Da keine zuverlässigen klinischen prognostischen Faktoren bekannt sind, richtet sich das Interesse auf mögliche Labormarker. Besonders intensiv wurden diesbezüglich die HLA-Antigene und Liquorparameter untersucht. Patienten mit Optikusneuritis, welche HLA-DR$_2$-positiv sind, haben eine höhere Wahrscheinlichkeit, das klinische Vollbild einer MS innerhalb von 5 Jahren zu entwickeln (Compston et al. 1978). Mit längerer Beobachtungsdauer verringert sich allerdings das erhöhte Risiko (Francis et al. 1987; Sandberg-Wollheim et al. 1990). Verschiedene Publikationen stimmen darin überein, daß der Nachweis von oligoklonalen IgG-Banden im Liquor bei vermuteter MS ein erhöhtes Risiko, daß sich das Vollbild über die nächsten Jahre ausbildet, in sich birgt (Nikoskelainen et al. 1981; Moulin et al. 1983; Sandberg-Wollheim et al. 1990; KH Lee et al. 1991). In einer Studie wurde gezeigt, daß oligoklonale IgM-Banden noch bessere prognostische Indikatoren sind als die IgG-Banden (Sharief & Thompson 1991). Dennoch sind oligoklonale Banden höchstens von mäßiger prognostischer Aussagekraft. Lumbalpunktionen sind als Routineuntersuchungen in den meisten Fällen mit leichten Frühsymptomen nicht geeignet, weil sie invasive Verfahren sind. Dieses Kapitel soll eine Übersicht über MR-Befunde als prognostische Indikatoren bei der MS geben. Verschiedene klinische Situationen werden berücksichtigt: 1. MR-Veränderungen bei gesunden Kontrollpersonen mit oder ohne Verwandte mit Multipler Sklerose; 2. MRT im Initialstadium bei klinisch isolierten Syndromen und das Risiko hinsichtlich (a) einer Progredienz zum klinischen Vollbild der MS und (b) hinsichtlich Behinderung; 3. MRT bei gesicherter MS und das Risiko späterer Behinderung.

5.2   MRT-Veränderungen bei gesunden Kontrollpersonen

Nicht selten werden Gehirn-MRT's von gesunden Erwachsenen mit multifokalen Läsionen in der weißen Substanz des Gehirns entdeckt, sei es, daß diese Personen als gesunde Kontrollpersonen in einem Forschungsprojekt oder wegen unspezifischer neurologischer Symptome wie Kopfschmerzen, Schwindel etc. untersucht wurden. Wie sollen solche Veränderungen interpretiert werden? Zunächst sollten die MR-Befunde im Zusammenhang mit dem Alter des Patienten und dem radiologischen Muster gesehen werden – einige wenige kleine subkortikale Herde von Signalveränderungen kommen häufig vor und sind bei älteren Erwachsenen unspezifisch und können auch bei jüngeren Erwachsenen gelegentlich vorhanden sein (Fazekas et al. 1989; Ferbert et al. 1991; Thorpe et al. 1994 f). Dieses Muster ist nicht typisch für eine MS und wahrscheinlich Ausdruck eines Befalls kleiner Gefäße, zumindest bei älteren Personen, bei denen dieser pathologische Befund direkt in der Autopsie verifiziert werden konnte (Awad 1986). Bei älteren Personen kann der Befall kleiner Gefäße zu ausgedehnten Veränderungen der weißen Substanz führen, einschließlich konfluierender periventrikulärer Veränderungen ähnlich denen, wie sie im Rahmen der MS bekannt sind. Ein Verteilungsmuster von multifokalen, asymmetrischen, vorwiegend periventrikulär gelegenen Läsionen, von denen einige rundlich, andere oval sind und die mit Läsionen im Bereich des Corpus callosum, des Hirnstamms oder des Kleinhirns einhergehen, ist bei jüngeren Erwachsenen fast immer auf eine MS zurückzuführen. Dieses „klassische" MRT-Muster findet sich insgesamt sehr selten bei gesunden jungen Erwachsenen, aber auch die Tatsache, daß es doch vorkommen kann, sollte nicht überraschen: Mehrere größere Autopsieserien haben Fälle von MS nachgewiesen, die zu Lebzeiten nie diagnostiziert worden waren, bei einer Häufigkeit von 1:500 bis 1:1000 (Gilbert & Sadler 1983; Phadke & Best 1983). Dies läßt annehmen, daß eine asymptomatische MS ebenso häufig vorkommt wie eine klinisch manifeste Form. Es ist nicht geklärt, ob solche gesunden Individuen mit MR-Befunden, die als typisch für die MS gelten, später klinische Symptome der Krankheit entwickeln. Wegen dieser Ungewißheit und wegen der Tatsache, daß selbst sogenannte charakteristische MRT-Muster nicht gänzlich spezifisch sind, sollte die Diagnose einer MS nie auf der Bildgebung allein beruhen.

5.3   MRT bei gesunden Angehörigen von MS-Betroffenen

Die Wahrscheinlichkeit, daß sich eine MS bei Verwandten 1.Grades von MS-Betroffenen entwickelt, ist signifikant höher als die Prävalenz in der Durchschnittsbevölkerung. Das Risiko für Verwandte 1.Grades wurde besonders von Sadovnick et al. (1988) in Kanada untersucht, wo die durchschnittliche Prävalenz bei 1 MS-Fall auf 800 Einwohner liegt. Dort wurde geschätzt, daß eine MS bei 2–3% der ungleichaltrigen Geschwister und bei 3–5% von Nachkommen von MS-Patienten auftritt. Eine Konkordanz bei Vater und Sohn ist extrem selten. Bei Zwillingen mit MS ergaben die beiden größten Untersuchungen eine Konkordanz für MS bei etwa 5% der zweieiigen und bei 25% der monozygoten Zwillinge (Ebers et al. 1986; Mumford et al. 1994). Multifokale Veränderungen, wie sie bei der MS vorkommen, lassen sich in der Gehirn-MRT bei etwa 10% der gesunden ungleichaltrigen Geschwister in Familien mit 2 oder mehr MS-Fällen nachweisen (Lynch et al. 1992; Tienari et al. 1992) und bei 10–20% der nichtbetroffenen Zwillinge. Diese Inzidenz ist bei eineiigen Zwillingen nicht höher als bei zweieiigen (Alperovich et al. 1992, Sadovnick et

Tab. 5.1 *Häufigkeit von „MS-ähnlichen"* Veränderungen in der weissen Substanz bei asymptomatischen Zwillingsgeschwistern von MS-Betroffenen*

	Monozygote	Dizygote
Alperovich et al 1992	3/13	6/29
Sadovnick etal 1993	4/21	1/11
Thorpe et al 1994f	2/15	3/33
TOTAL	9/49(18.4%)	10/73(13.7%)

* „MS-ähnlich" definiert nach den Kriterien von Paty (Alperovich) or Fazekas (Sadovnick und Thorpe).

al. 1993; Thorpe et al. 1994a). In dieser Hinsicht zeigen 3 große nationale Zwillingsstudien eine bemerkenswerte Übereinstimmung der Befunde (Tab. 5.1). Das Risiko dieser asymptomatischen Veränderungen läßt sich nur mit langzeitigen klinischen Nachuntersuchungen bestimmen.

5.4   MRT bei klinisch isolierten Syndromen: Risiko der Entwicklung zum Vollbild der MS

5.4.1   Einleitung

Bei mehr als 90% der Patienten, die später ein Vollbild einer Multiplen Sklerose entwickeln, besteht die erste klinische Manifestation in einer akuten Episode neurologischer Ausfälle, die typischerweise sich teilweise oder auch vollständig über Wochen bis Monate zurückbilden. Eine solche klinische Episode betrifft meist entweder das Rückenmark, den Hirnstamm oder die Sehnerven. Die Häufigkeit eines Übergangs zum Vollbild der Multiplen Sklerose wurde am genauesten bei der Optikusneuritis untersucht. Diesbezügliche Studien zeigen, daß 30–70% ein Vollbild einer MS entwickeln werden. Diese Zahlen sind in Großbritannien etwas höher als in den Vereinigten Staaten von Amerika (Bradley & Whitty 1968; Cohen et al. 1979; Perkin & Rose 1979; Landy 1983; Francis et al. 1987; Rizzo und Lessell 1988; Sandberg-Wollheim et al. 1990). Bis vor kurzem gab es kaum Nachuntersuchungen bei Patienten, bei denen initial ein isoliertes Syndrom von Rückenmark oder Hirnstamm vorlag. Lipton und Teasdall (1973) beschrieben nur einen von 29 Patienten mit einer vollständigen Querschnittsmyelitis, der nach mehr als 5 Jahren Untersuchungszeit das Vollbild einer MS entwickelte. Eine Querschnittsmyelitis mit einem vollständigen Funktionsausfall unterhalb des Niveaus der Läsion ist im Rahmen der MS allerdings ungewöhnlich; häufiger ist ein partielles Querschnittssyndrom.

Die Prognose der Entwicklung eines Vollbildes der Multiplen Sklerose nach einem akuten partiellen Querschnittssyndrom oder Hirnstammsyndrom ist schwieriger zu bestimmen als im Falle der Optikusneuritis. Dank der besseren diagnostischen Genauigkeit unter Verwendung von MR-Untersuchungen wurde es kürzlich möglich, Patientengruppen mit solchen Syndromen zu erfassen, bei welchen das Vorliegen einer Demyelinisation wahrscheinlich war. In einer solchen Patientengruppe beschrieben Morrissey et al (1993a) die

Häufigkeit eines Übergangs zum Vollbild der MS nach einer durchschnittlichen Beobachtungszeit von 5 Jahren. Ein solches Vollbild entwickelte sich bei 24 von 44 (56%) der Patienten, bei denen initial eine Optikusneuritis vorgelegen hatte (durchschnittliche Beobachtungszeit 66 Monate), bei 8 von 17 (47%) der Patienten mit einem Hirnstammsyndrom (durchschnittliche Beobachtungszeit von 70 Monaten) und bei 11 von 28 (39%) mit einem Rückenmarkssyndrom (durchschnittliche Beobachtungszeit von 56 Monaten). Unter Berücksichtigung der leicht unterschiedlichen Dauer der Beobachtungszeit erscheint das Risiko, ein Vollbild einer MS zu entwickeln, bei all diesen 3 Syndromen ähnlich. In diesem Kapitel sollen nun die MRT-Befunde im Initialstadium solcher Syndrome beschrieben werden und ihre prognostische Aussagekraft hinsichtlich einer Entwicklung zum Vollbild einer klinisch sicheren MS.

5.4.2 Konventionelle PD-/T_2-gewichtete MRT des Gehirns

Im letzten Jahrzehnt beschrieben verschiedene Forschergruppen Befunde der Gehirn-MRT bei Patienten im Initialstadium mit isolierten Syndromen, die auf eine MS verdächtig sind. Die Optikusneuritis wurde am genauesten studiert. Die Studien stimmen darin überein, daß etwa 50–70% der Betroffenen klinisch stumme MR-Läsionen in der weißen Substanz des Gehirns aufweisen (Ormerod et al. 1986a; Jacobs et al. 1986; Stadt et al. 1990; Frederiksen et al. 1991; Martinelli et al. 1991) (Abb. 5.1). Die Läsionen sind in der Regel multipel und lassen sich in ihrem Erscheinungsbild nicht von denjenigen unterscheiden, wie sie bei einer gesicherten MS vorkommen. Nach Ausschluß der Fälle, bei denen in der MRT eine andere Diagnose festgestellt wurde, zeigt sich ein ähnliches Verhältnis der Patienten mit isolierten Syndromen des Rückenmarks und des Hirnstamms, welche asymptomatische Läsionen in der zerebralen weißen Substanz aufweisen (Ormerod et al. 1986b; Miller et al. 1987a; Ford et al. 1992).

Der Nachweis solcher Läsionen allein erlaubt noch nicht die Diagnose einer Multiplen Sklerose, da die Kriterien der Dissemination über die Zeit nicht erfüllt sind. Es wäre möglich, daß einige dieser Patienten eine zwar multifokale, aber monophasische demyelinisierende Krankheit aufweisen, wie die akute disseminierte Enzephalomyelitis (ADEM). Im Erwachsenenalter ist die ADEM selten, die MS dagegen häufig, und so spricht eine gewisse Wahrscheinlichkeit dafür, daß solche Läsionen eher durch eine MS bedingt sind. Eine entscheidende Frage ist es, ob sich die Häufigkeit späterer Krankheitsmanifestationen bestimmen läßt und ob die MR-Veränderungen die späteren klinischen Ereignisse vorhersagen lassen.

Eine Reihe von Nachuntersuchungen nach 1–5 Jahren zeigt regelmäßig eine höhere Rate der weiteren Progredienz zum Vollbild der MS bei denjenigen Patienten, bei denen im Initialstadium MR-Veränderungen nachzuweisen waren im Vergleich zu solchen mit normalen MR-Befunden (Tab. 5.2). Die erste diesbezügliche Studie stammte von Miller und Mitarbeitern am National Hospital in London und betraf die Befunde bei 53 Patienten mit isolierter Optikusneuritis nach einer durchschnittlichen Beobachtungszeit von 12 Monaten (Miller et al. 1988d). Neue Symptome und/oder Zeichen, welche die Diagnose einer klinisch sicheren oder wahrscheinlichen MS (gemäß den Poser-Kriterien) (Poser et al. 1983) erlauben, fanden sich bei 12 von 34 (36%) der Patienten mit einer pathologischen MRT des Gehirns im Initialstadium, dagegen bei keinem von 19 Patienten mit einem normalen MRT-Befund. Bei den Patienten mit einer abnormen MRT im Initialstadium zeigte sich auch eine höhere Inzidenz von neuen MRT-Läsionen (12 von 34 versus 3 von 19). Dieselbe Forschergruppe publizierte auch die Befunde von Nachuntersuchungen nach durchschnittlich 16 Monaten bei 56 Patienten, bei denen initial ein isoliertes Rückenmarks- oder Hirnstammsyndrom vorgelegen hatte (Miller et al. 1989b). Neue klinische Manifestationen (Schübe), welche die Diagnose einer

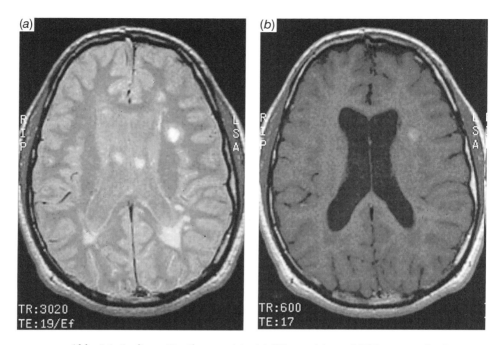

Abb. 5.1 *Isolierte Optikusneuritis. (a) PD-gewichtete MRT zeigt multiple Läsionen in der weißen Substanz, wie sie auch bei gesicherter MS vorkommen; (b) Gadoliniumanreicherung auf dem T_1-Bild zeigt Anreicherung einiger, aber nicht aller Läsionen.*

klinisch wahrscheinlichen oder sicheren MS zuließen, fanden sich bei 17 von 35 (48%) der Patienten mit einer pathologischen initialen MRT, dagegen nur bei einem von 21 (5%) mit einer normalen MRT.

Frederiksen et al. (1991) und Martinelli et al. (1991) publizierten ähnliche Ergebnisse in ihren Untersuchungsgruppen von Patienten mit Optikusneuritis: Nach einer Beobachtungszeit von 11 bzw. 32 Monaten entwickelte sich ein klinisches Vollbild einer MS bei 7 von 31 (23%) und 5 von 15 (33%) Patienten mit pathologischer MRT zu Beginn, aber bei keinem von 41 Patienten mit einer normalen initialen MRT.

Neulich wurde die gleiche Gruppe von Patienten des National Hospital in London, welche Miller et al nach 12–16 Monaten untersucht hatten, nach 5 Jahren noch einmal nachuntersucht (Morrissey et al. 1993a). Nach dieser Zeit hatte sich das Vollbild einer klinisch sicheren MS bei 34 von 57 (65%) der Patienten mit einer pathologischen initialen MRT und bei 1 von 32 (3%) der Patienten mit einer initial normalen MRT entwickelt. Die Ergebnisse waren ähnlich bei allen 3 Untergruppen von Patienten. So entwickelte sich bei denjenigen mit Optikusneuritis ein Vollbild der MS bei 23 von 28, wenn die MRT initial pathologisch gewesen war, und bei 1 von 16 Patienten mit normaler initialer MRT. Die entsprechenden Zahlen bei Rückenmarkssyndromen lagen bei 10 von 17 und 1 von 11, diejenigen bei Hirnstammsyndromen bei 8 von 12 und 0 von 5.

Ford et al. (1992) untersuchten 15 Patienten mit einer isolierten partiellen Querschnittsmyelitis. Bei 12 war die MRT des Gehirns pathologisch, bei 3 normal. Nach einer durchschnittlichen Beobachtungszeit von 38 Monaten entwickelten 11 von 12 mit initial

Tab. 5.2 *Klinisch isolierte Syndrome. MRT des Gehirns zu Beginn und Risiko des Übergangs zum Vollbild der multiplen Sklerose*

Studie	Dauer der Nachprüfung (Monate)	Progression zur MS*	
		Abnorme MRT	Normale MRT
Martinelli et al 1991	32	7/21(33%)	0/22
Frederiksen et al 1991	11	7/31(23%)	0/19
KH Lee et al 1991**	24	52/118(44%)	3/66(5%)
Jacobs et al 1991	48	6/23(26%)	3/25(12%)
Ford et al 1992	39	11/12(93%)	1/3
Morrissey et al 1993a	64	37/57(65%)	1/32(3%)
Beck et al 1993	24	16/56(31%)	2/62(3%)***
Soderstrom et al 1994	24	14/38(37%)	3/22(14%)
Tas et al 1995	14	16/34(47%)	1/23(4%)***
Campi et al 1995	18	8/11(73%)	O/19
Total		174/401 (43%)	14/293 (5%)

*   Klinisch und laborgestützt gesicherte Multiple Sklerose
**   einschließlich Fälle mit klinisch wahrscheinlicher Multipler Sklerose und chronisch progressive Myelopathie
*** einschließlich minimaler Veränderungen

pathologischer MRT das Vollbild einer klinisch sicheren bzw. laborunterstützt sicheren MS im Vergleich zu nur 1 von 3 ohne Läsionen.

Wichtig ist die Studie von Beck et al. (1993), da es sich um eine besonders große Studie von Patienten handelt, die für den großen nordamerikanischen Therapieversuch bei Optikusneuritis rekrutiert worden waren. Das primäre Endziel dieser Studie bestand darin festzustellen, ob eine Steroidbehandlung, entweder mit hochdosiertem intravenösen Methylprednisolon oder mit oralem Prednisolon im Vergleich mit Plazebo die Visuserholung zu beeinflussen vermöchte. Die Studie kam zum Schluß, daß der letztendlich erreichbare Visus nicht beeinflußt wird, wohl aber die Erholungsgeschwindigkeit durch intravenöses Methylprednisolon beschleunigt werden kann (Beck et al. 1992; Beck & Cleary 1993). Eher ein Zufallsbefund und eine Überraschung bestanden darin, daß die Häufigkeit der Entwicklung eines Vollbildes der MS nach 2 Jahren bei der Gruppe der intravenös mit Methylprednisolon behandelten Patienten halbiert war (Beck et al. 1993). Die meisten Patienten hatten eine Gehirn-MRT zu Beginn der Studie. Die prognostische Aussagekraft der initialen MRT wird am besten anhand der Plazebogruppe bestimmt, da die intravenöse Methylprednisolonbehandlung die Progredienz zum Vollbild offenbar modifiziert. In der Plazebogruppe bildete sich das Vollbild einer klinisch sicheren MS nach 2 Jahren nur bei 2 von 62 (3%) der Patienten mit einer normalen MRT im Initialstadium bzw. bei denen nur Veränderungen von Grad I vorlagen, welcher entweder nur eine kleine oder nicht periventrikulär gelegene Veränderungen beinhaltet. Im Gegensatz dazu entwickelten 16 von 46 (31%) mit ausgedehnteren MR-Veränderungen eine MS.

Sowohl die Studien von Morrissey als auch von Beck zeigen, daß die Zahl oder das Ausmaß der MR-Veränderungen ebenfalls das Risiko der Entwicklung eines Vollbildes der MS beeinflußt. So zeigte sich in der Londoner Gruppe ein Fortschreiten zur MS bei 13 von

24 (64 %) der Patienten mit 1–3 Läsionen in der MRT und bei 28 von 33 (85 %) derjenigen mit 4 oder mehr Läsionen in der MRT. Im Plazeboarm des Therapieversuchs in den USA entwickelte sich eine MS nach 2 Jahren bei 2 von 12 (17 %) mit MR-Veränderungen des Grades II (1 periventrikuläre oder oväläre Läsion von mindestens 3 mm Durchmesser) und bei 14 von 39 (36 %) mit MRT-Veränderungen der Grade III oder IV (2 oder mehrere periventrikuläre oder oväläre Läsionen von mindestens 3 mm Durchmesser).

KH Lee et al. (1991) publizierten ihre Befunde von Nachuntersuchungen nach 2 Jahren bei einer Gruppe von 200 Patienten, bei denen eine MS zu Beginn der klinischen Symptome vermutet worden war, sich aber nicht als sicher klassifizieren ließ. Diese Gruppe von Patienten war heterogener als diejenigen in den bereits erwähnten Studien: Sie schloß nicht nur solche mit isolierten akuten Syndromen wie Optikusneuritis ein, sondern auch Patienten mit chronisch-progredienten Myelopathien und solche mit klinisch wahrscheinlicher MS. Nichtsdestotrotz stimmen die Befunde der Nachuntersuchungen bemerkenswert mit denjenigen von Morrissey und Beck überein: Nach 2 Jahren stellte sich bei 16 eine andere Diagnose heraus. Von den weiteren 184 Patienten entwickelten 55 ein Vollbild einer klinisch sicheren MS, die anhand „klinischer Schübe" und/oder „entsprechender klinischer Progredienz" diagnostiziert wurde. Eine klinisch sichere MS entwickelte sich bei 46 von 94 (48 %), bei denen die initiale MRT als „sehr verdächtig auf MS" (Nachweis von 4 Läsionen, alle periventrikulär gelegen, oder 3 Läsionen vorhanden und mindestens 1 periventrikulär) klassifiziert worden war; bei 6 von 24 (25 %) mit 1–3 Läsionen, von denen keine periventrikulär gelegen war, und bei nur 3 von 66 (5 %) mit normaler initialer MRT.

Bemerkenswert ist die Studie von Jacobs et al. (1991), weil dort die MRT-Befunde das Risiko einer Entwicklung des Vollbildes der MS nicht zu bestätigen scheinen. Patienten mit isolierter Optikusneuritis wurden nach durchschnittlich 4 Jahren nachuntersucht. Wie in allen anderen Studien fand sich auch hier eine niedrige Frequenz der Progression zum Vollbild der MS bei denjenigen mit normaler initialer MRT: Bei der Nachuntersuchung hatten nur 3 von 25 (12 %) der Patienten ein solches Vollbild entwickelt. Allerdings waren in dieser Studie nur 6 von 23 (25 %) mit einer abnormen MRT zu Beginn über die gleiche Beobachtungszeit in eine MS übergegangen. Zur Erklärung dieser Diskrepanz ist zu bemerken, daß die Dauer der Beobachtungszeit bis zur Nachuntersuchung in der Serie von Jacobs sehr variabel war und von 2 Monaten bis zu 15,5 Jahren nach Beginn der Optikusneuritis reichte. Werden solche Fälle mit einbezogen, die erstmals mehrere Jahre nach Beginn einer akuten Optikusneuritis in der MRT untersucht worden sind, so besteht die Gefahr, daß Fälle ausgeschlossen werden, bei denen der Übergang zum klinischen Vollbild bereits stattgefunden hat. Auf der anderen Seite ist in Fällen mit nur kurzer Beobachtungszeit selbstverständlich mit einer geringeren Rate der Entwicklung des Vollbildes der MS zu rechnen.

Drei weitere Studien zeigen ein erhöhtes Risiko der Entwicklung einer MS, wenn MR-Veränderungen vorhanden sind:

1. Bei 60 Patienten mit isolierter Optikusneuritis fanden Soederstrom et al. (1994) nach 24 Monaten Beobachtungszeit einen Übergang zur MS bei 14 von 38 mit und bei 3 von 19 Patienten ohne MR-Veränderungen.

2. Bei 30 Patienten mit einer isolierten Querschnittsmyelitis war eine Progression zum Vollbild bei 8 von 11 (73 %) mit MR-Veränderungen und bei keinem von 19 ohne solche festzustellen (Campi et al. 1995). In dieser Studie war auch bemerkenswert, daß die Fälle von MS eher kleine Läsionen aufwiesen, kürzer als ein Wirbelsegment, wogegen die Läsionen bei monophasischer Myelitis länger waren.

3. In einer weiteren Untersuchung von 57 Patienten mit initial isolierten klinischen Syndromen zeigte sich nach 14 Monaten ein Übergang in eine MS bei 16 von 34 (47 %) mit MR-Veränderungen und nur bei einem von 23 ohne solche (Tas et al. 1995).

Werden die Ergebnisse der bisher veröffentlichten Studien zusammengefaßt, so ist es klar, daß die MRT-Befunde in der Initialphase eines klinischen Syndroms, das auf eine MS verdächtig ist, eine Prognose hinsichtlich der weiteren Entwicklung zum Übergang eines Vollbildes der MS in den nächsten 1–5 Jahren erlauben. Dies ist besonders von praktischer Bedeutung für die Beratung der Patienten und ist nützlich für die Auswahl geeigneter Patienten für Therapiestudien, welche das Ziel haben, den Übergang von vermuteter zu gesicherter MS zu verhindern. Solche Studien sind bereits im Gang. Bei Patienten mit einer normaler MRT ist eine optimistische Prognose gerechtfertigt: Nur etwa 5% dieser Personen werden das Vollbild einer MS in den nächsten 5 Jahren entwickeln. Freilich sind sehr viel längere Beobachtungszeiten nötig, um das definitive Risiko für diese Patientengruppe zu bestimmen. Wir begannen kürzlich die Nachuntersuchungen nach 10 Jahren bei den Patienten, die ursprünglich am Queen Square untersucht worden waren: Von den bisher 15 Untersuchten, die initial eine normale MRT aufgewiesen hatten, waren doch 5 (33%) in eine klinisch sichere MS übergegangen (O'Riordan et al. 1996a).

5.4.3   Gadolinium-Anreicherung

Es gibt erst einige wenige Publikationen über die Erfahrungen mit Gadolinium- verstärkter MRT im Initialstadium bei klinisch isolierten Syndromen, die an eine MS denken lassen. Miller et al. (1987c) beschrieben 10 Patienten mit isolierter Optikusneuritis, bei denen sowohl PD-/T_2-gewichtete als auch mit Gadolinium verstärkte MRT des Gehirns durchgeführt wurden. Bei 6 Patienten fanden sich multiple Veränderungen im T_2-Bild; bei 3 von ihnen zeigten einige Läsionen, aber nicht alle, eine Gadolinium-Anreicherung, während bei 3 Patienten in keiner Läsion eine Anreicherung festzustellen war. Christiansen et al. (1992) führten eine ähnliche Studie bei 19 Patienten mit isolierter Optikusneuritis durch. Durchschnittlich 12 Tage nach Beginn des Visusverlustes wurde eine MRT des Gehirns durchgeführt. Dabei fanden sich multiple Läsionen in der weißen Substanz im T_2-gewichteten Bild bei 14 (73%); bei 7 von 19 (37%) zeigte keine dieser T_2-Läsionen eine Anreicherung, während bei 7 von 19 (37%) einige Läsionen, aber nicht alle anreicherten. Youl (1992) untersuchte 18 Patienten mit Optikusneuritis innerhalb von 14 Tagen nach Beginn der Symptome: Veränderungen im T_2-Bild fanden sich bei 11, eine Anreicherung von einigen Läsionen bei 6.

Die Ergebnisse dieser 3 Studien lassen Patienten mit Optikusneuritis in 3 Gruppen von etwa gleicher Größe entsprechend den MRT-Befunden zu Beginn einteilen: Bei einem Drittel ist die Bildgebung völlig normal, ein Drittel weist multiple Läsionen im T_2-gewichteten Bild ohne Anreicherung auf, und ein Drittel zeigt sowohl Läsionen mit Anreicherung als auch solche ohne (Abb. 5.1). Es kann vermutet werden, daß das Vorliegen einer Mischung von anreichernden und nichtanreichernden Läsionen Ausdruck eines multiphasischen Prozesses ist und eher für eine Diagnose einer MS als einer ADEM spricht. Es könnte allerdings auch argumentiert werden, daß eine multiphasische Erkrankung vorliegt, wenn auf einem Bild, das innerhalb eines Monats nach Beginn der Visussymptome angefertigt wurde, keine Gadolinium-Anreicherung festzustellen ist, weil nichtanreichernde Läsionen wahrscheinlich älter sind als ein Monat. Von praktischer Bedeutung ist die Frage, ob das Vorliegen einer Gadolinium-Anreicherung das Risiko für die spätere Entwicklung einer MS beeinflußt.

Barkhof et al. (1994) sind dieser Frage anhand einer Nachuntersuchung von 67 Patienten nachgegangen, bei welchen T_2-gewichtete Bilder und Gadolinium- angereicherte MRT innerhalb von durchschnittlich 4 Wochen nach Beginn eines klinisch isolierten Syndroms durchgeführt worden waren. Nach einer durchschnittlichen Beobachtungszeit von 14 Monaten hatten 22 (34%) eine klinisch sichere MS entwickelt. Das klinische Vollbild der MS hatte sich bei 21 von 45 (47%) der Patienten entwickelt, bei denen die MR-Veränderung auf den T_2-gewichteten Bildern als „typisch" betrachtet wurden (4 Läsionen im Abstand vom Ventrikelsystem oder 3 Läsionen, von denen 1 periventrikulär liegt), dagegen nur bei 1 von 22 (5%) mit geringerem Ausmaß der Veränderungen oder einer überhaupt normalen MRT. Eine oder mehr Gadolinium-anreichernde Läsionen wurden bei 18 Patienten festgestellt, von denen 14 (78%) bei der Nachuntersuchung das Vollbild einer MS entwickelt hatten. Allerdings hatten auch 8 Patienten ohne Gadolinium-Anreicherung eine MS entwickelt, was darauf hinweist, daß die Beurteilung der Gadolinium-Anreicherung weniger sensitiv ist als die „klassischen" Veränderungen auf den T_2-gewichteten Bildern, um diejenigen Patienten zu erfassen, bei welchen sich das Vollbild einer MS entwickeln wird. Zumindest gilt dies für das erste Jahr.

Aufgrund der vorliegenden Untersuchungsergebnisse sind wir der Überzeugung, daß PD-/T_2-gewichtete Bilder wichtige Informationen zur Beurteilung der Prognose bei Patienten mit klinisch isolierten Syndromen enthalten.

Durch zusätzliche Gadoliniumverstärkung läßt sich eine Untergruppe erfassen, deren Risiko erhöht ist, innerhalb eines Jahres in eine MS überzugehen. Erst längerfristige Nachuntersuchungen lassen allerdings bestimmen, ob dieser Unterschied auch über Jahre erhalten bleibt.

5.5   MRT bei klinisch isolierten Syndromen: Risiko in bezug auf die Behinderung

Bisher gibt es viel weniger Untersuchungen betreffend die Aussagekraft der MRT im Hinblick auf die Entwicklung der Behinderung. Dies ist nicht überraschend, da nur sehr wenige Patienten innerhalb von 5 Jahren nach Krankheitsbeginn schwer behindert sind. Die Erfahrungen, die anhand der Kohorten am National Hospital gewonnen werden konnten, bieten deshalb wohl zur Zeit die meisten Informationen. Nach 5 Jahren war es nur bei 8% der Patienten zu einer schweren Behinderung (EDSS $\geq$ 6) gekommen, bei 20% wurde eine mäßiggradige Behinderung (EDSS $\geq$ 3) festgestellt. Die Wahrscheinlichkeit, daß sich eine mäßiggradige Behinderung ausbildet, korreliert signifikant mit der Zahl der Läsionen auf der initialen T_2-gewichteten MRT (Morrissey et al. 1993a). Diese Wahrscheinlichkeit korreliert auch mit dem gesamten Ausmaß der Läsionen (total lesion load) (Filippi et al. 1994a). Das Ausmaß der Läsionen wurde mittels einer halbautomatisierten Schwellentechnik bestimmt (Wicks et al. 1992). Bei keinem Patienten mit 0 oder 1 Läsion zu Beginn hatte sich ein EDSS von $\geq$ 3 nach 5 Jahren entwickelt. Bei Patienten mit 2–3 Läsionen war dies allerdings in 17% der Fall, bei 30% der Patienten mit 4–10 Läsionen und bei 56% von denjenigen, bei denen in der initialen MRT mehr als 10 Läsionen nachgewiesen werden konnten (Morrissey et al. 1993a). Das quantifizierte Ausmaß der Läsionen zu Beginn korreliert mäßiggradig mit dem EDSS nach 5 Jahren (r = 0.62, p < 0,0001) und auch mit der Zunahme dieses lesion load über 5 Jahre (r = 0.61, p < 0,0001) (Filippi et al. 1994a) (Tab. 5.3, Abb 5.2 und 5.3).

Diese Untersuchungen zeigen, daß die MRT von günstiger prognostischer Bedeutung ist hinsichtlich der weiteren Entwicklung neurologischer Ausfälle und der Behinderung, wenn sie im Zeitraum zu Krankheitsbeginn durchgeführt wird. Dennoch werden weitere Studien aus anderen Zentren und mit längerer Beobachtungszeit benötigt, um die Beziehung zwischen den Befunden in der initialen MRT und den schwereren Bewegungsbehin-

Tab. 5.3 *Klinisch isolierte Syndrome: Verlauf über 5 Jahre (Filippi et al. 1994a)*

	Gruppe A	Gruppe B	Gruppe C
Progression zu MS*	19/21 (90%)	17/31 (55%)	2/32 (6%)
klinisch sicher	18 (86%)	15 (48%)	1 (3%)
klinisch wahrscheinlich	1 (4%)	2 (7%)	1 (3%)
EDSS ≥ 3**	11/21 (52%)	7/31 (23%)	0/32 (0%)
Erhöhte Läsions-fläche ≥ 1 cm³***	18/21 (86%)	11/31 (35%)	2/32 (6%)

Gruppe A – Initiale Läsionsfläche 1.23 cm³
Gruppe B – Initial MRT abnorm, Läsionsfläche < 1.23 cm³
Gruppe C – Initiale MRT normal

*   A vs B p < 0.01; A vs C p < 0.001; B vs C p < 0.001
**   A vs B p < 0.05; A vs C p < 0.001; B vs C p < 0.005
*** A vs B p < 0.001; A vs C p < 0.001; B vs C p < 0.005
(Alle statistischen Berechnungen mittels chi-Quadrat-Test)
MS = Multiple Sklerose

derungen festzustellen (z. B. Unfähigkeit, ohne Hilfe oder überhaupt zu gehen). Diese Schweregrade der Behinderungen entwickeln sich durchschnittlich erst nach 10–15 Jahren oder länger nach Krankheitsbegin.

5.6   MRT bei gesicherter MS: Risiko in bezug auf die Behinderung

5.6.1   Konventionelle PD-/T_2-gewichtete MRT des Gehirns

Im Gegensatz zu den klinisch isolierten Syndromen gibt es kaum Untersuchungen über die Beziehung zwischen den Befunden auf konventionellen PD-/T_2-gewichteten MR-Bildern und dem Behinderungsgrad bei Patienten mit gesicherter MS. Paradoxerweise fanden Thompson et al. (1990b), daß Patienten mit primär progredientem Krankheitsverlauf mit schwerer Behinderung weniger MR-Läsionen aufwiesen als die Patienten mit einem gutartigen Verlauf. Es können methodologische Faktoren Schuld sein für diese schlechte Korrelation, wie sie in verschiedenen Studien festgestellt wurde. Das Fehlen einer statistisch signifikanten Beziehung zwischen dem Ausmaß der Läsionen auf der Gehirn-MRT und der Behinderung im locomotorischen Bereich ist nicht allzu überraschend, da der Großteil der Gehirnläsionen nicht die motorischen Bahnen betrifft. Es könnte sein, daß das Risiko, daß solche Bahnen betroffen sind und entsprechende Behinderung verursachen, umso größer ist, je größer die Zahl der Läsionen. Wahrscheinlich könnte nur an einer sehr großen Zahl von Patienten eine statistisch signifikante Assoziation nachgewiesen werden. Bei den meisten bisher bekannten Studien wurden nur relativ geringe Zahlen von Patienten untersucht.

Das Fehlen einer direkten Beziehung zwischen den Veränderungen in der MRT und dem EDSS in Nachuntersuchungen nach kurzer Zeit (zum Beispiel 6–12 Monate) ist ebenfalls nicht allzu überraschend, da sich im allgemeinen eine Behinderung über solche kurzen Zeiträume nur wenig verändert. In solchen Studien war die Zahl der Patienten in der Regel ebenfalls klein und wahrscheinlich zu klein, um eine Korrelation erkennen zu lassen. Auch sind die Techniken, um das Ausmaß der Läsionen genau zu messen, oft relativ grob. Dank neuerer computerisierter Techniken, mit denen die Läsionen computermäßig konturiert und ihr Volumen gemessen werden kann, sollte dieser Mangel behoben werden können.

Um das Problem der kleinen Zahl und der zu kurzen Untersuchungsdauer zu umgehen, haben kürzlich 4 Zentren ihre Daten von 281 Patienten zusammen gelegt. Diese hatten T_2-gewichtete MRT's des Gehirns und eine Untersuchung des EDSS an 2 Untersuchungsterminen, die 2–3 Jahre auseinanderlagen (Filippi et al. 1995d). Eine schwache, aber statistisch signifikante Beziehung ließ sich zwischen Veränderungen im EDSS auf der einen Seite und der Zahl neuer oder vergrößerter Läsionen im T_2-gewichteten Bild (r=0.13, p=0,04) nachweisen. Es ist bemerkenswert, daß überhaupt eine Korrelation angesichts der Tatsache besteht, daß die Daten sehr heterogen sind: Die Magnetfeldstärke der verwendeten Geräte reichte von 0.15 T bis 1.5 T, die Schichtdicke von 5 mm bis 10 mm, sowohl MRT als auch EDSS wurden von verschiedenen Untersuchern bewertet, und die Patienten waren heterogen in bezug auf den Krankheitsverlauf, die Dauer der Krankheit und die Verwendung von immunmodulatorischen Therapien. Eine bessere Korrelation fand sich in einer Untergruppe von unbehandelten Patienten mit schubförmigem Krankheitsverlauf (r = 0.30, p = 0.02).

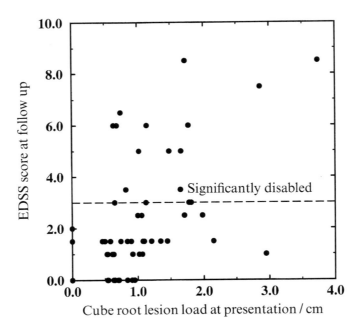

Abb. 5.2 *Korrelation zwischen dem Ausmaß der T_2-Läsionen bei Beginn eines klinisch isolierten Syndroms und der Behinderung auf der Kurtzke-Skala 5 Jahre später. (Aus Filippi et al. 1994a.)*

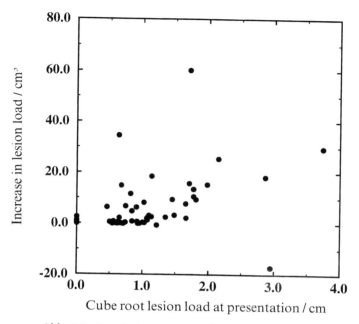

Abb. 5.3 *Korrelation zwischen dem Ausmaß der Läsionen auf dem T₂-Bild zu Beginn eines klinisch isolierten Syndroms und ihrer Veränderung über weitere 5 Jahre. (Aus Filippi et al. 1994a.)*

Der Plazeboarm des großen amerikanischen Therapieversuchs mit β-Interferon-1b bei der schubförmigen MS ergab eine andere Gelegenheit, um die Beziehung zwischen PD-/T₂-gewichteter Gehirn-MRT und EDSS in einer großen unbehandelten Kohorte über mehrere Jahre zu untersuchen. Auch wenn eine mäßiggradige Korrelation zwischen dem Ausmaß der Läsionen und dem EDSS zu Beginn und am Ende nachgewiesen werden konnte, so war doch keine signifikante Assoziation zwischen den Veränderungen der beiden Parameter über diese Beobachtungszeit festzustellen (Paty et al. 1993). Eine Korrelation zeigte sich allerdings bei der kleineren Gruppe von 60 Patienten, die über mehr als 4 Jahre untersucht wurden ($r = 0.23$, $p < 0.05$) (IFNB Study group 1995, Tab. 7.3)

Zusammengefaßt zeigen diese Studien eine signifikante Beziehung zwischen langzeitigen Veränderungen auf konventionellen T₂-gewichteten MRT's und der EDSS bei gesicherter MS. Im Vergleich zu den klinisch isolierten Syndromen ist diese Beziehung allerdings relativ schwach. Möglicherweise wird eine engere Beziehung gefunden, wenn eine große Gruppe von Patienten, die klinisch sehr homogen sind (zum Beispiel Einschränkung der Dauer der Krankheit und des Behinderungsgrades zu Beginn der Studie) und bei denen die MR-Daten für alle Patienten einheitlich erfaßt werden, idealerweise auf der gleichen Apparatur. Aber selbst mit solchen methodologischen Veränderungen wird wohl eher eine höchstens mäßiggradige Beziehung zwischen dem Ausmaß der Läsionen auf konventionellen MR-Bildern und dem Behinderungsgrad festzustellen sein. Es werden nun 3 weitere Strategien untersucht, welche in Aussicht stellen, daß engere Beziehungen zum Behinderungsgrad aufgedeckt werden können: 1. Quantifizierung der Läsionen in den motorischen Bahnen im Gehirn; 2. MRT des Rückenmarks; 3. neue MR-Techniken zur Verbesserung der pathologischen Spezifität.

5.6.2   Quantifizierung der Läsionen in den motorischen Bahnen im Gehirn

Läsionen, die direkt in den motorischen Bahnen liegen, führen zu spastischen Lähmungssyndromen; Läsionen im Kleinhirn, in den Kleinhirnstielen oder im Hirnstamm bewirken eine Ataxie. Art und Ausmaß von Läsionen in diesen Strukturen wurden bisher erstaunlich wenig untersucht. Koopmans et al. (1989b) und Filippi et al. (1994b) zeigten mehr infratentorielle Läsionen bei Patienten mit chronischer oder sekundär progressiver MS im Vergleich zum benignen Krankheitsverlauf, während Baumhefner et al. (1990) eine enge Korrelation zwischen Hirnstammläsionen und den klinischen Ausfällen auf der Kurtzke-Skala beschrieben. Diese Assoziationen sind recht schwach und wurden mittels MRT's mit relativ geringem Auflösungsvermögen gewonnen. Die Tatsache, daß eine gute Korrelation zwischen der Länge von Läsionen im Nervus opticus, wie sie in der MRT festgestellt werden, und der Erholung des Visus nach einer akuten Attacke einer Optikusneuritis besteht (Miller et al. 1988b; Thorpe et al. 1995), läßt vermuten, daß engere Assoziationen zwischen MRT-Befunden und Behinderungsgrad festgestellt werden können, wenn das Ausmaß der Läsionen in den entsprechenden motorischen Bahnen exakter berücksichtigt werden kann. Wenn dreidimensionale rasche Spinechosequenzen in naher Zukunft vermehrt zur Verfügung stehen werden, wird sich das Auflösungsvermögen deutlich verbessern. Dadurch wird eine Schichtdicke von 1 mm erreicht werden. Allerdings werden auch mit der damit verbesserten anatomischen Lokalisation die Korrelationen zwischen MR-Läsionen und dem Behinderungsgrad bescheiden bleiben: Es ist aus pathologisch-anatomischen Untersuchungen bekannt, daß die Läsionen eher in anatomischer Beziehung zu den Venulen als zu den Nervenfaserbahnen stehen (Lumsden 1972; Fog 1965).

5.6.3   MRT des Rückenmarks

Die Behinderung im Bereich des Gehens ist im Rahmen der MS hauptsächlich auf einen Befall des Rückenmarks zurückzuführen. Eine neuere Studie an 80 Patienten, die mit mehrfach geordneten Spulen und T_2-gewichteten raschen Spinechosequenzen untersucht worden waren (Beschreibung der Techniken im Kapitel 2), war gleichzeitig überraschend wie auch enttäuschend: Es zeigte sich keinerlei Assoziation zwischen der Zahl und dem Ausmaß der Läsionen im Rückenmark auf den sagittalen Bildern und der EDSS (Kidd et al. 1993). Ein besseres Auflösungsvermögen der Läsionen in bezug auf die motorischen Bahnen wird in künftigen Studien zu erreichen sein unter Verwendung von axialen Bildern oder dreidimensionalen raschen Spinechosequenzen, und es ist möglich, daß auf diese Weise eine Assoziation zwischen dem Ausmaß der Läsionen im Rückenmark und den funktionellen Defiziten gefunden werden kann.

5.6.4   MR-Techniken zur Verbesserung der pathologischen Spezifität

Eine wichtige, vielleicht die wichtigste Erklärung für die beschränkte Beziehung zwischen konventionellen PD-/T_2-gewichteten MR-Bildern und dem funktionellen Defizit liegt in der pathophysiologischen Heterogenität der Läsionen, die sich auf einem einzelnen konventionellen Bild präsentieren. Wie im einzelnen in Kapitel 6 ausgeführt, ist die PD-/T_2-gewichtete MRT bezüglich Pathologie zwar hochsensitiv, jedoch wenig spezifisch für den

Nachweis von MS-Plaques. Alle hauptsächlichen pathologischen Besonderheiten der MS-Läsionen – Ödem, Entzündung, Demyelinisation, Gliose und Axonenverlust – führen direkt oder indirekt zu einer Erhöhung des Wassergehaltes und entsprechend zu Signalhyperintensitäten auf PD-/T_2-gewichteten Bildern. Die funktionellen Konsequenzen dieser pathologischen Besonderheiten sind aber sehr unterschiedlich. Die Entzündung führt zu akuten, reversiblen Ausfällen (s. Kap. 6). Die Demyelinisation führt zum Leitungsblock und trägt damit auch zu den akuten Ausfällen bei, möglicherweise auch zur chronischen Behinderung, obwohl die Leitfähigkeit auch in demyelinisierten Axonen wieder hergestellt werden kann (Bostock et al. 1978; Black et al. 1991; Moll et al. 1991). Ein Axonenverlust führt, wenn er ausgeprägt ist, zu persistierenden irreversiblen Funktionsausfällen und entsprechender Behinderung. Es kann also erwartet werden, daß eine engere Korrelation zum klinischen Befund ersichtlich wird mit MR-Techniken, welche spezifisch die pathologischen Besonderheiten darzustellen vermögen, insbesondere Entzündung und Demyelinisation während des akuten Schubes bzw. Axonenverlust und (möglicherweise) persistierende Demyelinisation im Stadium der chronischen Behinderung.

5.6.4.1 Gadolinium-Anreicherung und akuter Schub
Zweifellos zeigt eine Gadolinium-Anreicherung in einer MS-Läsion das Vorhandensein eines akuten entzündlichen Prozesses an – dies wird durch zwei pathologisch-anatomische Studien bzw. Untersuchungen von Biopsiematerial bestätigt (Katz et al. 1993; Rodriguez et al. 1993). Der Zusammenhang zwischen Gadolinium-Anreicherung und Entzündung wurde auch in Studien der chronisch-rezidivierenden experimentellen autoimmunen Enzephalomyelitis bestätigt (Hawkins et al. 1991). Gadolinium-anreichernde Läsionen werden häufiger während klinischer Schübe gesehen (Grossman et al. 1986; Miller et al. 1988a; Bastianello et al. 1990; Harris et al. 1990; Thompson et al. 1991). Eine Gadolinium-Anreicherung kommt regelmäßig in neuen MR-Läsionen vor und dauert in der Regel 2–6 Wochen lang an, ähnlich der Dauer der klinischen Schübe. Die Mehrzahl der anreichernden Hirnläsionen sind allerdings klinisch asymptomatisch. Bei der akuten Optikusneuritis geht eine Anreicherung in symptomatischen Läsionen mit einem akuten Visusverlust und einem Leitungsblock, wie er aufgrund der visuell evozierten Potentiale gemessen werden kann, einher. Mit dem Nachlassen der Gadolinium-Anreicherung erholt sich der Visus, und die Leitfähigkeit wird wieder hergestellt (Youl et al. 1991b). Insgesamt bedeutet dies, daß neue Gadolinium-anreichernde Läsionen zu akuten reversiblen klinischen Ausfällen führen, wenn sie in den entsprechenden strategischen Regionen auftreten.

5.6.4.2 Gadolinium-Anreicherung und Langzeitbehinderung
Eine entscheidende Frage ist, ob das Ausmaß der MR-Aktivität in einer kurzfristigen Nachuntersuchung – beispielsweise die Zahl neuer Gadolinium anreichernder Läsionen auf monatlichen MRT's über 6 Monate – den Behinderungsgrad nach mehreren Jahren vorauszusagen vermag. Eine positive Assoziation würde es rechtfertigen, MRT-Untersuchungen durchzuführen, um die Wirksamkeit neuer Therapieformen in kurzdauernden Studien zu verwenden. Ließe sich in einer solchen Studie eine deutliche Reduktion der Zahl neuer oder Gadolinium-anreichernder Läsionen unter Therapie nachweisen, so dürfte wohl angenommen werden, daß dieses Therapieverfahren auch imstande wäre, das Ausmaß der späteren Behinderung zu beeinflussen. Zur Zeit ist allerdings nicht genau bekannt, welchen prognostischen Stellenwert die kurzfristige MR-Aktivität beinhaltet, denn die meisten klinischen Nachuntersuchungen sind nicht von ausreichender Dauer oder beziehen sich auf zu kleine Patientenzahlen. Immerhin lassen die derzeitigen Untersuchungsergebnisse eine engere Korrelation erwarten. Die längste Nachfolgeuntersuchung wurde an einer Kohorte an den National Institutes of Health in Washington durchgeführt: 9 Patienten mit schubförmigem Verlauf einer MS wurden mit monatlichen

Tab. 5.4 *Klinische Ergebnisse bei den 24 MS-Patienten aus den ursprünglichen seriellen Studien an der University of British Columbia, Vancouver*

	klinisch verschlechtert	klinisch unverändert
Anzahl Patienten	7	17
Durchschnittliche Anzahl aktiver Läsionen während der Studie	9.9 (2–26)	3.4 (0–13)
Durchschnittliche Anzahl neuer Läsionen	3.1 (1–6)	1.7 (0–5)
Durchschnittliche Anzahl reaktiver Läsionen	6.8 (0–20)	1.6 (0–9)

MRT-Untersuchungen über 3 Jahre beobachtet (Smith et al. 1993). Dabei fand sich eine enge Beziehung zwischen den klinischen Schüben und der Zahl und dem Ausmaß Gadolinium-anreichernder Hirnläsionen. Es zeigte sich auch ein, allerdings nicht signifikanter, Trend eines Zusammenhanges zwischen zunehmender Behinderung und großen bzw. stark anreichernden Läsionen. In einer weiteren Studie wurden 18 Patienten mit häufigen MRT's (wöchentlich bis monatlich) und klinisch (monatlich) untersucht (Khoury et al. 1994); es ergab sich eine positive Korrelation zwischen der Zahl neuer MRT-Läsionen und der Zunahme der Behinderung. Drittens fanden Paty et al. (1992a) eine schwache Beziehung zwischen der Zahl neuer Läsionen auf den PD-/T_2-gewichteten MRT, die in 2–4wöchigen Abständen über 6 Monate durchgeführt wurden und dem klinischen Zustand 4 Jahre später bei 24 Patienten (Tab. 5.4). Schließlich wiesen in einer Studie an 11 Patienten mit monatlichen Gadolinium-verstärkten MRT's über 6 Monate diejenigen nach 5 Jahren die deutlichste Zunahme der Behinderung auf, die in der initialen Untersuchung signifikant mehr Gadolinium-anreichernde Läsionen aufgewiesen hatten (Losseff et al. 1995a). Es handelt sich dabei erst um vorläufige Befunde. Längere Beobachtungszeiten bei größeren Patientengruppen werden benötigt, um die Beziehungen zwischen kurzfristiger MR-Aktivität und langfristiger Behinderung bei der MS exakt zu bestimmen.

5.6.4.3   MR-Marker des Axonenverlustes, der Demyelinisation und ihre Beziehung zur chronischen Behinderung

Es gibt mindestens 7 mögliche MR-Marker der Gewebezerstörung, die sich aus dem Axonenverlust und/oder der Demyelinisation ergibt (Tab. 5.5). Die entsprechenden Techniken sind in Kapitel 2 beschrieben. Einige neuere Studien zeigen engere Korrelationen zwischen der Behinderung und solchen möglichen Markern als zwischen der Behinderung und den konventionellen T_2-gewichteten MRT.

    1. fanden Gass et al. (1994), daß die Veränderung des Magnetisationstransfers der zerebralen Läsionen enger mit dem Behinderungsgrad korreliert war (r= -0.44) als das Ausmaß der Läsionen auf den konventionellen PD-/T_2-Bildern (r=0.33). 2. untersuchten Kidd et al. (1993) die Beziehung zwischen MRT des Rückenmarks und Behinderung. Es fand sich keine direkte Beziehung zwischen dem Behinderungsgrad und der Zahl bzw. dem Ausmaß der Läsionen auf den konventionellen T_2-Bildern des Rückenmarks; Patienten mit einer Rückenmarksatrophie, wie sie auf axialen Gradienten-Echo-Bildern des Halsmarks auf Höhe C_5, Th_2, Th_7 und Th_{11} gemessen werden konnte, zeigten einen deutlich höheren

Tab. 5.5 *MR-Marker für Demyelinisation und Axonen-Verlust in MS-Läsionen*

Technik	Marker
T_1-gewichtete Spin-Echo ohne KM	Hypointensität
Magnetisation-Transfer	Niedriges MT Verhältnis
Multi-Echo T_2-gewichtete Spin-Echo	(i) Verlust der sehr kurzen T_2-Komponente
	(ii) Auftreten langer T_2-Komponenten
Protonen MR-Spektroskopie	(i) Lipidgipfel
	(ii) verminderte NAA
Diffusions-Bildgebung	Erhöhter Diffusions-Koeffizient und Verlust von Anisotropie
Fläche des Rückenmarksquerschnittes	Rückenmarksatrophie
Fläche des Corpus callosum	Atrophie der weißen Substanz

(Aus Miller et al. 1996, abgebildet in Annals of Neurology V_{39}, pp. 6–16, mit Genehmigung Little, Brown & Co. Inc.)

Behinderungsgrad als diejenigen mit einer normalen Konfiguration des Rückenmarks. Die Atrophie ist Ausdruck des Geweberverlustes, und daher darf auch auf Demyelinisation und /oder Axonenuntergang geschlossen werden. 3. benutzten Davie et al. (1995) die Protonenspektroskopie zur Untersuchung der Konzentration von N-Acetyl-Aspartat (NAA), einem Neuronenmarker im Kleinhirn von MS-Patienten mit oder ohne Ataxie. Die Konzentration des NAA war bei den nicht ataktischen Patienten normal im Vergleich zu gesunden Kontrollpersonen, war aber deutlich erniedrigt bei der Gruppe mit Ataxie. Bei der autosomal dominant vererbten zerebellären Ataxie, einer pathologischen Kontrollgruppe, bei welcher ein Neuronenverlust in der Purkinje-Zellschicht bekannt ist, zeigten sich niedrige Konzentrationen von NAA in ähnlichem Ausmaß wie bei den ataktischen MS-Patienten. Im Gegensatz dazu bestand nur eine lose Beziehung zwischen den Kleinhirnläsionen auf den konventionellen T_2-gewichteten MRT dieser Patienten und dem Ausmaß der Ataxie. 4. fanden Filippi et al. (1994b) mehr Läsionen mit bi-exponentieller T_2- Abnahme bei Patienten mit sekundär-progredienter als bei benigner Krankheitsform. Ein bi-exponentieller Kurvenverlauf wird als Ausdruck eines erweiterten Extrazellulärraumes gewertet (Barnes et al. 1991), wie er sich infolge von Axonenverlust ausbildet. Schließlich untersuchten van Walderveen et al. (1995) T_1- und T_2-gewichtete MR-Bilder des Gehirns von 49 MS-Patienten zu Beginn und nach 2 Jahren. Das gesamte Ausmaß der hyperintensen Läsionen im T_2-gewichteten und der hypointensen Läsionen auf den T_1-gewichteten Bildern wurde untersucht mittels computerunterstützter Techniken, und der Behinderungsgrad wurde anhand der EDSS-Skala bestimmt. Es zeigte sich eine mäßiggradige Korrelation zwischen den Veränderungen im Ausmaß der Läsionen auf den T_2-Bildern und der Veränderung des Behinderungsgrades. Die Beziehung zwischen den Veränderungen im T_1-Bild und dem Behinderungsgrad war allerdings viel stärker (r= 0.76) und statistisch signifikant. Eine enge Korrelation besteht auch zwischen den hypointensen Läsionen auf T_1-gewichteten Bildern und einem niedrigen Magnetisationstransferverhältnis dieser Läsionen (Loevner et al. 1995; Hiehle et al. 1995). Dies bedeutet, daß hypointense Läsionen auf den T_1-gewichteten Bildern möglicherweise einen erheblichen Geweberverlust anzeigen.

Diese vielversprechenden, aber vorläufigen Beobachtungen lassen eine engere Beziehung zwischen möglichen MR-Markern der Demyelinisation und des Axonenverlustes auf der einen Seite und dem Behinderungsgrad auf der anderen Seite vermuten. Sie müssen durch weitere Nachfolgeuntersuchungen gestützt werden, um diese Beziehung zwischen den Markern und den klinischen Veränderungen auch in Längsschnittuntersuchungen bestätigen zu können. Gleichzeitig sind experimentelle Studien nötig, um die Hypothese zu stützen, daß diese Paramater wirklich zuverlässig sind für den Nachweis der Demyelinisation und des Axonenverlustes. Weitere Techniken, insbesondere die Diffusionsbildgebung (Larsson et al. 1992; Horsfield et al. 1994), die Bestimmung der kurzen T_2- Komponenten des Myelins in Multiechosequenzen (MacKay et al. 1994) und die exakte Quantifizierung der progredienten Gewebeatrophie versprechen ebenfalls nützliche Marker der Gewebedestruktion zu werden. Insbesondere wird es wertvoll sein, die Beziehung des klinischen Status bei der MS in Vergleich zu setzen mit den MR-Bildern, die mit echoplanarer Bildgebung bzw. Diffusionsbildgebung gewonnen werden. Mit solchen Untersuchungen dürften objektive und quantifizierbare paraklinische Marker zu erfassen sein, welche den weiteren klinischen Verlauf und insbesondere die Entwicklung der Behinderung bestimmen lassen.

6 Pathenogenese und Mechanismen, die zur Behinderung führen

Alan J. Thompson

6.1 Beziehungen zwischen MR und Pathologie

Die multiple Sklerose (MS) ist pathologisch-anatomisch charakterisiert durch Läsionen, in denen Demyelinisierung, Gliose und Entzündungszeichen bei relativem Erhaltensein der Axone nachzuweisen sind (Carswell 1838; Charcot 1868; Dawson 1916; Adams 1989). Da das zentrale Nervensystem beim lebenden Menschen für histologische Untersuchungen nicht zugänglich ist, war es bis vor kurzem nicht möglich, die Dynamik des Krankheitsprozesses zu untersuchen. Dies hat sich nun dank serieller Magnetresonanz-untersuchungen geändert. In einer ersten Untersuchung über pathologisch- anatomische Befunde und MRI bei MS von 1984 zeigte sich eine sehr enge Beziehung zwischen dem Muster der pathologischen Veränderungen und den MR-Befunden, wie sie an einem 0,15 Tesla-Gerät mit 10 mm Schichtdicke gewonnen wurden (Stewart et al. 1984). Auf den MR-Bildern einer Formalin-fixierten-Gehirnscheibe eines einzelnen Falles von MS waren die Veränderungen identisch verteilt wie im histologischen Schnitt, d. h. im Hirnstamm und in den periventrikulären Regionen. Diese Befunde wurden bestätigt in einer zweiten Untersuchung mit einem 0,5 Tesla-Gerät (Ormerod et al. 1987), in welcher Formalin-fixierte Hirnscheiben von 6 histologisch verifizierten MS-Fällen untersucht wurden. Auch hier stimmten die Veränderugen exakt mit der MRT überein. Allerdings ist zu berücksichtigen, daß das MR-Signal einem Mittelwert über eine Schichtdicke von 10 mm entspricht, während die histologischen Schnitte nur 30 μm dick sind. Entsprechend ist die Konfiguration der Läsionen nicht identisch. Die Autoren dieser Untersuchung nahmen an, daß das Signal in akuten Läsionen wahrscheinlich hauptsächlich vom Ödem stammt, während in chronischen Läsionen eine Gliose dafür verantwortlich ist. Es wurde angenommen, daß Demyelinisation *per se* wahrscheinlich eher wenig zur Veränderung des MR-Signals beiträgt.

In einer weiteren Untersuchung an unfixiertem Gehirngewebe von 17 MS-Fällen und 6 Kontrollen stimmten die MR-Veränderungen gut mit den pathologischen Läsionen überein (Newcombe et al. 1991). In 5 Fällen erschien das Areal der MR-Veränderungen größer als dasjenige der pathologisch faßbaren Veränderungen. Histologische Befunde im Kortex und im Hirnstamm ließen sich im MRI nicht immer darstellen. Des weiteren ließen sich im Rückenmarksbereich Veränderungen sowohl im MRI als auch bei den histologischen Untersuchungen darstellen und waren in 3 Fällen sogar auf das Rückenmark beschränkt.

Schließlich sind mikroskopische Veränderungen in der weißen Substanz, wie kleine Herde mit perivaskulärer Entzündung, Astrozyten-Hyperplasie oder Myelin-Abbauprodukte, aus Autopsien gut bekannt (Allen et al. 1981). Mittels verschiedener quantitativer MR-Techniken lassen sich diese z. T. auch darstellen (Miller et al. 1989a; Dousset et al. 1992; Barbosa et al. 1994; Husted et al. 1994b). Es ist noch nicht bekannt, inwieweit solche mikroskopischen und biochemischen Veränderungen in der makroskopisch „normal" erscheinenden weißen Substanz von klinischer Bedeutung sind.

Zusammengefaßt gibt es verschiedene einzelne Komponenten im pathologischen Prozeß der Multiplen Sklerose:

1. eine Störung der Bluthirnschranke
2. ein Entzündungsvorgang, welcher meist perivaskulär lokalisiert ist und mit Ödem einhergeht.
3. Demyelinisation, welche in der Regel, jedoch nicht immer, der Entzündung folgt
4. Gliose, welche sich während oder nach der Demyelinisierung entwickelt
5. Axonverlust, der zur irreversiblen Behinderung führen kann und mit einer Erweiterung des Extrazellulärraums einhergeht.

Es ist sehr wichtig, sich bewußt zu machen, daß die Areale mit hoher Signalintensität, wie sie auf den PD-/T_2-gewichteten MR-Bildern gesehen werden, keinen exakten Hinweis auf den zugrundeliegenden pathologischen Prozeß ergeben und daß jeder der genannten Prozesse mehr oder weniger zur Signalveränderung beitragen kann. Des weiteren können ihre klinischen Auswirkungen sehr unterschiedlich sein, insbesondere in bezug auf die entscheidend wichtige Frage der Entwicklung einer Behinderung.

Mittels anderer MR-Techniken wird es möglich, mehr über die einzelnen pathologischen Prozesse zu erfahren. Die Kontrastmittelanreicherung mit Gadolinium-Diethylentriamin-Pentacetat (Gd-DTPA) wurde sowohl bei der chronisch-rezidivierenden experimentellen allergischen Encephalomyelitis (CREAE) und kürzlich auch bei einem einzelnen Patienten mit MS (Katz et al. 1993) untersucht (Kap. 2). Diese Befunde belegen, daß die Gadolinium-Anreicherung eine erhöhte Permeabilität der Bluthirnschranke im Zusammenhang mit der Entzündung anzeigt. Diese Interpretation wird durch die Untersuchung eines Einzelfalles von einem Patienten gestützt, der 10 Tage nach einer MRI-Untersuchung mit Gadolinium (aus anderen Gründen) verstarb: Läsionen, die im MR angereichert hatten, zeigten ausgedehnte perivaskuläre Entzündungen, während dies bei den Läsionen, die nicht angereichert hatten, nicht der Fall war. Andere pathologische Prozesse können mit neueren Techniken der Bildgebung untersucht werden, wie sie im Kap. 2 besprochen wurden. Eine aktive Demyelinisierung läßt sich anhand des Nachweises von Myelinabbauprodukten oder Lipiden sichtbar machen. Verschiedene MR-Techniken, insbesondere Bildgebung mit Echodifferenzen (Echo difference imaging, EDI) (Hawkins et al. 1990 b) sind wegen eines ungünstigen Signal-Rauschverhältnisses nicht sehr geeignet. Mehr verspricht die MR-Spektroskopie, bei der mit kurzen Echozeiten Lipidgipfel in den akuten Läsionen nachgewiesen werden können (Davie et al. 1994a).

Von besonderer klinischer Relevanz ist der Nachweis von Läsionen, die mit Gewebezerstörung und Axonenverlust einhergehen (s. auch Kap. 5.6.4.3). Die Kurven, die sich aus der Abnahme der T_2-Magnetisation ergeben, weisen auf eine Erweiterung des Extrazellulärraumes innerhalb einer Läsion hin, was als indirektes Maß für den Axonverlust gewertet werden kann (Barnes et al. 1991). Der Verlust der kurzen T_2-Komponente in der normal erscheinenden weißen Substanz kann auf eine Demyelinisierung hinweisen (MacKay et al. 1994). Mehr verspricht diesbezüglich die neue Technik der Bildgebung mit Magnetisationstransfer (Dousset et al. 1992); hierbei wird das Signal von gebundenen Protonen bestimmt und ergibt so einen Hinweis auf die Gewebedestruktion. Eine weitere Technik, die ähnliche Informationen liefert, ist das Volumen der Läsionen mit niedriger Signalintensität auf einem T_1-Bild („schwarze Löcher") (van Walderveen et al. 1995). Auch die Spektroskopie kann Hinweise auf die Funktion der Axone durch Messung von Metaboliten wie N-Acetyl-Aspartat (NAA) liefern. Verschiedene Untersuchungen zeigten übereinstimmend, daß der NAA-Gipfel in akuten Läsionen deutlich gemindert ist, mit der Zeit aber wieder auf normale Werte ansteigt (Davie et al. 1994a; Arnold et al. 1994). In chronischen Läsionen zeigt sich eine permanente Reduktion, was als Hinweis auf einen Axonverlust gewertet werden kann. Schließlich kann durch die Diffusions-Bildgebung wertvolle Information hinsichtlich des Axonenverlustes gewonnen werden, indem aus Hinweisen auf Größe und Orientierung des Extrazellulärraums auf das Ausmaß der Gewebezerstörung geschlossen wird (Larsson et al. 1992).

6.2   MR-Untersuchungen bei EAE

Die experimentell allergische Encephalomyelitis (EAE) und insbesondere ihre chronisch-rezidivierende Form (CREAE) gilt als nützliches Tiermodell für die MS. Auch wenn die zugrundeliegende Pathogenese sich in wesentlichen Punkten unterscheidet, gibt es bedeutsame histologische Übereinstimmungen in den Läsionen bei MS und denjenigen bei der CREAE bei Meerschweinchen (Lassmann 1983). Bei akuten Formen von CREAE sind MRI-Veränderungen in T_2-gewichteten Bildern bei Primaten und Hunden nachgewiesen worden, und unter Verwendung dünner Schichten auch bei Meerschweinchen (Grossmann et al. 1987). Charakteristisch für die CREAE ist eine akute Episode von Lähmungen und Gewichtsverlust 10 bis 14 Tage nach der Inokulation. Die meisten Versuchstiere erholen sich und gehen nach etwa 6 Wochen in eine chronische Krankheitsphase über. Diese chronische Phase kann entweder schubförmig/ remittierend oder progredient verlaufen, wobei die erstere eine gute Erholungstendenz zeigt. Mit der Zeit steht in der Regel der progrediente Verlauf im Vordergrund. Hawkins et al. (1990a) untersuchten die Mechanismen der Gadolinium-DTPA-Anreicherung beim Meerschweinchenmodell und konnten solche anreichernden Läsionen zum Zeitpunkt klinischer Schübe nachweisen. Die Dauer war sehr kurz bei der akuten EAE (in der Regel weniger als 5 Tage lang), dauerte aber zwischen 5 Tagen bis zum Teil länger als 5 Wochen bei der CREAE. Die Autoren konnten auch zeigen, daß nicht alle Läsionen, welche Kontrastmittel anreicherten, auch auf den T_2-gewichteten Bildern sichtbar waren, insbesondere wenn die Dauer der Kontrastmittelanreicherung weniger als 4 Wochen betrug. Wurden die Versuchstiere in diesem Zeitraum perfundiert und histologisch untersucht, so fanden sich Gadolinium-Nitrat und andere Marker der Bluthirnschrankenfunktion in den perivenulären Räumen. Diese Marker ließen sich sogar über kurze Distanzen im Gehirnparenchym zwischen den perivaskulären Entzündungszellen nachweisen, welche immer in den anreichenden Läsionen gefunden wurden.

Weitere Untersuchungen hatten zum Ziel, die Mechanismen der erhöhten Permeabilität der Bluthirnschranke zu klären (Hawkins et al. 1992). Diese scheint nicht durch eine Öffnung der tight junctions zwischen den Endothelzellen zustandezukommen. Konstanter fanden sich nämlich Vesikel im Zytoplasma der Endothelzellen innerhalb der Läsionen. In diesen Vesikeln konnte mittels Röntgen- Mikroanalysen Gadolinium nachgewiesen werden. Die Perfusion mit Dinitrophenol kurz vor der Injektion von Gadoliniumnitrat verhinderte den Nachweis von Gadolinium im Zytoplasma und im extravaskulären Raum vollständig. Dies läßt annehmen, daß die pathologische Permeabilität der Venolen in den EAE-Läsionen im wesentlichen durch einen energieabhängigen Prozeß zustandekommt.

6.3   Frühe Läsionen bei der MS

Erste Untersuchungen von neu gebildeten MS-Läsionen zeigten, daß diese in Größe und Ausmaß während den ersten zwei bis vier Wochen fluktuierten, dann über weitere zwei bis vier Wochen etwa unverändert blieben und danach an Größe wieder abnahmen (Isaac et al. 1988). Nach der Einführung von Gd-DTPA ließen sich in seriellen MRI-Untersuchungen konsistente Muster im Ablauf neu gebildeter Läsionen nachweisen. Die erste Veränderung ist eine fokale Erhöhung der Durchlässigkeit der Bluthirnschranke. Dieser folgt, innerhalb von Tagen, das Auftreten abnormer Signalveränderungen auf T_2-gewichteten Bildern ohne Kontrastmittelanreicherung, bzw. die T_2- Veränderung tritt zur selben Zeit wie die Bluthirnschrankenstörung auf (Kermode et al. 1990a). Wenn solche Areale von Kontrastmittelanreicherung strategisch entsprechend positioniert sind (wie z. B. in der Wurzelzone des VIII. Hirnerven), so können sie sogar den klinischen Symptomen vorausgehen. Von diesem Zeitpunkt an lassen sich auch schon elektrophysiologische Veränderungen nachweisen (Baratt et al. 1988) (Abb. 6.1). Die Anreicherung mit Gd-DTPA dauert in der Regel zwischen zwei Wochen und drei Monaten, in der Mehrzahl der Läsionen um vier Wochen. Über 95% der neu gebildeten Läsionen reichern nach 8 Wochen kein Gadolinium mehr an (Thompson et al. 1991; Harris et al. 1991; Lai et al. 1996) (Abb. 6.2). In diesem Zeitraum wird das Areal der Signalveränderung auf dem Bild ohne Anreicherung zunehmend kleiner und hinterläßt eine kleine residuelle Läsion, welche gelegentlich mit dem ursprünglichen Areal der Kontrastmittelanreicherung übereinstimmt. Einige Läsionen können vollständig verschwinden, wahrscheinlich aber nur zwischen 5 und 10%. Werden diesbezüglich höhere Prozentangaben gemacht, so hängt dies wahrscheinlich von MR-Parametern wie dem Magnetfeld oder der Schichtdicke ab. Kurz nach dem Auftreten einer neuen Läsion zeigt sich das Maximum der Anreicherung nach der Injektion eines Gd-DTPA-Bolus nach etwa 15 Minuten, d. h. nach etwa der gleichen Zeit wie im Plexus choroideus, wo es keine vergleichbare Bluthirnschranke gibt. Mit zunehmendem Alter der Läsionen nimmt die Zeit zu, die bis zur maximalen Kontrastmittelanreicherung verstreicht, was auf eine zunehmende Reparatur der Bluthirnschrankenstörung hinweist (Kermode et al. 1990b).

6.4   Beziehungen zwischen Veränderungen in PD-/T_2-gewichteten Bildern, Gadolinium-Anreicherung und klinischer Krankheitsaktivität

Eine Gadolinium-Anreicherung findet sich in der Mehrzahl neu gebildeter Läsionen mit der bemerkenswerten Ausnahme der primär progredienten Verlaufsform (siehe Kap. 6.6.4). Eine Anreicherung kommt auch bei der Reaktivierung alter Läsionen vor, dann entweder am Rande, was zu einem Ringenhancement führt (Abb. 6.2) oder innerhalb der Läsion (Abb. 3.11).

In einer kürzlich durchgeführten Untersuchung wiesen Miller und Barkhof mittels Gd-DTPA sehr viel mehr MR-Aktivität nach als mittels PD-/T_2-gewichteten MR-Bildern (Miller et al. 1993 c). In monatlichen Untersuchungen von 25 Patienten mit schubförmig/remittierendem oder sekundär progredientem Verlauf über 3 Monate zeigten sich 22 neue Läsionen sowohl auf den Gadolinium- als auch auf den T_2-gewichteten Bildern, wobei 48 nur auf den Gadolinium-Bildern und 16 nur auf den PD-/T_2-gewichteten Bildern zu sehen waren. Möglicherweise läßt sich mit der Verwendung höherer Dosen von Gd-DTPA (0.3 mmol/kg) noch mehr Aktivität im MRI nachweisen (Wolinsky et al. 1994).

Wie verschiedene Studien ergaben, gehen akute klinische Schübe in der überwiegenden Mehrzahl der Fälle mit neuen Läsionen im MRI einher, welche Gadolinium anreichern (Grossman et al. 1986; Smith et al. 1993; Thompson et al. 1992; Stone et al. 1995a; Thorpe et al. 1996a). Schübe mit monotoper Symptomatik gehen häufig mit multiplen neuen Aktivitätsherden in der MRT einher. Serielle Untersuchungen belegen, daß neue MR-Läsionen häufig vorkommen, ohne daß der Patient neue klinische Symptome aufweist. Während klinischer Schübe ist die MR-Aktivität ausgeprägter als während Remissionen. Insgesamt ist die Häufigkeit neu gebildeter MR-Läsionen etwa 10 x größer als die Häufigkeit klinischer Manifestationen. In einer Untersuchung von 12 Patienten mit sekundär progredienter MS über 6 Monate fanden sich insgesamt 109 neue Läsionen (18,2 pro Patient pro Jahr), während lediglich 17 klinische Schübe vorkamen (Thompson et al. 1991) (Abb. 3.9).

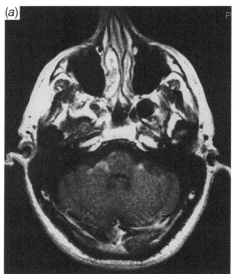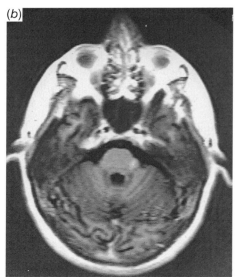

Abb. 6.1 *(a) MRT mit Gadoliniumanreicherung bei einem 45jährigen Patienten mit klinisch sicherer MS mit akutem Hörverlust rechts. Es zeigt sich eine kontrastmittelanreichernde Läsion rechts seitlich im Pons. Eine kleine anreichernde Läsion in ähnlicher Lokalisation auch links. (b) Nachfolgeuntersuchung einen Monat später mit ausgedehnter Anreicherung in der linken Seite des Pons, nachdem der Patient in der Zwischenzeit einen akuten Hörverlust links erlitten hatte.*

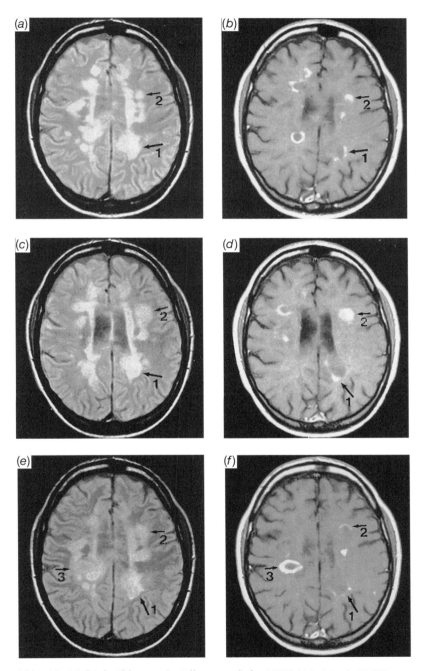

Abb. 6.2 *Multiple Sklerose. Serielle monatliche MRT ((a), (c), & (e) PD-gewichtet; (b), (d), & (f) Gadolinium-verstärkt T_1-gewichtet): Neuauftreten und Ausweitung von Läsionen auf T_2-Bildern mit homogenem (Läsion 2) oder Ring-Enhancement (Läsion 3).*

6.5   MR und klinische Untergruppen

Nachdem die akute Läsion bei der MS und ihre Beziehung zur klinischen Aktivität geklärt ist, stellt sich als nächstes die Frage, wie das MR-Muster bei Untergruppen von Patienten aussieht, die entsprechend der klinischen Verlaufsformen definiert werden. Jede
solche Untersuchung muß berücksichtigen, daß nicht alle Patienten sich klar definierten
Untergruppen zuordnen lassen und gelegentlich einmal auch entsprechend dem Verlauf
die Gruppe wechseln können (Goodkin et al. 1990). Auch unter den Forschern gibt es
unterschiedliche Auffassungen hinsichtlich der Verwendungen und Definition der Be-
griffe.
      Die überwiegende Mehrzahl der Patienten weist zu Beginn einen schubförmig/ remit-
tierenden Krankheitsverlauf auf. Nach einer Periode von unterschiedlicher Dauer (in der
Regel zwischen 5–10 Jahren) gehen zwei Drittel dieser Patienten in einen progressiven
Krankheitsverlauf über, in welchem weitere Schübe aufgepfropft sein können oder nicht
(sekundär progrediente MS). Diejenigen Patienten, die nicht in eine solche progressive
Phase übergehen, bleiben relativ unbehindert über einen Zeitraum von 10 Jahren und können deshalb als benigne MS klassifiziert werden, wenn der Behinderungsgrad weniger als
drei Punkte auf der Kurtzke-Skala beträgt (EDSS, Kurtzke 1983). Diese Skala reicht von 0
(normal) bis 10 (Tod infolge MS) und ist wesentlich von der Mobilität her gewichtet. Patienten mit drei Punkten zeigen eine geringe Behinderung und sind vollständig unabhängig
in ihrer Mobilität und in Aktivitäten des täglichen Lebens. Eine weitere kleine, aber wichtige Gruppe von Patienten ist diejenige, welche nie einen schubförmig/remittierenden Verlauf ihrer Krankheit aufgewiesen hat, deren Krankheit von Anfang an progredient verläuft
(primär progrediente MS). Diese Form macht zwischen 5–10% aller MS-Fälle aus, beginnt
in der Regel in etwas höherem Alter und ist mit einer ungünstigeren Prognose behaftet in
bezug auf die Entwicklung der Behinderung. Der Beginn der progressiven Phase der
Krankheit gilt als Hauptdeterminante für die Entwicklung der Behinderung (Runmarker
& Andersen 1993).
      An 43 MS-Patienten aus drei dieser Untergruppen (primär progressive, sekundär pro-
gressive und benigne) wurde eine Studie mit PD-/T_2-gewichteten Bildern durchgeführt
(Thompson et al. 1990b). Überraschenderweise wiesen die Patienten mit benigner MS oft
recht ausgedehnte Gebiete von Signalerhöhung in ihrer MRT auf, trotz minimaler klinischer Behinderung. Es zeigte sich kein signifikanter Unterschied zwischen dem Ausmaß
der Läsionen in den Gruppen mit benignem bzw. sekundär progredientem Verlauf, obwohl die letzteren klinisch erheblich mehr behindert waren (Abb. 6.3). Hierbei ist allerdings zu berücksichtigen, daß die kognitiven Funktionen innerhalb der Kurtzke-Skala
(EDSS) nur ungenügend berücksichtigt werden. Es wurde vermutet, daß Patienten mit benigner MS weniger Läsionen in solch heiklen Gebieten wie dem Hirnstamm und dem Cerebellum aufweisen und daß ihre Läsionen eher in Gebieten vorkommen, die klinisch
stumm sind (Koopmans et al. 1989b). In einer neueren Untersuchung wurden 13 Patienten
mit benigner MS verglichen mit 13 Patienten mit sekundär progressivem Verlauf. Dabei
fand sich ein signifikant größeres Volumen von Läsionen in der Gruppe mit sekundär progressivem Verlauf. Insbesondere waren die infratentoriellen Regionen im Vergleich zu den
benignen Formen deutlicher befallen. (Filippi et al. 1995e). Es fand sich allerdings kein
Unterschied bezüglich der Anzahl und dem Ausmaß der Gadolinium-anreichenden Läsionen im Vergleich zwischen beiden Gruppen. Patienten mit einem primär progredienten
Verlauf zeigen relativ wenige Läsionen in der MRT, und diese sind in der Regel klein (85%
kleiner als 5 mm im Durchmesser) (Thompson et al. 1990 b) (Abb. 6.3). Das Ausmaß der
Veränderungen war auch bei Patienten, die klinisch schwer behindert waren (EDSS > 6,5),
gering ausgeprägt. Aus dieser Beobachtung ergibt sich, daß die Beziehung zwischen der

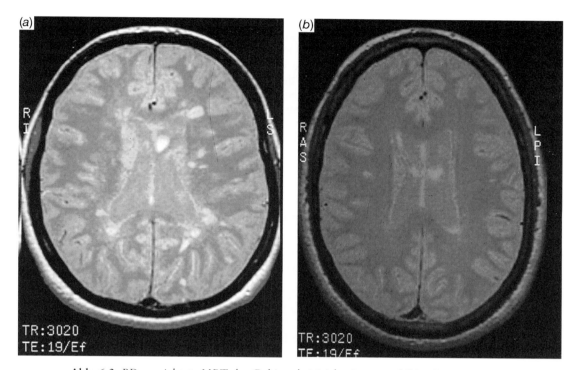

Abb. 6.3 *PD-gewichtete MRT des Gehirns bei (a) benigner und (b) primär progredienter MS. Bei dem Patienten mit benigner Krankheit sind die Läsionen sehr viel ausgedehnter. Bei der primär progredienten Form sind die Läsionen klein.*

Behinderung, wie sie in der Kurtzke-Skala gemessen wird, und dem Ausmaß und der Lokalisation den MR-Läsionen des Gehirns alles andere als einfach ist.

Eine mögliche Erklärung für das Fehlen einer solchen Beziehung mag darin liegen, daß das Rückenmark nicht untersucht wurde, das wohl sehr wesentlich für die Behinderung bei der MS verantwortlich ist. In neueren Studien ist diesem Umstand wenigstens zum Teil Rechnung getragen worden, dank Fortschritten in den Techniken der Bildgebung, welche raschere und präzisere Untersuchungen des Rückenmarkes zulassen (Thorpe et al. 1993). In einer Untersuchung an 80 Patienten (20 in jeder der vier klinischen Untergruppen: frühschubförmig, benigne, primär und sekundär progressiv) mittels multi-array Spulen und raschen Spinechosequenzen zeigten sich Läsionen bei 75% der Patienten mit MS (Kidd et al. 1993). Allerdings waren die Rückenmarksläsionen bei allen klinischen Untergruppen gleichmäßig verteilt, und es ergab sich wiederum keine Beziehung zwischen dem Ausmaß der Behinderung und dem Läsionsvolumen im Gehirn und Rückenmark.

In dieser Studie wurde zum ersten Mal eine Rückenmarksatrophie quantifiziert, die als Folge eines Axonenverlustes gilt. Auf axialen Schnitten wurde sie ausgemessen auf vier verschiedenen Höhen (C_5, Th_2, Th_7, Th_{11}) mit einer Gradienten-Echosequenz (5 mm Schichtdicke, TR 400 ms, TE 15 ms, Neigungswinkel 15°). Die Querschnittsfläche wurde nach manuellem Umfahren des Rückenmarks bestimmt. Eine Atrophie war definiert als Querschnittsfläche kleiner als zwei Standardabweichungen vom Durchschnitt der Normalpopulation (Thorpe et al. 1993). Eine solche Rückenmarksatrophie ließ sich bei 40 % der MS-Patienten nachweisen, ohne signifikante Unterschiede zwischen den klinischen Untergruppen. Etwas vermehrt war der Anteil mit Rückenmarksatrophie bei den primär progredienten Verlaufsformen. Von besonderer Bedeutung ist der Befund eines signifikanten Zusammenhanges zwischen dem Nachweis einer Rückenmarksatrophie und dem Aussmaß der Behinderung in der untersuchten Patientengruppe als Ganze (p=0.05), was annehmen läßt, daß der Axonenverlust für die Ausbildung der Behinderung von Bedeutung ist.

6.6   Serielle MR-Untersuchungen in klinischen Untergruppen

Die Dynamik einzelner Untergruppen läßt sich am besten in longitudinalen Untersuchungen mit häufigen MRI-Untersuchungen studieren.

6.6.1   Schubförmig/remittierende MS

Alle die zahlreichen Studien, welche bei dieser Untergruppe von MS durchgeführt wurden (Isaac et al. 1988; Willoughby et al. 1989; Harris et al. 1991; Thompson et al. 1992; Barkhof et al. 1992; Smith et al. 1993; Kidd et al. 1994; Frank et al. 1994; Thorpe et al. 1996a), bestätigen, daß die MRI-Aktivität, definiert anhand neugebildeter, sich vergrößernder oder Gadolinium-anreichernder Läsionen, häufiger vorkommt und ausgeprägter ist als die klinische Aktivität. Eine jährliche MR-Aktivitätsrate von 18 neuen Läsionen pro Jahr wurde beschrieben (Thompson et al. 1992). Frank et al. (1994) vermuten, daß die Bildung neuer Läsionen über die Zeit einem besonderen sinusförmigen Muster folgen soll, was aber in einer neueren Studie nicht bestätigt werden konnte (Truyen et al. 1995a). Auch wenn es erhebliche Unterschiede im Ausmaß der MR-Aktivität über die Zeit gibt, so folgen die Veränderungen nicht einem regelmäßigen oder voraussehbaren Muster.

Es wurden auch serielle MR-Untersuchungen am Rückenmark durchgeführt (Thorpe et al. 1996 a). Bei 10 Patienten mit frühem schubförmig/remittierenden Verlauf wurden monatlich Gehirn und Rückenmark mittels Gadolinium-verstärkter MRT über 12 Monate untersucht. Über diese Zeit zeigten sich insgesamt 11 klinische Schübe, 153 aktive Gehirnläsionen (94% davon mit Kontrastmittelanreicherung) und 18% aktive Rückenmarksläsionen (60% davon mit Anreicherung). Es ergab sich eine enge Beziehung zwischen Gehirn- und Rückenmarksläsionen. Die Läsionen im Bereich des Rückenmarks waren häufiger von klinischen Symptomen (6 von 19) begleitet, als dies bei den Gehirnläsionen der Fall war (nur 1 von 153 Läsionen ging mit klinischen Symptomen einher). In dieser Gruppe von Patienten zeigte sich über die 12 Monate Beobachtungszeit keine progrediente Rückenmarksatrophie.

6.6.2   Benigne MS

In seriellen Untersuchungen dieser Untergruppe zeigen sich weniger Läsionen pro Zeitperiode als bei Patienten mit dem frühen schubförmig/remittierenden Verlauf (durchschnittlich 5–6 pro Patient pro Jahr). Ferner reichert nur ein Drittel der neugebildeten Läsionen Gd-DTPA an (Thompson et al. 1992; Kidd et al. 1994). Dies läßt vermuten, daß mit zunehmender Krankheitsdauer ein Teil der Patienten weniger Läsionen aufweisen und daß diejenigen, die auftreten, weniger entzündlicher Natur sind. Dies würde mit der klinischen Auffassung übereinstimmen, wonach die Krankheitsaktivität mit fortschreitender Krankheitsdauer abnimmt. Des weiteren waren die Patienten in dieser Untergruppe älter als diejenigen mit schubförmig/remittierendem Verlauf. In den erwähnten Studien allerdings vermag das Alter allein die geringere MR-Aktivität nicht zu erklären.

6.6.3   Sekundär progressive MS

Patienten in dieser Gruppe stammen aus derjenigen mit früher schubförmig/remittierendem Verlauf und entwickeln eine zunehmende Progredienz. Bei einigen von ihnen können aber weiterhin häufig Schübe vorkommen. Es dürfte von Bedeutung sein, diejenigen Patienten mit Schüben von den denjenigen ohne Schübe zu differenzieren. Aufgrund früherer serieller Untersuchungen ist bekannt, daß die Mehrheit der Patienten weiterhin ebenso häufig neue Läsionen aufweist wie in der Gruppe der schubförmig/remittierenden Verläufe. In der Studie von Thompson et al. (1991) wurden 12 Patienten über 6 Monate untersucht, wobei in den ersten drei Monaten alle zwei Wochen MR-Untersuchungen mit Kontrastmittelanreicherungen durchgeführt wurden, über die weiteren 3 Monate monatliche Untersuchungen. Insgesamt fanden sich 109 neue Läsionen, was 18,2 neue Läsionen pro Patient pro Jahr entspricht, von denen 84% Kontrastmittel anreicherten (Abb. 3.9). Es zeigte sich allerdings, daß es in dieser Patientengruppe erhebliche Unterschiede der MR-Aktivität gibt, und neue Läsionen treten besonders häufig bei denjenigen Patienten auf, bei denen auch noch klinische Schübe vorkommen. Es gibt eine weitere Untergruppe, bei der die Progredienz allmählich verläuft, bei der keine klinischen Schübe mehr vorkommen und nur sehr wenig Aktivität im MR nachzuweisen ist; insgesamt also ein ähnliches Verhalten wie bei primär progredienten Verläufen (Kidd et al. 1996). Hier stellt sich wiederum die wichtige Frage nach der Entwicklung der Behinderung, die im einzelnen weiter unten besprochen werden soll.

   Kürzlich wurde die Rückenmarksaktivität bei 9 Patienten dieser Untergruppe über eine Beobachtungszeit von 12 Monaten untersucht (Kidd et al. 1996). Diese Studie zeigte sehr geringe neue Aktivität im Rückenmark: insgesamt nur zwei neue Läsionen und nur eine, die sich vergrößerte im Vergleich zu 112 neuen Läsionen im Gehirn. Es wurde auch die Querschnittsfläche des Rückenmarks ausgemessen auf Höhe C_5, Th_2, Th_7 und Th_{12}: Die durchschnittliche Verringerung des Rückenmarkquerschnittes betrug -2.62 mm², allerdings mit einer sehr weiten Streuung von zwischen -17.1 bis 6.7 mm². Eine progrediente Atrophie, insbesondere auf Höhe C_5, war am ausgeprägtesten (allerdings nicht signifikant, p= 0.08) bei Patienten mit zunehmender Behinderung über die Beobachtungszeit. Bei einzelnen Patienten nahm der Rückenmarkquerschnitt sogar zu, was darauf hinweist, das noch methodologische Probleme gelöst werden müssen.

6.6.4   Primär progressive MS

Diese zahlenmäßig kleine Untergruppe von MS-Patienten ist deshalb von besonderem Interesse, weil schon frühere Untersuchungen annehmen ließen, daß hier besondere MR-Charakteristika nachzuweisen wären. In einer ersten seriellen Studie von 12 Patienten aus dieser Gruppe (Thompson et al. 1991) wurden wiederum über 3 Monate zunächst im Abstand von zwei Wochen, später in monatlichen Abständen MR-Untersuchungen mit Gadolinium-Anreicherung durchgeführt. Dabei ließ sich erstmals nachweisen, daß nur sehr wenige neue Läsionen in der MRT auftraten, und daß diese sehr klein waren (78% kleiner al 5 mm), obwohl sich der klinische Zustand bei diesen Patienten progredient verschlechterte. Besonders überraschend war, daß sich kaum Kontrastmittelanreicherung nachweisen ließ. Bei diesen 12 Patienten fanden sich 20 neue Läsionen über die Beobachtungszeit von 6 Monaten, was einem Durchschnitt von 3,3 Läsionen pro Patient pro Jahr entspricht. Nur eine von diesen 20 Läsionen reicherte Kontrastmittel an. In einer Folgeuntersuchung an 10 Patienten mit monatlichen MRT's über ein Jahr zeigte sich eine Gadolinium-Anreicherung in 14 von 20 neugebildeten Läsionen im Gehirn (Kidd et al. 1996). Werden diese beide Studien zusammen genommen, so zeigt sich eine Gadolinium-Anreicherung lediglich in 15 von 40 der neugebildeten Läsionen (38%). Ähnliche Befunde wurden in der Folge in anderen MR-Zentren bestätigt. Das deutlich geringere Ausmaß an Anreicherung mit Gd-DTPA in den Läsionen bei primär progressiver MS weist darauf hin, daß diese weniger durch Entzündungszeichen bestimmt sind als diejenigen bei den schubförmig/remittierenden bzw. sekundär progredienten Verlaufsformen. Diese Vermutung wurde kürzlich in einer vergleichenden pathologisch anatomischen Studie der beiden progredienten Verlaufsformen der MS bestätigt (Revesz et al. 1994). In einer kürzlich abgeschlossenen Studie von primär progredienter MS ließ sich mit dreifacher Dosierung von Gd-DTPA ein sehr viel höherer Anteil von anreichernden Läsionen nachweisen (Filippi et al. 1995a; Silver et al. 1996).

Es gibt auch eine Gruppe von Patienten, deren Verlauf zwar vorwiegend primär progredient ist, bei denen aber ein einzelner Schub von akuter Verschlechterung zu Beginn oder im Verlauf vorkommt. Das sind wohl Übergangsformen, deren MR-Charakteristika identisch sind mit den primär progredienten Formen (Filippi et al. 1995f).

In seriellen MR-Untersuchungen des Rückenmarks ergeben sich ähnliche Befunde wie bei den sekundär progressiven Formen mit nur drei neuen Läsionen bei 10 Patienten über 12 Monate. Bei einigen Patienten waren keinerlei neue Läsionen im MR von Gehirn und Rückenmark trotz deutlicher klinischer Verschlechterung nachzuweisen. Bei der Mehrzahl der Patienten ließ sich allerdings eine progrediente Rückenmarksatrophie darstellen mit einer durchschnittlichen Veränderung der Rückenmarksfläche von -5.39 mm^2(-20.45 bis 5.15 mm^2). Wie bei der sekundär progressiven Gruppe fand sich auch hier keine signifikante Beziehung zwischen dem Rückenmarksquerschnitt auf Höhe C_5 und dem Ausmaß der Behinderung (p=0.08).

6.7   Kognitive Funktionsstörungen und MRT

Nachdem kognitive Funktionsstörungen bei MS über Jahrzehnte vernachläßigt und ihre Existenz zum Teil auch bestritten wurde, werden sie mittlerweile in einer Anzahl neuerer Publikationen ausführlich beschrieben. Sie kommen bei 40% von unausgewählten Patienten und zwischen 50–65% an Patienten in spezialisierten MS-Ambulanzen vor (Rao et al. 1993). Zu den Veränderungen gehören Störungen des Kurzzeitgedächtnisses, der Aufmerksamkeit, des konzeptuellen und abstrakten Denkens, der Geschwindigkeit der Informationsverarbeitung, bei relativ gutem Erhaltensein der sprachlichen Funktionen. Dieses

Muster von Funktionsstörungen ist typisch für pathologische Veränderungen in der weißen Substanz, entsprechend einer vorwiegend subkortikalen Verteilung der Läsionen. Die
kognitive Beeinträchtigung scheint im Zusammenhang zu stehen mit der Krankheitsdauer
per se, aber es gibt widersprüchliche Angaben hinsichtlich eines Zusammenhanges mit
dem Ausmaß der Behinderung (Heaton et al. 1985; Beatty & Goodkin 1990; Beatty et al.
1990; Rao et al. 1991a, b). Wie bei allen Krankheitsmanifestationen der MS gibt es auch
hier erhebliche inviduelle Unterschiede.

Störungen des Kurzzeitgedächtnis und der Aufmerksamkeit wurden auch bei Patienten
mit klinisch isolierten Syndromen bei Verdacht auf MS nachgewiesen (Callanan et al.
1989; Lyon-Caen et al. 1986). Eine Nachuntersuchung dieser Patienten nach 5 Jahren ließ
annehmen, daß die Beeinträchtigung der kognitiven Funktionen dem Krankheitsverlauf
parallel geht: Einerseits ließ sich eine Verminderung der Aufmerksamkeit und der Ge-
dächtnisfunktionen bei Patienten nachweisen, bei denen der Verlauf in die progressive
Phase übergegangen war, nicht aber bei Patienten ohne weitere neurologische Symptome
(Feinstein et al. 1992a, c). Dies deckt sich auch mit dem Befund, daß Patienten mit sekundär progressiver MS ausgeprägtere kognitive Beeinträchtigungen aufweisen als diejenigen
mit schubförmig/remittierendem Verlauf (Heaton et al. 1985; Rao et al. 1987). Eine
neuere Studie zeigt, daß Patienten mit primär progressiver MS weniger kognitive Beeinträchtigungen aufweisen als Patienten mit sekundär progressivem Verlauf, die nach Alter
und Behinderungsgrad vergleichbar waren (Comi et al. 1995).

Es kann erwartet werden, daß die Beziehung zwischen Schädel-MRT und kognitiver
Beeinträchtigung enger ist als diejenige zwischen MRT und dem Ausmaß der Behinderung,
wie es mittels der Kurtzke Skala bestimmt wird. Eine gewisse Korrelation zwischen dem
Schweregrad der kognitiven Beeinträchtigung und dem Ausmaß der Veränderungen in der
MRT läßt sich zeigen (Franklin et al. 1988; Anzola et al. 1990; Ron et al. 1991; Pozzilli et
al. 1991 a, b). Unter Verwendung exakter Quantifikationsmethoden ist die Beziehung sogar signifikant: So konnten Rao et al. 1989 einen Zusammenhang zwischen der totalen
Läsionsfläche und 18 kognitiven Variablen nachweisen. Verschiedene Frontallappenakti-
vitäten wie Exekutivfunktionen, konzeptuelles Denken, räumliches Arbeitsgedächtnis
oder strategisches Planen wurden untersucht und zeigten eine gute Korrelation mit dem totalen Volumen von Läsionen in den Frontallappen (Arnett et al. 1994; Foong et al. 1996).
Ferner wurde eine signifikante Korrelation zwischen der Atrophie des Corpus callosum
und verschiedenen kognitiven Störungen, insbesondere der Geschwindigkeit der Informationsverarbeitung, nachgewiesen (Huber et al. 1987; Rao et al. 1989).

Einzelne Ausfallssyndrome sind nicht spezifisch mit der Lokalisation der Läsionen
korreliert, wahrscheinlich wegen der Beschränktheit quantitativer Bestimmungen bzw.
wegen der Schwierigkeit, die Wirkung einzelner Läsionen im Zusammenhang mit ausgedehnteren pathologischen Veränderungen isoliert zu bestimmen. In einer neueren Fallstu-
die zeigten Rozewicz et al. (1994) neuropsychologische Ausfälle von seiten der nicht domi-
nanten Hemisphäre bei einem Patienten mit Parietallappenläsionen während eines akuten
MS-Schubes. Mit der Rückbildung der Läsion verbesserten sich auch neuropsychologischen Funktionen. Weitere Faktoren, welche die Interpretation erschweren, sind die pathologische Heterogenität der Läsionen sowie die Unmöglichkeit, feinere pathologische
Veränderungen mit der MRT zu erfassen. In diesem Zusammenhang ist es von Interesse,
daß eine signifikante Beziehung zwischen erhöhten Werten der T_1-Relaxationszeiten in der
normal erscheinenden weißen Substanz der Frontallappen und den kognitiven Veränderungen bei Patienten mit sekundär progressiver MS gefunden wurde (Feinstein et al.
1992a).

In nur wenigen seriellen Studien wurden die Veränderungen der kognitiven Funktionen mit MR-Aktivität in Beziehung gesetzt. In einer solchen Untersuchung wurden Patienten mit früher schubförmig/remittierender bzw. benigner MS über einen Zeitraum von 6

Monaten mit Kontrollpersonen verglichen (Feinstein et al. 1993). Während der ganzen Untersuchung ergab sich sowohl bei den MS-Patienten wie bei den Kontrollen ein deutlicher Übungseffekt. Bei identischem Läsionsvolumen ergaben sich erhebliche Unterschiede in bezug auf die kognitive Beeinträchtigung bei den Patienten. Bei Patienten mit ausgeprägter MR-Aktivität verschlechterte sich allerdings die kognitive Funktion deutlicher. Diese Verschlechterung der kognitiven Funktionen war oft nicht von einer Veränderung in der Kurtzke-Skala (EDSS) begleitet. Bei einigen Patienten ließ sich auch eine Veränderung der EDSS ohne Veränderung in der Schädel-MRT oder in den kognitiven Funktionen nachweisen.

Zusammengefaßt ist die Beziehung zwischen der MRT des Gehirns und den kognitiven Funktionen enger als diejenigen mit den sensomotorischen Funktionen, ein Befund, wie er früher schon mit der Positronen-Emissionstomographie gezeigt werden konnte (Brooks et al. 1984). Es ist anzunehmen, daß eine noch engere Beziehung zwischen den MR-Veränderungen und den kognitiven Funktionsstörungen gefunden werden kann, wenn die Techniken zur Quantifizierung der Läsionen bzw. zur Spezifizierung des pathologischen Prozesses verbessert werden können.

6.8   Mechanismen im akuten Schub

Wie sich aus seriellen Untersuchungen ergibt, gehen etwa 70–80% der klinisch manifesten Schübe mit neuen MRT-Läsionen einher. Die Umkehrung trifft allerdings nicht zu, indem nur 10–20% neuer Läsionen von klinisch feststellbarer Krankheitsaktivität begleitet sind. In den seriellen Untersuchungen zeigt sich eine signifikant höhere Anzahl von aktiven Läsionen pro Untersuchung während der Schübe im Vergleich zu Untersuchungen während der Remission (3.9 v 1.4; p=0.001) (Thorpe et al. 1996 a). Es gibt keine Möglichkeit, die MR-Aktivität der Schübe, die sich klinisch vollständig zurückbilden, von denjenigen zu differenzieren, bei denen Folgezustände zurückbleiben. Allerdings ist anzunehmen, daß Läsionen, die Anzeichen für eine Gewebezerstörung aufweisen (wie persistierende Signalminderung in T_1- Bildern) eher eine schlechtere Erholungstendenz zeigen (Youl et al. 1991a; van Walderveen et al. 1995).

Was können wir mittels MRT über die Mechanismen lernen, die den Schüben und Remissionen zugrundeliegen? Die Optikusneuritis ist ein Modell, um die Beziehungen zwischen den pathologischen Veränderungen und den Symptomen zu studieren, weil alle Nervenfasern derselben Funktion dienen. Außerdem lassen sich hier die Funktionen sowohl mit neurophysiologischen Techniken (visuell evozierte Potentiale, VEP) als auch mittels MRT (siehe Kap. 2.4) untersuchen und messen. Youl et al. (1991b) untersuchten 10 Patienten mit Optikusneuritis innerhalb von zwei Wochen nach Symptombeginn. In allen Sehnerven mit Funktionsausfall reicherte das Kontrastmittel an, während dies einen Monat später nur noch bei 2 Patienten der Fall war. Das heißt, daß die klinischen Symptome der Optikusneuritis im Zusammenhang mit der Phase der Kontrastmittelanreicherung (d. h. der Entzündung) auftraten. Weitere Informationen lieferten die VEP: Im akuten Stadium war die Amplitude deutlich vermindert und die Latenz verlängert als Ausdruck von Leitungsblockierung und Demyelinisation. Nachdem die Phase der Kontrastmittelanreicherung abgeklungen war, persistierte nur die Latenzverlängerung, die Amplitude nahm aber wieder signifikant zu. Diese Beobachtung weist darauf hin, daß die Entzündung eine entscheidende Rolle spielt in der Ausbildung der Symptome im akuten Schub, möglicherweise über die Wirkung von Zytokinen (McDonald 1994). Es ist sehr wohl möglich, daß die Rückbildung der Entzündung und des Ödems verantwortlich ist für die Wiederherstellung der elektrischen Leitfähigkeit und damit der klinischen Remission: Mittels der Technik der Magnetisation-decay-Analyse läßt sich zeigen, daß der Anteil, der aus den PD-/T_2-gewichteten Bildern in den akuten Läsionen verschwindet, wahrscheinlich dem Ödem entspricht.

6.9   Die Entwicklung der Behinderung

Die Hauptsorge aller MS-Patienten geht darum, ob sich eine schwere Behinderung entwickeln wird, ob sie einen Rollstuhl benötigen und ihre Unabhängigkeit einbüßen werden. Eine Behinderung kann sich über 2 Mechanismen einstellen, welche unabhängig von oder parallel miteinander vorkommen: unvollständige Erholung nach einem Schub bzw. langsam schleichende Progredienz. Bei der schubförmig/remittierenden MS geht die Behinderung gänzlich auf den ersten Mechanismen zurück, bei der primär progredienten MS auf den letzteren. Bei der sekundär progredienten MS kommen beide Mechanismen vor; bei einigen Patienten hören die Schübe allerdings auf, und es stellt sich eine schleichende Progression ein. Soweit entsprechende klinische Studien vorliegen, zeigen sie, daß der Beginn der progressiven Phase der Krankheit der entscheidende Faktor bezüglich der Entwicklung der Behinderung ist (Kurtzke et al. 1977; Confavreux et al. 1980; Weinshenker et al. 1989a, b). Des weiteren tragen auch unvollständige Remissionen dazu bei (Runmarker & Andersen 1993). Was können wir von der MRT über die Entwicklung der Behinderung lernen? Aus den Untersuchungen der einzelnen klinischen Untergruppen wissen wir, daß es keinen bzw. kaum einen Zusammenhang zwischen dem Ausmaß der MRT-Veränderungen auf einem PD-/T_2-gewichteten Bild und der Behinderung bei einem einzelnen Patienten gibt. An den Enden des Spektrums stehen die Patienten mit benigner MS mit ausgeprägten Veränderungen in der MRT des Gehirns bzw. Patienten mit primär progredienter MS im Rollstuhl mit einem Punktwert auf der Kurtzke-Skala von über 6,5 und nur minimalen Veränderungen in der MRT. Die Mehrzahl der seriellen Untersuchungen ergab keine Korrelation zwischen der Entwicklung neuer Läsionen der MRT und der Zunahme der Behinderung. Der Aussagewert dieser Studien ist allerdings beschränkt durch die kleine Zahl der untersuchten Patienten und die kurze Dauer der Nachfolgeuntersuchungen (meistens 6 Monate). Werden die Patienten länger nachuntersucht bzw. früher im Krankheitsverlauf, so läßt sich eine Beziehung zwischen den MRT-Veränderungen und der Entwicklung der Behinderung nachweisen. Dies zeigt sich in einer Studie von 89 Patienten, die zu Beginn ein klinisch isoliertes Syndrom aufwiesen, das den Verdacht auf eine MS weckte, wie zum Beispiel eine Optikusneuritis (Morrissey et al. 1993a). Hier war die Beziehung zwischen der Anzahl der Läsionen in der initialen MRT und der Behinderung nach 5 Jahren, wie sie mit der Kurtzke-Skala gemessen wurde, signifikant. Von den 18 Patienten mit einem Punktwert auf der Kurtzke-Skala von 3 oder mehr nach 5 Jahren hatten alle bis auf 3 Patienten 4 oder mehr Läsionen auf der MRT zu Beginn der Untersuchung aufgewiesen. Dieser Befund wird gestützt durch eine semiquantitative Untersuchung, die bei der gleichen Patientengruppe durchgeführt worden war und die ein signifikant größeres Volumen der Veränderungen in der MRT bei denjenigen Patienten zeigte, die nach 5 Jahren eine deutliche Behinderung aufwiesen im Vergleich mit denen, die weniger behindert waren (p=0.005) (Filippi et al. 1994a).

   Die Situation ist komplizierter bei Patienten mit gesicherter MS. Paty et al. untersuchten 18 Patienten 4 Jahre nach einer 6 Monate dauernden Studie und zeigten, daß diejenigen Patienten, die während der Studie mehr MR-Läsionen aufgewiesen hatten, bei Nachuntersuchung deutlicher behindert waren (Paty et al. 1992 a) (Tab. 5.4). Kürzlich wurden

22 Patienten mit primär und sekundär progressiver MS 5 Jahre nach einer 6 Monate dauernden seriellen MR-Studie nachkontrolliert (Losseff et al. 1995 a). Hier ergab sich keine
Beziehung zwischen dem Ausmaß der MR-Veränderungen auf PD-/T_2-gewichteten Bildern zu Beginn der Studie und dem Ausmaß der Behinderung 5 Jahre später. In der Gruppe
der sekundär progressiven Formen war allerdings die Korrelation sowohl zwischen der
Anzahl neuer Kontrastmittel anreichender Läsionen und der Anzahl der Schübe, welche
sich über die Studienperiode von 6 Monaten einstellten, und dem Ausmaß der Behinderung 5 Jahre später signifikant (p = 0,05). Dies gilt nicht für Patienten mit primär progressiver MS.

    Studien mit größeren Patientenzahlen sind aufschlußreicher. Filippi führte eine Metaa-
nalyse bei 281 Patienten aus 5 Zentren mit klinisch gesicherter MS durch, von denen alle
serielle MR-Untersuchungen über einen Zeitraum zwischen 2 und 3 Jahren hatten durch-
führen lassen (Filippi et al. 1995d). Obwohl deutliche Unterschiede zwischen den Zentren
bestanden in bezug auf die klinischen Charakteristika der Patienten, die Verwendung von
immunsuppressiven Therapien und von MR-Protokollen, ergab sich eine signifikante Beziehung zwischen der Entwicklung der Behinderung und der MR-Aktivität (welche aufgrund neuer oder sich vergrößernder Läsionen auf PD-/T_2-gewichteten Bildern definiert
wurde; Kontrastmittel wurden nicht verwendet) (p=0.02). Diese Beziehung war nur bei
den Patienten mit schubförmig/remittierendem Verlauf signifikant, nicht bei denjenigen
mit sekundär progressiven Formen, was annehmen läßt, daß unterschiedliche Mechanismen in den unterschiedlichen Krankheitsstadien für die Entwicklung der Behinderung verantwortlich sind. Eine Studie an 40 Patienten über eine 2-Jahresperiode (Kidd et al. 1992)
ergab keine Beziehung zwischen der Entwicklung der Behinderung und den Veränderungen in den T_2-gewichteten Bildern. In dieser Studie wiesen Patienten mit dem schubförmig/
remittierenden Verlauf eine hohe Aktivität auf im Gegensatz zu denjenigen in der Gruppe
mit sekundär progredientem Verlauf.Dagegen zeigte sich eine hohe MR-Aktivität bei denjenigen Patienten, bei denen weiterhin Schübe vorkamen, wogegen bei denjenigen, die sich
ohne weitere Schübe verschlechterten, die MR-Aktivität niedrig blieb, ähnlich wie bei den
primär progredienten Formen. Diese Studien lassen annehmen, daß die Behinderung, so-
fern sie aus einer unvollständigen Rückbildung von Schüben resultiert, sehr wohl mit der
MR-Aktivität korrespondiert, wogegen eine Behinderung, die sich progredient entwickelt,
diese Beziehung nicht zeigt. Welches sind denn die Mechanismen der Behinderung, welche
einer zunehmender Progredienz zugrundeliegen?

    Die Veränderungen, wie sie auf der MRT gesehen werden können, geben keinen Hin-
weis auf die zugrundeliegende Pathologie der Läsion, und es ist wohl bekannt, daß die MS-
Läsionen pathologisch sehr heterogen sind: Sie reichen von denjenigen mit relativ gutem
Erhaltensein der Axone (gliotische Läsionen) bis zu denjenigen mit ausgeweitetem Extrazellulärraum und entsprechend schwerem Axonenverlust (Abb. 6.4). Es ist anzunehmen,
daß sich im letzteren Fall eine schwere irreversible Behinderung einstellt. Die Annahme,
daß Axonenverlust in der Entwicklung irreversibler Behinderungen eine Rolle spielt, wird
gestützt durch den Nachweis einer Rückenmarksatrophie bei Patienten mit progressiver
MS und durch den Nachweis, daß eine fortschreitende Atrophie mit einer Zunahme der
Behinderung einhergeht (Kidd et al. 1993; Kidd et al. 1996).

6.9.1 Untersuchung der Abnahme der T_2-Magnetisation (T_2-Magnetisation Decay-Analysis)

Mit dieser Technik lassen sich gliotische Läsionen (mono-exponentielle Kurve) und Läsionen mit einem erweiterten Extrazellulärraum und Axonenverlust (bi-exponentielle Kurve) differenzieren. Sie wurde in einer Studie von chronischen Läsionen verwendet, von denen bekannt war, daß sie älter als zwei Jahre waren. Die Hälfte davon wiesen mono-exponentielle T_2-decay-Kurven auf, die andere Hälfte zeigte bi-exponentielle Kurven (Barnes et al. 1991). Die Behauptung, daß Läsionen mit einer mono-exponentiellen decay Kurve eher gliotischer Natur seien, während diejenigen mit bi-exponentiellem Verlauf einen deutlich erweiterten Extrazellulärraum aufwiesen (d. h. Ödem), war schon früher in Vergleichsuntersuchungen der Histologie und MRT-Veränderungen aufgestellt worden (Barnes et al. 1986, 1987, 1988) und wurde in einem Einzelfall bestätigt, der zur pathologisch-anatomischen Untersuchung kam und wo sich eine Beziehung zwischen dem erweiterten Extrazellulärraum und dem Axonenverlust nachweisen ließ (Barnes et al. 1991) (Abb. 6.4).Diese Technik war auch in einer Studie mit 6 behinderten MS-Patienten mit sekundär progressivem Verlauf und 5 Patienten mit benigner MS verwendet worden. Dabei zeigte sich, daß die Mehrzahl ausgedehnter Läsionen (75%) in der sekundär progredienten Gruppe einen bi-exponentiellen Kurvenverlauf aufwies, während dies bei den benignen Formen relativ selten der Fall war (12,5%) (Filippi et al. 1994b).

6.9.2 Bildgebung mit Magnetisationstransfer

Die Bilder, die mittels dieser Technik gewonnen werden, werden hauptsächlich durch die an Gewebebestandteile gebundenen Wasserstoffionen produziert, und da die Mehrzahl der gebundenen Protonen an Myelin gebunden sind, liefert diese Technik ein Maß für den Myelinabbau. Die Ergebnisse werden als Verhältnis formuliert (Magnetisation transfer ratio) und je geringer das Verhältnis, desto ausgedehnter die Gewebezerstörung. Diese Untersuchungstechnik wurde in einer Gruppe von 43 Patienten aus allen vier klinischen Untergruppen mit sehr unterschiedlichem Behinderungsgrad verwendet (Gass et al. 1994). Das durchschnittliche MT-Verhältnis war signifikant höher in der Untergruppe der benignen MS im Vergleich mit der sekundär progredienten Form (p=0.01) sowie bei den weniger Behinderten (EDSS < oder = 3) im Vergleich mit den schwerer Behinderten (EDSS > or = 5, p = 0.001)(Tab. 6.1). In der ganzen untersuchten Gruppe zeigte sich eine starke inverse Beziehung zwischen der Behinderung (wie sie auf der Kurtzke-EDSS-Skala gemessen wurde) und dem durchschnittlichen MT-Verhältnis (Spearman Rank Correlation coefficient = 0.44, p=0.006) (Abb. 6.5). In einer neueren Studie, in der Läsionen bei Patienten mit benigner und mit sekundär progressiver MS verglichen wurden, zeigte sich eine signifikant niedrigere MT-Ratio bei den letzteren. In seriellen Untersuchungen über 18 Monate veränderten sich die MT-Verhältnisse in bestehenden Läsionen nicht. In neu gebildeten Läsionen bei Patienten mit sekundär progressivem Verlauf dagegen war die MT-Ratio über die Beobachtungszeit signifikant niedriger (HM Lai, persönliche Mitteilung).

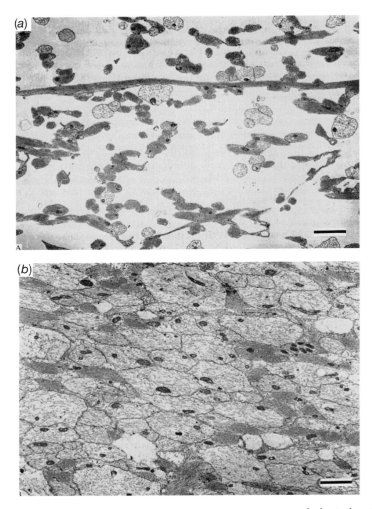

Abb. 6.4 *Zwei Extremformen von MS-Läsionen im pathologischen Schnitt: (a) „offene" Läsion mit ausgeprägtem Axonenverlust und sehr stark erweitertem extrazellulärem Raum. (b) „geschlossene" Läsion mit vollständiger Demyelinisierung und relativem Erhaltensein der Axone, intensiver Gliose und keiner Erweiterung des Extrazellulärraumes. (Aus Barnes et al. 1991, mit Genehmigung Oxford University Press.)*

6.9.3 T_1-gewichtete Spinecho-Sequenzen ohne Kontrastmittelanreicherung

Die Auflösung der Gewebestruktur innerhalb einer Läsion führt auch zu einer deutlich verlängerten T_1-Relaxationszeit, was zu einer Hypointensität auf T_1- gewichteten Bildern führt (siehe Kap. 2.2.5) (Abb. 2.1). Dies wurde auch in einer neueren Studie bestätigt, indem die MT-Ratio von hypointensen Läsionen (27,3%) signifikant niedriger war als dieje-

Tab. 6.1 *Magnetisationstransfer-Verhältnisse (MTR) von Läsionen bei Multipler Sklerose in verschiedenen klinischen Subgruppen*

	EER	Be	Sp	PP
Patienten Anzahl	11	11	11	10
Durchschnittlicher EDSS	2.9	2.7	6.1	4.8
(Spanne)	(1.5–6.5)	(1.5–3.0)	(5.0–8.0)	(3.0–7.0)
Durchschnittliche MTR	24.8%	25.4%	23.7%	24.2%
(Spanne)	(21–28)	(23–27)	(21–26)	(20–27)

(MTR von normaler weißer Substanz = 31%)

Bemerkung:
ERR = früh schubförmig remittierender Verlauf
Be   = benigner Verlauf
SP   = sekundär progredienter Verlauf
PP   = primär progredienter Verlauf
MTR = Magnetisationstransfer-Verhältnis
EDSS = Kurtzke's Behinderungsskala

(Nach A. Gass et al. 1994, aus Annals of Neurology 1994; 36: 62–67, mit freundlicher Erlaubnis von Little, Brown und Co. Inc.).

nige von isointensen Läsionen (33,1%; p = 0,0001) (Hiehle et al. 1995). In einer neueren Untersuchung an 19 Patienten mit MS wurden über einen Untersuchungszeitraum von 2 Jahren Spinecho-Bilder mit kurzen TR/kurzen TE durchgeführt. Dabei ergab sich eine signifikante Beziehung zwischen zunehmender Behinderung (auf der Kurtzke-Skala) und der Zunahme des Volumens der Läsionen mit geringem Signal (Spearman, Rank correlation coefficient = 0.74, p=0.002) (van Walderveen et al. 1995). Nach einem weiteren Jahr der Untersuchung ließ sich diese Beziehung nur noch bei den Patienten mit sekundär progressiver MS nachweisen, nicht bei schubförmig/remittierendem Verlauf (Truyen et al. 1995b).

6.9.4   Protonen-MR-Spektroskopie

Wie oben ausgeführt (siehe Kap. 2.5 und 6.1) weisen akute Läsionen eine ausgeprägte, wenn auch nur vorübergehende Verminderung im Gipfel des N-Acetyl-Aspartat (NAA) auf, was auf eine axonale Dysfunktion hinweist. Kürzlich wurden absolute NAA-Spiegel im Verhältnis zur Kleinhirnfunktion untersucht (Davie et al. 1995). Der Vergleich zwischen 11 MS-Patienten mit ausgeprägter Kleinhirnstörung und 11 Patienten ohne Kleinhirnzeichen ergab eine hochsignifikante Verminderung der NAA-Spiegel im Cerebellum bei der ersteren Gruppe (Abb. 3.25). Es zeigte sich eine negative Beziehung zwischen den NAA-Konzentrationen und dem EDSS (r=0.52, 0.025 > p > 0.01) beziehungsweise mit der Kleinhirnfunktion (r= − 0.49, 0.05, > p > 0.02). Diese Verminderung der NAA-Konzentration war vergleichbar mit derjenigen, wie sie bei Patienten mit autosomat dominanter Kleinhirnataxie gefunden wurde, die man gleichzeitig untersucht hatte. Ein weiterer wichtiger Befund besteht in einer signifikanten Beziehung zwischen dem Ausmaß der Kleinhirnatrophie und der Kleinhirnfunktionsstörung (r= 0.54, 0.02 > p > 0.01), wie dies früher schon im Rückenmarksbereich nachgewiesen worden war. 6 dieser MS-Patienten mit Ataxie wurden 6 Monate später nachuntersucht, und bei allen persistierte die niedrige NAA-Konzentration, was annehmen läßt, daß sie Ausdruck der irreversiblen pathologischen Veränderungen ist, d. h. des Axonenverlustes.

6.9.5   Rückenmarksatrophie

Es gibt einige vielversprechende neuere Arbeiten, welche die methodologischen Schwierigkeiten bei der Messung der Rückenmarksatrophie untersuchen (Losseff et al. 1995b, 1996). Wird dabei vor allem das obere Halsmark untersucht, welches relativ konsistente Angaben ermöglicht, und wird eine semi-automatisierte Technik zum Umfahren der Läsionen benutzt, wie sie sich auf axialen Rekonstruktionen aus Gradienten-Echosequenzen präsentieren, so läßt sich die Konsistenz der Messung (reproducibility) auf 0,6% reduzieren. Eine erste Studie an 60 Patienten, die mit dieser Technik untersucht wurden, zeigt eine enge Beziehung zwischen dem Rückenmarksquerschnitt und der EDSS (r=0,86) (Abb. 6.6) (Losseff et al. 1996).

6.9.6   Diffusionsbildgebung

Trotz der offensichtlichen Möglichkeiten dieser Technik wurden bisher nur wenige klinische Studien durchgeführt. In einer neueren Untersuchung an 12 Patienten mit benigner MS und 13 mit sekundär progressivem Verlauf zeigte sich keinerlei Unterschied zwischen den Läsionen in beiden Gruppen (Lai et al. 1995).

6.10   Schlußfolgerung

Verschiedene Argumente sprechen dafür, daß der Axonenverlust für die Entstehung der Behinderung entscheidend ist. Neue Techniken müssen entwickelt werden, welche den Axonenverlust nachweisen und die Eingang in die klinische Praxis finden können. Es ist von besonderer Bedeutung für die Untersuchung von Patienten in Therapiestudien (McDonald et al. 1994). In diesem Zusammenhang dürfte insbesondere die relativ einfach durchzuführende Messung hypointenser Läsionen auf T_1-gewichteten Bildern Bedeutung erlangen.

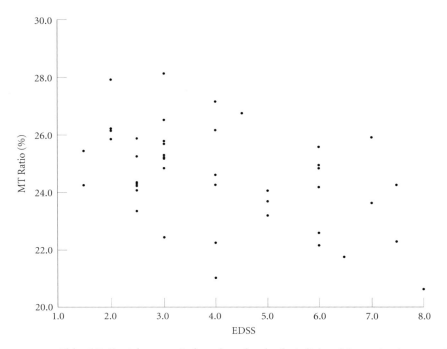

Abb. 6.5 *Beziehung zwischen dem durchschnittlichen Magnetisationstransfer-verhältnis von MS-Läsionen und der Behinderung auf der Kurtzke-Skala (EDSS). (Aus Gass et al. 1994, abgebildet in Annals of Neurology V36, pp. 62–7, mit Genehmigung Little, Brown & Co. Inc.*

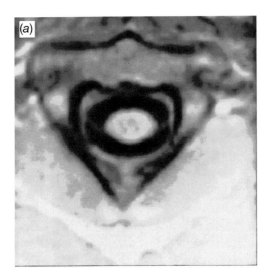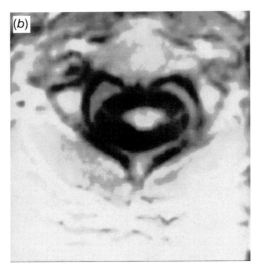

Abb. 6.6 *3 mm dicke axiale Bilder auf Höhe C$_2$, rekonstruiert: niedere Signal-intensität im Subarachnoidalraum, welcher exakt das Rückenmark abgrenzen läßt. Das Rückenmark wird mit der Konturtechnik (siehe Kap. 2.6.1.) umfahren: (a) normale Größe bei einem Patienten mit benigner MS und EDSS = 1. (b) atrophisches Rückenmark bei einem Patienten mit sekundär progredienter MS und EDSS = 8. (Aus Losseff et al. 1996, mit Genehmigung Oxford University Press.)*

7 MR-Techniken im Rahmen von Therapiestudien

Donald W. Paty, David H. Miller

7.1 Einleitung

Schon die ersten Erfahrungen mit der MRT bei Multipler Sklerose zeigten, daß Läsionen, die zunächst stabil waren, an Größe zunehmen konnten und daß sich neue asymptomatische Läsionen über die Zeit ausbilden konnten (Johnson et al. 1984; Li et al. 1984). Die Krankheitsaktivität, wie sie in der MRT dargestellt wird, kann geradezu dramatisch erscheinen und geht oft ohne klinisches Korrelat einher. Es wurde bald klar, daß solche Befunde eine große Bedeutung im Rahmen von Therapiestudien erhalten würden. Das vorliegende Kapitel befaßt sich vor allem mit diesem Aspekt der Anwendung der MRT im Rahmen der MS in vier Abschnitten: 1. Übersicht über serielle Untersuchungen des natürlichen Verlaufes, insofern sie eine Grundlage für Studienprotokolle liefern; 2. die Bedeutung der Beziehungen zwischen MR-Veränderungen und Klinik, wie sie in den vorangegangenen zwei Kapiteln dargestellt wurde, hinsichtlich der Interpretation von MR-Befunden in Therapiestudien; 3. eine Übersicht über MR-Befunde in klinischen Studien, die bisher durchgeführt wurden; 4. Empfehlungen für die Verwendung der MRT in klinischen Studien.

7.2 Serielle MR-Studien des natürlichen Krankheitsverlaufs

7.2.1 Serielle MR-Studien der Krankheitsaktivität

In verschiedenen Zentren wurden systematische serielle Untersuchungen durchgeführt, bei denen häufige klinisch-neurologische und MR-Untersuchungen erfolgten (siehe Tab. 7.1). MR-Läsionen lassen sich wie folgt definieren:

1. Läsionen auf T_1-gewichteten Bildern mit Kontrastmittelanreicherung
Eine Kontrastmittelanreicherung (d. h. Hyperintensität) kommt in einigen Läsionen nach Verabreichung von Gadoliniumchelaten vor. Die nicht anreichernden Läsionen sind isointens oder hypointens im Vergleich zur normalen weißen Substanz. Es gibt drei Arten von Kontrastmittel-anreichenden Läsionen:
  a) *Neue Läsion:* erstmalige Kontrastmittelanreicherung in einer Läsion
  b) *Rezidiv:* neuerliche Kontrastmittelanreicherung in einer Läsion, die in einer früheren Krankheitsepisode eine Anreicherung gezeigt hatte, welche sich später zurückbildete.
  c) *Persistierende Läsion:* eine Läsion, die auch auf einem früheren Bild eine Anreicherung gezeigt hatte.

Tab. 7.1 *Systematische Studien zum natürlichen Verlauf mit serieller MRT*

Erstautor	Gd	Jahr	Verlauf	Befunde
1. Isaac	0	1988	RR	MRT Aktivität 5 × klinische Aktivitätsrate
2. Willoughby	0	1989	RR	MRT Aktivität 5 × klinische Aktivitätsrate
3. Koopmans	0	1989a	RP	Hohe MR Aktivität in RP Patienten
4. Miller	+	1988a	RR	MRT Aktivität > als klinische; alle neuen MR-Läsionen reichern an
5. Kermode	+	1990a	RR	Gd-Anreicherung kann Standard MR-Läsionen vorausgehen
6. Bastianello	+	1990	gemischt	Alle neuen Läsionen reichern an
7. Wiebe	+	1990	gemischt	Spinales MRT von beschränktem Nutzen, d Verbesserung der Sensitivität lediglich um etwa 20%
8. Harris	+	1991	RR	MRT Aktivität > als klinische
9. Thompson	+	1991	PP	Unterschiedliche Muster zwischen RR & RI PP weisen geringe Zahl von nicht anreicher den neuen Läsionen auf
10. Thompson	+	1992	RR	Unterschiede zwischen früh schubförmigen und benignen Formen
11. Barkhof	+	1992b	gemischt	MRT Aktivität 10 × klinische
12. Capra	+	1992	RR	MRT viel größer als klinische Aktivität
13. McFarland	+	1992	RR	Deutliche monatliche Fluktuationen der MRT Aktivität
14. Smith	+	1993	RR	Fortsetzung der Studie von Harris: Läsionsaktivität tritt „schubförmig" auf
15. Smith	+	1993	RR	Vorschlag zur Analyse vor und nach Behand lung
16. Miller	+	1993c	RR & RP	Gadolinium erhöht MRT Aktivität um 60% im Vergleich zu T_2-Untersuchung allein
17. Kidd	+	1994	RR	Benigner Verlauf mit weniger Aktivität als früh schubförmiger
18. Khoury	+	1994	gemischt	Korrelation von klinischer und MR-Aktivitä
19. van Walderveen	0	1994	RR-preg	↓ MR Aktivität im 3. Schwangerschaftstrimester
20. van Walderveen	+	1995	gemischt	T_1-Läsionen korrelieren besser als T_2-Läsionen mit klinischem Schweregrad

Bemerkungen
Gd = Gadolinium wurde verwendet
RR = schubförmig remittierend
RP = schubförmig progredient (chronische Progredienz nach schubförmigem Beginn)
PP = primär progredienter Verlauf

Eine Kontrastmittelanreicherung kann mit oder ohne Veränderungen auf Protonen-gewichteten, bzw. T_2-gewichteten Bildern vorkommen:

2. *Läsionen auf den Protonen-gewichteten bzw. T_2-gewichteten Bildern:*
   a) *Neue Läsion:* Einige neue Läsionen lassen sich auch auf den T_1-gewichteten Bildern ohne Kontrastmittelanreicherung feststellen, die meisten zeigen eine Kontrastmittelanreicherung während der ersten 2–6 Wochen und werden mit der Zeit (innerhalb von 2 Monaten) kleiner.
   b) *Stabile Läsion:* Diese Läsionen verändern sich nicht von einem T_2-gewichteten Bild bis zum nächsten.
   c) *Wiederauftretende Läsion:* Läsionen, welche am gleichen Ort wiederauftreten, an dem eine frühere Läsion verschwunden war (ein Verschwinden und Wiedererscheinen von Läsionen ist ungewöhnlich bei Untersuchungen mit hoher Feldstärke über 0.5 T).
   d) *Sich vergrößernde Läsion:* Läsionen, die sich im Vergleich zu einer früheren Untersuchung signifikant vergrößern. Die meisten dieser größer werdenden Läsionen zeigen auch eine Kontrastmittelanreicherung während einiger Wochen.

Jede neu gebildete Läsion, ob sie Kontrastmittel anreichert oder sich vergrößert, kann als Zeichen einer fortschreitender pathologischen Veränderung aufgefaßt werden, d. h. als ein Anzeichen zunehmender Krankheitsaktivität. Es sollte allerdings unterschieden werden zwischen persistierender Aktivität und neuer bzw. rezidivierender Aktivität: Persistierende MR-Aktivität läßt eine länger andauernde pathologische Aktivität vermuten, die wahrscheinlich wichtiger ist als eine solche von kurzer Dauer; d. h., daß Läsionen, die in zwei aufeinanderfolgenden Bildern im Abstand von einem Monat anreichern, für den Krankheitsverlauf wichtiger sind als diejenigen, die nur auf einem einzigen Bild eine Anreicherung zeigen. Am wichtigsten ist allerdings die neue Läsion auf einem PD-/T_2-Bild. Eine wirksame Therapie, die dem weiteren Fortschreiten der Krankheit vorbeugen sollte, muß imstande sein, die Bildung neuer Läsionen zu stoppen oder zumindest zu verlangsamen. Besondere pathologische Veränderungen in einer neu gebildeten Läsion wie Axonenverlust und Gliose erfordern eine andere therapeutische Strategie, als nur die Bildung neuer (meist entzündlicher) Läsionen zu verhindern. Auch die *rezidivierende Aktivität* dürfte zu irreversiblen Schädigungen führen und wird deshalb als Untergruppe neuer Aktivität betrachtet. Die erste systematische Untersuchung von asymptomatischer MR-Aktivität ohne Kontrastmittelanreicherung wurde an 7 Patienten mit schubförmigem Krankheitsverlauf durchgeführt (Isaac et al. 1988). Einige dieser Patienten waren behindert, die meisten aber in den Alltagsverrichtungen unabhängig. Die Patienten wurden über 6 Monate mit monatlichen MR-Untersuchungen ohne Kontrastmittelanreicherung untersucht, wobei besonders auf exaktere Repositionierung und Vergleichbarkeit der Bilder geachtet wurde. Bei drei dieser Patienten traten klinische Schübe in der Beobachtungszeit auf. Es zeigten sich aber 17 neue sich vergrößernde oder wiederauftretende MR-Läsionen. Es handelte sich immer um neue oder wiederauftretende Aktivität, da persistierende Aktivität nicht gezählt wurde, (d. h. eine aktive Läsion wurde nur gezählt, wenn sie erstmals auftrat). Von den 36 Nachfolgeuntersuchungen zeigten 17 (48%) MR-Aktivität. Die durchschnittliche Rate klinischer Schübe betrug 1,4 pro Patient und Jahr. Die Frequenz des Neuauftretens von MR-Läsionen betrug 4,9 Läsionen pro Patient und Jahr. Insgesamt betrug die MR-Aktivität 8,0 Aktivitätsereignisse pro Patient und Jahr. Die MR-Aktivitätsrate war demnach insgesamt 3,4mal höher als die klinische Aktivitätsrate.

In einer anderen Studie wurden 9 Patienten mit geringer Behinderung, aber aktiver schubförmiger Krankheitsaktivität untersucht (Willoughby et al. 1989). Bei jedem Patienten wurden im Abstand von zwei Wochen eine sorgfältige Anamnese, eine ausführliche neurologische Untersuchung und eine MR-Untersuchung ohne Kontrastmittelanreiche-

rung über durchschnittlich 5 Monate durchgeführt. Die klinisch faßbare Krankheitsaktivität war minimal, indem in nur 3 Fällen Veränderungen im neurologischen Untersuchungs-
befund festgestellt wurden, die asymptomatisch blieben. 1 Patient wies zwei kleinere
Schübe von Gefühlsstörungen auf. 6 der Patienten zeigten MR-Aktivität: Es wurden 10
neue und 2 sich vergrößernde Läsionen festgestellt. Alle diese Ereignisse neuer MR-Aktivität (12 insgesamt) blieben ohne Symptome. Die klinische Schubrate betrug 0,53 Schübe
pro Patient und Jahr; die MR-Aktivitätsrate betrug 3.2 pro Patient und Jahr. In den 83
Nachfolge-MRT-Untersuchungen zeigten 10 (12%) Zeichen einer zunehmenden Krankheitsaktivität. Insgesamt war die MR-Aktivität in dieser Untersuchung ebenfalls 6mal höher als die klinische Schubrate.

In einer dritten Studie wurden 8 schwer behinderte Patienten in der progressiven
Krankheitsphase der MS untersucht (Koopmans et al. 1989). Die Patienten wurden aufgrund einer chronischen Verschlechterung über ein Jahr ausgewählt. Bei 7 dieser 8 Patienten hatte die Krankheit mit Schüben begonnen und gilt deshalb als sekundär progrediente
Form. Bei allen Patienten wurden in 2wöchentlichen Abständen Anamnese, neurologische
Untersuchung und MRT während 6 Monaten durchgeführt. In dieser Zeit wurden keine
klinischen Schübe beobachtet; in 98 MR-Untersuchungen ohne Kontrastmittel zeigten
sich 25 neue MR-Läsionen sowie 61mal eine Vergrößerung der Läsionen, welche in früheren MR-Untersuchungen sich als stabil erwiesen hatten, d. h., daß 68mal eine MR-Aktivität während der Untersuchungszeit festgestellt wurde (zu beachten, daß eine stetige Grö-
ßenzunahme (persistierende Aktivität) in mehreren Untersuchungen als eine einmalige Aktivität gezählt wurde). In 50 der 98 Nachfolgeuntersuchungen (50%) ergaben sich Hinweise auf zunehmende Krankheitsaktivität.

Die durchschnittliche MR-Aktivität in diesen drei älteren Studien betrug 30%, was
fast exakt derjenigen entspricht, wie sie im Placeboarm der Interferon-Beta 1b-Studie gefunden wurde (Paty & Li 1993). Abb. 7.1, 7.2 und 7.3 zeigen einige Beispiele von MR-Aktivität.

Es wurden auch verschiedene serielle MR-Studien mit Kontrastmittelanreicherung
durchgeführt (siehe Tab. 7.1). In diesen Studien zeigten bis zu 90% neuer MR-Läsionen
eine Anreicherung mit Gadolinium. Gelgentlich konnte sogar eine Kontrastmittelanreicherung dargestellt werden, bevor die Läsion auf den Standard-MRT zu sehen war (Kermode et al. 1990). In einer Studie ergab die MR-Untersuchung des Rückenmarks zusätzlich ca. 20% mehr MR-Aktivität im Vergleich zur üblichen MR-Untersuchung des Gehirns (Wiebe et al. 1990). Miller et al. (1993 c) verglichen die Gadolinium-Anreicherung
mit gewöhnlichen PD-/T_2-Läsionen hinsichtlich der Sensitivität des Nachweises von MR-
Aktivität. Sie untersuchten 19 Patienten mit schubförmigem Verlauf und 7 mit sekundär
progredientem Verlauf: insgesamt 26 Patienten, bei denen über 4 Monate je eine monatliche MR-Untersuchung durchgeführt wurde. 1 Patient (Nr. 26) fiel aus dem Rahmen, indem er 144 aktive Läsionen zeigte, von denen die meisten (88%) Kontrastmittel anreicherten, ohne daß sie sich im T_2-Bild in der Größe verändert hätten. 83% der aktiven Läsionen
bei diesem Patienten waren neu aktiv und 17% persistierend aktiv. In den anderen 25 Fällen zeigten sich 106 aktive Läsionen, von denen 68 (64%) lediglich anhand der Kontrastmittelanreicherung, 16 (15%) lediglich anhand der T_2- Veränderungen festgestellt werden
konnten. 22 Läsionen (21%) wurden gleichzeitig mit beiden Techniken dargestellt. Von
diesen 106 aktiven Läsionen, die bei den 25 Patienten gefunden wurden, waren 82 (77%)
neu aktiv und 24 (23%) persistierend aktiv.

Auch in der Gruppe am Queen Square (Thompson et al. 1990 b) wurden deutliche Unterschiede in der MR-Aktivität in den verschiedenen klinischen Untergruppen gefunden.
Die geringste Aktivitätsrate mit 3.3 aktiven Läsionen (von denen nur ganz wenige anreicherten) pro Patient und Jahr kam beim primär progredienten Verlauf vor. Beim benignen
Verlauf (EDSS < 3 nach > 10 Jahreb Krankheitsverlauf) waren es 8.8 *neue* Läsionen pro

Patient und Jahr; beim schubförmigen Verlauf waren es 17.2, beim sekundär progredienten Verlauf 18.2 *neue* Läsionen pro Patient und Jahr.

Die meisten seriellen Untersuchungen stimmen darin überein, daß die Aktivitätsrate der Läsionen bei den Patienten sehr unterschiedlich ist. Leider variiert auch der Anteil neugebildeter (oder anderweitig aktiver) Läsionen über die Zeit erheblich. Bei einigen Patienten findet sich viel Aktivität über einige Monate und nachher völlige Inaktivität über viele Monate. Harris et al. (1991) und Smith et al. (1993) nennen dies „Aktivitätsausbrüche" („bursts of activity"). Mit höheren Feldstärken und dünneren Schichten (3 – 5 mm) stellt sich natürlich mehr Aktivität dar. Abb. 3.9 zeigt ein Beispiel von serieller MR-Aktivität bei einem Patienten mit sekundär progredientem Verlauf mit monatlichen T_2- Untersuchungen mit Kontrastmittel auf einem 0.5 Tesla-Gerät.

Die optimale Untersuchungsfrequenz ist ein Kompromiß zwischen erwünschter Information und den Kosten bzw. der Untersuchungszeit. Sie hängt auch wesentlich vom Untersuchungsgerät und von den verwendeten Frequenzen ab. Die im folgenden beschriebenen Erfahrungen aus Vancouver wurden mit einem Gerät mit schwacher Feldstärke (0.15 T), mit geringem Auflösungsvermögen und 10 mm Schichtdicke gewonnen. Untersuchungen in 2wöchentlichen Abständen erwiesen sich als am günstigsten, indem auf diese Weise 100% neuer und aktiver Läsionen zu erfassen sind. Bei einer Studie über den Einfluß der Untersuchungsfrequenz zeigten Koopmans et al. (unveröffentlicht) 67% der Aktivität der Läsionen bei monatlichen MRT und 40% bei Untersuchungen im Abstand von 6 Wochen. Längere Abstände zwischen den Untersuchungen verringern die Aussagekraft noch weiter. Umgekehrt dargestellt weisen 36% der Läsionen eine Aktivitätsdauer von weniger als 4 Wochen auf, weitere 28% eine solche von 4 – 6 Wochen und weitere 7% eine solche von 6 – 8 Wochen. Auf jährlichen MRTs dürften mindestens 33% der neuen Läsionen erfaßt werden. Ist die Anzahl der untersuchten Patienten groß genug, so lassen sich signifikante Therapieeffekte nachweisen, wie in der Therapiestudie mit Interferon-Beta-1b gezeigt werden konnte (Paty et al. 1993).

Am Queen Square wurden 3 Patienten mit wöchentlichen PD-/T_2-gewichteten und kontrastverstärkten Bildern über 3 Monate auf einem 1.5 T-System mit 5 mm Schichtdicke untersucht (Lai et al. 1996). Auf den wöchentlichen Bildern kamen 38 neue Gd-anreichernde, aber nur 16 Läsionen auf den PD-T_2-Bildern zur Darstellung, was die schon früher beschriebene höhere Sensitivität der Kontrastuntersuchung zum Nachweis der Läsionsaktivität bestätigt (Miller et al. 1993 c). Auch wenn 2 Läsionen nur auf einem Bild Kontrastmittel anreicherten (was zeigt, daß eine Kontrastmittel-Anreicherung gelegentlich weniger als 2 Wochen lang andauern kann), so zeigten die monatlichen Bilder 33 neue anreichernde Läsionen. Unter der Annahme, daß bei wöchentlichen Untersuchungen die Sensitivität 100% beträgt, so waren 87% auf den monatlichen Bildern zu erfassen. Ein Untersuchungsintervall von einem Monat erweist sich als praktisch ungeeignet mit den üblichen Feldstärken der Untersuchungsgeräte von 0.5 bis 1.5 T.

Die NIH Neuroimmunology Group (McFarland et al. 1992; Smith et al. 1993) schlägt eine besondere Methode zur Bestimmung der Aktivität vor: Die Anzahl Kontrastmittel-anreichernder Läsionen wird in monatlichen Untersuchungen unbehandelter Patienten während 6 Monaten bestimmt. Zum Vergleich damit wird nach der Behandlungsperiode die Aktivität nochmals untersucht (Boot Strap). Diese Untersuchungsanordnung (single crossover design) ist aussagekräftiger als diejenige in parallelen Gruppen mit Placebo-Kontrolle, da die MR-Aktivität bei einzelnen Patienten weniger variiert als die Aktivität im Vergleich der Patienten untereinander. Eine Einschränkung dieser Untersuchungsanordnung ergibt sich aus der Tendenz einer Annäherung an einen Mittelwert (regression towards the mean), wenn Patienten (wie dies oft der Fall ist) aufgrund der Tatsache ausgewählt werden, daß sie kürzlich eine aktive Phase ihrer Krankheit durchgemacht haben. Deshalb vermag ein Vergleich mit Placebo-kontrollierten Parallelgruppen eher den Nachweis einer Wirkung einer Behandlung zu erbringen. Immerhin ließ sich nachweisen (Stone et al. 1995a), daß Interferon-Beta-1b sehr deutlich die Rate von Kontrastmittelanreicherung bei schubförmigem Verlauf vermindert: Die MR-Aktivität war vor Beginn der Therapie im Hinblick auf den natürlichen Verlauf untersucht worden. Da diese Ergebnisse mit denjenigen in publizierten Studien übereinstimmen (Paty et al. 1993), dürfte diese Methode tatsächlich zweckmäßig sein, wenn, wie bei den Patienten am NIH, eine sehr lange Untersuchungszeit vor Beginn der Behandlung beobachtet wird.

7.2.2   MR-Studien zur Quantifizierung der pathologischen Veränderungen

In verschiedenen Studien wurde das Ausmaß der pathologischen Veränderungen im MR des Gehirns mit dem Ausmaß des klinischen Schweregrades verglichen (Huber et al. 1987; Franklin et al. 1988; Kiel et al. 1988). Die Korrelation zwischen der klinischen Behinderung und dem Ausmaß der MR Veränderungen war nicht sehr gut. Es wurden verschiedene computerunterstützte Methoden zur Messung der Abnormitäten, wie sie im MR zu sehen sind, entwickelt mit dem Ziel, die Evolution des Ausmaßes der pathologischen Veränderungen über die Zeit zu bestimmen (Paty et al. 1987, 1988a, b). Eine computerunterstützte Analysemethode erwies sich als reproduzierbar, um die erwartete Zunahme an pathologischen Veränderungen über die Zeit und Behandlungseffekte nachzuweisen (Paty et al. 1993). Bei dieser Art der Analyse bestimmt ein Radiologe, der mit der Untersuchung serieller MRT vertraut ist, die Anzahl, Größe und Verteilung der Läsionen bei jedem untersuchten Patienten. Sind alle Läsionen identifiziert, lokalisiert und benannt, so werden sie auf dem MR-Film markiert für die spätere Quantifizierung.

Zur Quantifizierung umfährt ein Techniker die Ränder der Läsionen mittels eines Cursor. Zur Identifizierung der Läsionen dienen sowohl protonendichte- wie T_2-gewichtete Bilder, dann allerdings werden die Läsionen ausschließlich auf den PD- Bildern (lange TR, kurze TE) umfahren. Der Grund für diese Einschränkung liegt darin, daß auf den Protonenbildern der Liquor schwarz bzw. neutral mit der weißen Substanz erscheint und entsprechend mit dem Weiß der Läsionen kontrastiert. Auf diese Weise lassen sich die periventrikulären Läsionen leichter identifizieren und erfassen. Das Areal jeder Läsion [Region of Interest (ROI)] wird dann auf einem Computer dargestellt, wobei die Markierungen des Radiologen auf dem Film als Anleitung dienen. Wiederholte Untersuchungen auf demselben Bild über Tage und Wochen lassen in den Händen erfahrener Techniker das Ausmaß der Läsionen mit einer Genauigkeit der Reproduzierbarkeit von weniger als 6% bestimmen. Die Unsicherheit der Messungen zwischen einzelnen Untersuchern ist viel größer (17–30%). Aus diesem Grund untersucht immer nur eine Einzelperson, um die Variabilität auf ein Minimum zu beschränken.

Auf diese Weise läßt sich die Läsionsfläche Schicht um Schicht in mm² bestimmen Das Computerprogramm erlaubt eine Berechnung der Fläche einzelner Läsionen (ROI), der gesamten Läsionsfläche pro Schicht und der totalen Läsionsfläche aller Schichten bei jedem einzelnen Patienten. Zum Ende dieses Vorganges werden alle Gebiete mit abnormalen Signalen Schicht um Schicht zusammengezählt, was einen Gesamtindex des Ausmaßes der pathologischen Veränderungen in mm² ergibt („burden of disease" BOD). Abb. 7.1 zeigt wie diese Quantifizierung erfolgt; Abb. 7.2 zeigt, wie diese Quantifizierung aussieht.

Van Walderveen et al. (1995) wiesen kürzlich nach, daß Veränderungen im Ausmaß der hypointensen, nicht anreichernden Läsionen auf T_1-gewichteten Bildern besser mit den Veränderungen der klinischen Behinderung korrelieren als das Ausmaß der Veränderungen der Läsionen auf den PD-/T_2-gewichteten Bildern. Dieser Unterschied kommt wahrscheinlich daher, daß die hypointensen Läsionen auf den T_1-Bildern eher chronisch

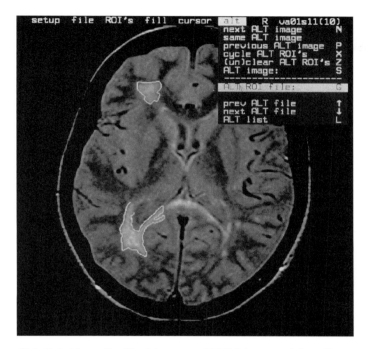

Abb. 7.1 *Manuelles Umfahren von MS-Läsionen auf dem Computer-Bildschirm Multiple Sclerosis/MRI Study Group an der University of British Columbia, Vancouver.*

sind und pathologisch deutlicher verändert als die Läsionen auf den PD-/T_2-gewichteten Bildern. Alle Läsionen, die auf den T_1–Bildern ohne Kontrastmittelanreicherung zu sehen sind, finden sich auch auf den PD-/T_2-gewichteten Bildern. Eine signifikante Anzahl von Läsionen kommt allerdings nur auf den PD-/T_2-gewichteten Bildern, nicht aber im T_1-Bild zur Darstellung. Wahrscheinlich sind die Läsionen, die nur auf den PD-/T_2–gewichteten, nicht aber auf den T_1-gewichteten Bildern zu sehen sind, pathologisch weniger destruktiv. Einige davon dürften nur entzündlicher Natur sein. Von daher läßt sich spekulieren, daß antientzündliche Therapien einen Effekt weniger auf den hypointensen T_1-Läsionen als auf den PD-/T_2-Bildern erkennen lassen. *Anreichernde* Läsionen auf den T_1-Bildern allerdings sind Ausdruck der Entzündung, so daß antientzündliche Therapien hier einen Effekt zeigen sollten.

Es gibt verschiedene automatisierte und halbautomatisierte Methoden zur Messung des Ausmaßes der Läsionen. Einige davon sind in Tab. 7.2 aufgelistet. Die oben beschriebene manuelle Methode ist validiert zum Nachweis der erwarteten Zunahme der pathologischen Veränderungen über die Zeit und ist sensitiv für den Nachweis eines Behandlungseffektes. Automatisierte Methoden verwenden verschiedene Strategien, von denen wohl alle ihre Vorteile haben. Es ist allerdings immer möglich, daß automatisierte Methoden Behandlungseffekte verpassen, obwohl sie reproduzierbar sind. Anscheinend ist es der Grenzbereich der Läsionen, wo die Behandlungswirkung sich abspielt.

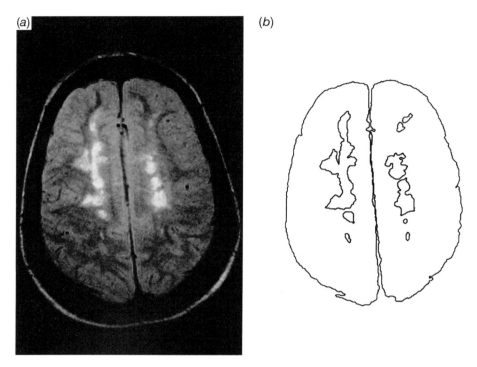

Abb. 7.2 *(a) T$_2$-gewichtete MRI mit multiplen Läsionen. (b): Läsionen nach manuellem Umfahren.*

Alle diese Methoden müssen verglichen werden hinsichtlich ihrer Sensitivität für Veränderung über die Zeit und ihrer Sensitivität für den Nachweis von Behandlungserfolgen. Da das Auge diesbezüglich feiner unterscheiden kann als der Computer, kann es sein, daß Therapieeffekte nur mit manuellen Methoden nachzuweisen sind und von Systemen verpaßt werden, die ausschließlich auf der relativ groben Sensitivität des Computers allein basieren.

Tab. 7.2 *Verschiedene Methoden zur Messung der Fläche pathologischen Gewebes („Lesion Load") in der MRT*

Jahr	Autor	Quantitative Methode	Untersuchungs-größen
1985	Paty	Manuelles Umfahren jeder Läsion Schicht um Schicht	mm²
1987	Paty	Manuelles Umfahren jeder Läsion Schicht um Schicht	mm²
1989b	Koopmans	Manuelles Umfahren jeder Läsion Schicht um Schicht	mm²
1989	Kapouleas	Niedriggradige Segmentierung, 3x3 Gradient Grenzerkennung durch Untersucher	Voxel
1990	Baumhefner	Manuelles Umfahren	mm²
1992	Pannizzo	Segmentierungs Algorithmen mit Fettunterdrückung	Pixel
1992	Haughton	4 Sequenz-Intensitäten vs Quadrat der Echozeit	T_1 und T_2
1992	Wicks	Schwelle auf T_2-Bildern	mm²
1992	Swirsky-Sacchetti	Gesamtfläche der Läsionen (TLA) manuell	mm²
1992	Kamber	Wahrscheinlichkeitsmodell des Gehirngewebes mit Segmentierung der Läsionen	Proportionen
1993	Jackson	T_2- und MTR-Bilder mit Kontrastsegmentierung	cm³
1994	Gass	MTR/Schwelle	mm²
1994	Arnold	Gesamt NAA im Gehirn (Abnahme über die Zeit)	NAA/Cr Verhältnis
1994	Zuk/Atkins	Registrierung zum Oberflächenvergleich	Proportionen
1994	Guttmann	4D Segmentierungs-Algorithmus	mm³
1994	Mitchell	2D-Histogramm mit Protonendichte und T_2-gewichteten Intensitäten	3-D
1995	Cohen	3D-Verbindungen: „fuzzy logic"	mm³
1996	Johnston/Atkins	Modell aufgrund von Volumen-Segmentierung	mm²
1996	Grimaud	Vergleich manueller mit Schwellen- und Kontur-Technik	mm³

7.3   Korrelation zwischen Klinik und MR: Bedeutung für klinische Studien

Die Beziehungen zwischen klinischen und MR-Befunden wurden ausführlich in Kap. 5 und 6 dargestellt. Außerdem wurde in zwei klinischen Studien eine Zunahme des Ausmaßes der pathologischen Veränderungen um mindestens 10% pro Jahr quantitativ erfaßt (Koopmans et al. 1992; IFNB 1b Study Group, 1995).

In der Cyclosporin-Studie betrug die durchschnittliche Zunahme der pathologischen Veränderungen in der MRT 25% pro Jahr. Auch wenn sich in dieser Studie keine Wirkung der Behandlung auf die MR-Veränderungen nachweisen ließ (Koopmans et al. 1992), so zeigte sich doch eine schwache Korrelation zwischen dem Ausmaß der Veränderungen in der MRT und denjenigen auf EDSS (R=0.186, p=0.018).

In der IFNB-1b-Studie ergaben sich verschiedene Korrelationen zwischen klinischen und MR-Parametern. Diese Assoziationen waren mäßig ausgeprägt, aber statistisch signifikant (Tab. 7.3). Die Patienten mit den höchsten Schubraten (> 1.5 pro Patient und Jahr) wiesen die größten Veränderungen auf der EDSS-Skala und der deutlichsten Veränderungen in der MR-Pathologie auf. Die wichtigsten dieser Korrelationen bestand zwischen den Veränderungen auf der EDS und denjenigen, wie sie als Ausmaß der pathologischen Veränderungen in der MRT gemessen wurden. Es ist nicht klar, warum die MR-Aktivitätsrate sehr viel deutlicher durch die Behandlung beeinflußt wurde als die klinische Schubrate. Möglicherweise werden künftige Erfahrungen mit unterschiedlichen Dosen des Medikaments oder mit zusätzlichen Medikamenten, welche an unterschiedlichen Aspekten der Immunantwort angreifen, dazu beitragen, dieses Dilemma zu klären. Dazu dürften auch MR-Techniken dienen, welche spezifischer Demyelinisierung und Axonenverlust erfassen, die ja wohl für die klinische Behinderung verantwortlich sind.

Die genannten Studien sowie diejenigen, die in Kapitel 5 und 6 beschrieben sind, bestätigen, daß konventionelle PD-/T$_2$-gewichtete und Gadolinium-anreichernde MR-Befunde nur eine bescheidene Korrelation mit dem klinischen Status und Verlauf bei der MS auf-

Tab. 7.3 *Korrelationen aus dem Schlußreport der IFN-Beta-1b-Studie (1995; Tabelle 8)*

Maß 1	Vergleich mit Maß 2	Spearman rank correlation Koeffizient	
(1)	(2)		p Wert
EDSS zu Beginn	MRT-Läsionsfläche zu Beginn	0.218	< 0.001
Schlußwert EDSS	Schlußwert MR-Fläche	0.257	< 0.001
Veränderungen des EDSS	Veränderung der MR-Fläche	0.229	< 0.001
Scripps (NRS)*	MR-Fläche zu Beginn	−0.249	< 0.001
Schlußwert Scripps	Schlußwert MRT	−0.277	< 0.001
Veränderungen Scripps	Veränderungen MRT	−0.213	< 0.001
Schubrate	Veränderungen MRT	9.203	< 0.001

Aus: IFNB Study Group 1995, Neurology 45: 1277–1285
* NRS = Neurologische Wertungsskala der Scripps Klinik

weisen. Eindrücklichere Beziehungen bestehen bei Patienten mit klinisch isolierten Syndromen. Trotz dieser Einschränkungen ist diese Methode wegen ihrer Sensitivität und Objektivität ein geeignetes Instrument, Therapieeffekte zu untersuchen. Kürzlich hat eine Arbeitsgruppe der Amerikanischen MS-Gesellschaft Richtlinien für die Verwendung der MRT in therapeutischen Studien vorgeschlagen (siehe auch Kap. 7.5.3). Die vier Kernaussagen fassen die Auffassungen der Autoren dieses Buches zusammen:

1. Die MRT ist ein sensitiver Marker der pathologischen Aktivität bei schubförmiger und sekundär progredienter MS.
2. Es gibt signifikante Beziehungen zwischen einzelnen MR- und klinischen Parametern. Auch wenn die Beziehung zwischen kurzfristiger MR-Aktivität und langfristiger Behinderung nicht exakt geklärt ist.
3. Wegen der hohen Sensitivität ist die MRT ein ausgezeichnetes Instrument zur raschen Beurteilung von Therapien, die neue pathologische Aktivität bei schubförmiger und sekundär progredienter MS unterdrücken sollen. Da aber die langfristigen Beziehungen zwischen MR-Aktivität und klinischer Behinderung noch unklar sind, sollten MR-Daten nicht als einzige Determinaten der therapeutischen Wirksamkeit herangezogen werden. Es muß ein klinisch signifikanter Endpunkt der Studie gewählt werden. Mittels MRT lassen sich aber geeignete Patienten mit klinisch isolierten Syndromen für Studien von Behandlungsformen auswählen, die zum Ziele haben, die Evolution zum Vollbild der MS zu verzögern.
4. Wesentliche Verbesserungen bezüglich Auflösung und Sensitivität der MR-Bilder sind weiter in Entwicklung ebenso wie neue Techniken zum Nachweis der Demyelinisierung und des Neuronenverlustes sowie zur Quantifizierung des Ausmaßes der Läsionen. Weitere Untersuchungen in zur Zeit laufenden Behandlungsstudien sind nötig zum Nachweis, ob die neuen Techniken sich zur Voraussage des weiteren klinischen Verlaufes eignen.

7.4 Verwendung der MRT in klinischen Studien (Tab. 7.3, 7.4 und 7.5)

Quantitative Messungen in seriellen MRT's kommen in klinischen Studien zur Anwendung. Solche Studien im Rahmen der MS litten früher besonders unter dem Fehlen objektiver Messungen des Ausmaßes pathologischer Veränderungen. Wie oben erwähnt vermögen die neurologischen Befunde (Funktionseinschränkung) und die funktionellen Ausfälle (Behinderung) höchstens auf die anatomische Lokalisation und den Ausprägungsgrad einiger MS-Läsionen hinzuweisen. Die Mehrzahl der MS-Läsionen ist allerdings klinisch stumm und wird in der neurologischen Untersuchung nicht erfaßt. Aus diesem Grund werden quantitative MR-Methoden in klinischen Studien vermehrt verwendet. Die ersten klinischen Therapiestudien, in denen die MRT zur Quantifizierung herangezogen wurden, wurden in den Jahren 1985 – 1990 durchgeführt (Paty et al. 1987, 1988a; Kappos et al. 1988; Kastrukoff et al. 1990; Koopmans et al. 1992).

7.4.1 Lymphoblasten-Alpha-Interferon

In einer prospektiven Untersuchung von 100 Patienten in einer Placebo-kontrollierten Therapiestudie mit Lymphoblasten-Alpha-Interferon (Kastrukoff et al. 1990; Koopmans et al. 1993) wurden bei 63 Patienten quantitative MR-Untersuchungen zu Beginn der Studie, nach 6 Monaten und nach 2 Jahren durchgeführt. Mit Quantifizierungstechniken

Tab. 7.4 *MRT-Parameter in der IFNβ 1b-(1993 & 1995) Studie bei schubförmiger MS*

MRI-Parameter	N	Dauer	Placebo vs vs hohe Dosis (HD)	Niedrige Dosis (ND)		
			PLAC	ND	HD	(Plac vs HD)
Vancouver cohort (6 wöchentl. MRT)						
% Aktive Bilder//Pat (median)	52	2 Jahre	29.4	11.8	5.9	0.0170
% Aktive Bilder/Gruppe (Mean)	52	2 Jahre	30.0	15.0	15.0	0.001
Jährliche Rate neuer Läsions (median)	52	2 Jahre	2.0	0.5	0.5	0.0085
Jährliche Rate aller aktiver Läsionen (median)	52	2 Jahre	3.0	1.0		
0.0234						
Alle Patienten (Jährliche Bilder)						
Aktivitätsrate aller aktiver Läsionen* (Mean)	217	4 Jahre	6.44	3.92	3.08	0.001
Aktivitätsate neuer Läsionen	217	4 Jahre	3.57	2.01	1.80	0.001
Patholog. Gewebe („Lesion load")	217	2 Jahre	11.9	12.4	-5.6	0.0015
% ab Grundlinie (Median)		3 Jahre	21.0	6.1	-3 8	0 0002
		4 Jahre	18.7	11.7	0.8	0.005

*   Daten aus R Koopmans, G Zhao, D Li & D Paty, in Vorbereitung (1996) „Interferon beta-1b decreases MS lesion activity in relapsing remitting patients as detected by yearly MRI.

** Paty unveröffentlicht

Tab. 7.5 *Serielle MRT-Untersuchungen in der Evalution klinischer Studien*

	Erstautor	Jahr	Medikament	Gd	Verlaufs-Typ	Befunde
1.	Paty	1993	IFNB 1b	0	RR	MRTs alle 6 Wochen während 2 Jahren zeigen deutlichen Behandlungseffekt
2.	Durelli	1994	IFNA(r)	0	RR	MRTs nach 6 Monaten zeigen deutlichen Behandlungseffekt
3.	Bastianello	1994	Mitoxantron	+	RR	5 MRTs nach 1 Jahr zeigen einen Trend, aber keinen signifikanten Behandlungseffekt
4.	Stone	1995a	IFNB 1b	+	RR	Gd-Untersuchungen zeigen einen deutlichen Behandlungseffekt
5.	Sipe	1994	Cladribin	+	SP	Weniger Anreicherung in behandelten Patienten
6.	Moreau	1994	Campath-1H	+	SP	Gd-Untersuchungen vor und nach Behandlung zeigen einen deutlichen Behandlungseffekt
7.	Wiles	1994	Totale Lymphknoten-bestrahlung	0	SP/PP	Marginale Wirkung
8.	Milligan	1994	Isoprinosin	0	RR/SP	Keine Wirkung
9.	Edan	1995	Mitoxantron	+	SP/RR	Deutliche (80–90%) Verminderung der Zahl anreichernder Läsionen nach 6 Monaten

RR = schubförmig remittierend
SP = sekundär progredient
PP = primär progredient
Gd = Gadoliniumanreicherung

wurden die MR-Veränderungen über diese Zeitperiode analysiert. Die Veränderungen der pathologischen MR-Befunde reichten von -50% bis +62% über zwei Jahre. Durchschnittlich betrug das Ausmaß der Veränderungen +10% gegenüber dem Ausgangswert (p= 0.02). Diese Ergebnisse waren deshalb enttäuschend, weil kein signifikanter Behandlungseffekt nach zwei Jahren zu sehen war, weder klinisch noch in der MRT. Nach 6 Monaten zeigte sich allerdings ein Trend zu einem Behandlungseffekt (p=0.0628). Im weiteren war die MR-Aktivität am geringsten in der Placebogruppe sowohl nach 6 als auch nach 24 Monaten (p = 0.05), die Unterschiede erwiesen sich aber nicht als statistisch signifikant nach zwei Jahren (p = > 0.75). Ein möglicher Behandlungseffekt war am ausgeprägtesten in der Untergruppe der Patienten, die besonders ausgedehnte Läsionen zu Beginn der Studie aufgewiesen hatten (p=0.019). Diese Erfahrungen belegen, daß sowohl die quantitative Bestimmung der pathologischen Veränderungen wie auch die Analyse der Veränderungen der einzelnen Läsionen wichtige Informationen für die Erfassung eines Behandlungserfolges zu liefern vermögen. Am wichtigsten war die statistisch signifikante Zunahme der pathologischen Veränderungen in der MRT in beiden Gruppen (sowohl Behandelte wie Placebo) über die 2 Jahre hinwet.

7.4.2 Cyclosporin A

Ähnliche quantitative Methoden wurden in dieser multizentrischen Therapiestudie verwandt. Damit eine verläßliche MR-Analyse in einer Multizenterstudie erfolgen kann, mußte Computersoftware entwickelt werden, mit welcher die verschiedenen MR-Formate von verschiedenen Herstellern wie GE, Siemens, Fonar, Diasonics, Picker und Philipps gelesen werden können (Paty et al. 1988 a). Die Cyclosporin-Studie zeigte keine eindeutige therapeutische Wirksamkeit (MS Study Group 1990), belegte aber erneut eine Zunahme der pathologischen Veränderungen in der MRT über die Zeit und eine signifikante Korrelation zwischen diesen Veränderungen und denjenigen auf der EDSS-Skala (Koopmans et al. 1992).

Wenn die MR-Messungen als prozentuale Abweichungen gegenüber der Grundlinie dargestellt werden, so zeigte sich die größte Variabilität bei Patienten mit der geringsten Ausdehnung der pathologischen Veränderungen zu Beginn. Dieser Befund überrascht nicht, da der Zusatz einiger weniger kleiner Läsionen nur geringe absolute, aber große prozentuale Veränderungen bewirkt. Das Studienergebnis änderte sich allerdings nicht, als Patienten mit ausgedehnten Veränderungen zu Beginn mit solchen verglichen wurden, die nur geringe Veränderungen zu Beginn aufgewiesen hatten.

7.4.3 Interferon-Beta-1b (Tab. 7.3 und 7.4)

Die Methode der manuellen, computerunterstützten MR-Quantifizierung wurde in der Placebo-kontrollierten Studie mit Beta-Interferon-1b bei schubförmigem Verlauf angewandt (Paty et al. 1993; IFNB Study Group 1993). 372 gehfähige Patienten mit schubförmigem Verlauf der Multiplen Sklerose wurden in einer multizentrischen, randomisierten, doppelblinden, Placebo-kontrollierten Studie mit Beta-Interferon-1b untersucht. Eingeschlossen in die Studie wurden Patienten mit geringer oder mäßiggradiger Behinderung, die in den 2 Jahren zuvor mindestens zwei Schübe durchgemacht hatten. Ein Drittel der Patienten erhielt Placebo, ein Drittel 1,6 Mio. Internationale Einheiten (MIU), und ein Drittel erhielt 8 MIU Beta-Interferon über selbstverabreichte subcutane Injektionen jeden zweiten Tag. Als primäre Endpunkte der Studie wurden die Unterschiede in den Schubraten zwischen behandelten und Placebogruppen und der Anteil der schubfreien Patienten gewählt. Zu den sekundären Endpunkten gehörten die jährliche quantitative MR-Untersuchung bei allen Patienten sowie häufige (einmal alle 6 Wochen) MR-Untersuchungen zur Bestimmung der Krankheitsaktivität in einer Untergruppe von 52 Patienten an der Universität von British Columbia. Es wurde die Anzahl neuer oder sich vergrößender Läsionen auf allen MR-Filmen über zwei Jahre in der Vancouver-Gruppe und jährlich bei allen Patienten bestimmt. Zu Beginn der Studie stand Gadolinium noch nicht zur Verfügung und konnte deshalb nicht als Maß für die Aktivität verwendet werden. Die Tab. 7.4 zeigt einige der MR-Ergebnisse dieser Studie.

Die jährliche Schubrate betrug für die Placebo-Patienten 1.27 Schübe pro Patient und Jahr während der ersten zwei Jahre. Die Patienten, die 1.6 MIU erhalten hatten, wiesen 1.17 Schübe pro Patient und Jahr auf. Die Patienten, welche die hohe Dosis (8 MIU) Interferon-Beta-1b erhalten hatten, wiesen eine Schubrate von 0.84 pro Patient und Jahr auf. Diese Schubraten waren deutlich niedriger in beiden Behandlungsgruppen im Vergleich zur Placebogruppe (p=0.0086). Die Häufigkeit mäßiggradiger oder schwerer

Schübe war in der Behandlungsgruppe mit hoher Dosis auf die Häflte reduziert. In dieser Gruppe blieben 36 Patienten nach zwei Jahren schubfrei, während dies nur bei 18 Patienten in der Placebo-Gruppe der Fall war. Insgesamt veränderte sich die neurologische Funktionseinschränkung bzw. Behinderung (EDSS-Skala) sowohl in der Placebo- wie in den Behandlungsgruppen im Vergleich zum Studienbeginn nur wenig. Entsprechend konnte in dieser Hinsicht kein statistisch signifikanter Unterschied als Behandlungsfolge erfaßt werden.

MR-Untersuchungen wurden bei 327 dieser 372 Patienten durchgeführt. Bei allen Gruppen waren die MR-Charakteristika zu Beginn weitgehend identisch. Die klinischen Ergebnisse werden durch die MR-Resultate gestützt, indem eine signifikante Verminderung der Krankheitsaktivität in Form „aktiver Bilder" bzw. in Form neu aufgetretener Läsionen nachzuweisen war (Median 80% Reduktion, p=0.0082). Außerdem zeigte sich eine gleichermaßen signifikante Reduktion der pathologischen Veränderungen in der Behandlungsgruppe im Vergleich zur Placebogruppe (durchschnittliche Gruppenunterschiede von 23% gegenüber dem Beginn, p=0.0001). Die Ergebnisse am Ende der zwei Studienjahre zeigten eine signifikante Korrelation zwischen den Veränderungen auf der EDSS und denjenigen auf der quantitativen MRT, auch wenn die EDSS-Werte allein nur einen Trend bezüglich der neurologischen Behinderung aufzuzeigen vermochten.

Auch in der weiteren doppelblind-kontrollierten Nachfolgeuntersuchung über 4 Jahre zeigte sich eine Verminderung der Schubrate um 30% in der Behandlungsgruppe mit der hohen Dosis. Allerdings ist die statistische Aussagekraft diesbezüglich verringert, da weniger Patienten untersucht werden konnten und gerade die Patienten mit der höchsten MR-Aktivität nicht weiter untersucht werden konnten (IFNB study group 1995). Auch nach 4 Jahren allerdings war trotz der geringeren Anzahl der Patienten, die in der Studie verblieben waren, die MR-Aktivitätsrate in der Gruppe mit der hohen Dosis verringert (Paty et al. 1994). Die Ergebnisse der klinischen und der MR-Befunde und ihre Korrelationen sind in Tab. 7.3 zusammengefaßt.

Werden die klinischen und MR-Resultate zusammengenommen, so ist eine partielle Wirksamkeit von Interferon-Beta-1b in der Behandlung der schubförmigen Multiplen Sklerose offensichtlich. Der wichtigste MR-Befund besteht in der deutlichen Verminderung der Anzahl neu gebildeter Läsionen in beiden Behandlungsgruppen. In weiteren Studien sollte versucht werden, die langfristige Wirkung der Behandlung auf die chronische neurologische Behinderung zu erfassen.

Die Studie zeigte klar, daß die MRT sehr viel sensitiver ist als die klinischen Parameter, um den Behandlungseffekt zu erfassen. So war zum Beispiel die durchschnittliche Schubrate um 34% in der Gruppe mit hoher Dosierung reduziert, während der durchschnittliche prozentuale Anteil an „aktiven Bildern" um 55% und die mediane Rate „aktiver Bilder" um 80% reduziert war. Im Mittel (median) war der Anteil neuer Läsionen um 70%, die Durchschnittsrate neuer Läsionen um 62% vermindert . Die Messung der MR-Aktivität in der Vancouver-Gruppe wies einen Behandlungseffekt bereits früh in der Studie, das heißt nach 6 Wochen, nach. Nach dem ersten Untersuchungsintervall von 6 Wochen war der prozentuale Anteil „aktiver Bilder" in den behandelten Gruppen etwa halb so groß wie in der Placebo-Gruppe. Dieser Unterschied war zunächst nicht statistisch signifikant, sondern erst nach einem Jahr. Diese Verzögerung in der statistischen Signifikanz läßt sich mit der kleinen Zahl untersuchter Patienten begründen. Es ist anzunehmen, daß diese Signifikanz zu einem früheren Zeitpunkt erfaßt werden könnte, wenn größere Gruppen untersucht würden.

Aus unbekannten Gründen vermochte die Messung der MR-Aktivität in der Vancouver-Gruppe der Studie nicht zwischen den beiden verwendeten Dosen des Medikamentes zu unterscheiden. Eine solche Dosiswirkung ergab sich allerdings anhand der Messung des Ausmaßes der pathologischen Veränderungen. In der Placebo-Gruppe der Patienten, die über 4 Jahre in der Studie verblieben, nahm das Ausmaß dieser pathologischen Veränderung durchschnittlich um über 10% pro Jahr zu. Das Ausmaß dieser Zunahme war bei den beiden Behandlungsgruppen signifikant niedriger. Diese Unterschiede blieben signifikant über die ganze Studiendauer hinweg (4–5 Jahre), bis alle verbliebene Patienten die hohe Dosis (8 MIU jeden zweiten Tag) erhielten. Zusammengefaßt betrug die Ausfallrate über die mehr als vier Jahre dauernde Studie (durchschnittlich 40 Monate) 11% bei Vollendung des ersten Jahres, 23% nach dem zweiten Jahr, 37% nach dem dritten Jahr und 55% nach dem vierten Jahr (IFNB Study Group 1995). Diese Ausfallrate war etwa gleich hoch in allen Gruppen der Studie. Diejenigen Patienten, die ausschieden, wiesen höhere Schubfrequenzen auf, höhere Werte in der EDSS und in anderen Parametern, insbesondere in der Placebo-Gruppe. Außerdem war der Behandlungseffekt vergleichbar zwischen den Patienten, welche ausschieden, und denjenigen, welche die mehr als vier Jahre dauernde Studienperiode durchstanden.

7.4.4   Alpha-2-Interferon

Kürzlich haben Durelli et al. (1994) einen Pilotversuch mit Interferon-Alpha-2a beschrieben, in dem sich in der MRT ein signifikanter Behandlungseffekt nach 6 Monaten ergab. Es wurden 20 Patienten mit schubförmiger MS mit 9 Mio. Internationaler Einheiten intramuskulär jeden zweiten Tag über 6 Monate behandelt. In der Placebo-Gruppe wurden 27 „MR-Ereignisse" nachgewiesen, dagegen nur 1 solches in der Behandlungsgruppe (p= < 0.01). 8% in der Behandlungsgruppe und 75% in der Placebo-Gruppe wiesen „aktive Bilder" auf. In der Behandlungsgruppe war auch die Bildung von Gamma-Interferon vermindert. Diese Befunde sollten weiter erhärtet und in einer größeren klinischen Studie bestätigt werden, in der sowohl häufige MR-Untersuchungen für die Aktivität als auch eine Quantifizierung der pathologischen Veränderungen durchgeführt werden sollten.

7.4.5   Interferon-Beta-1a

Jacobs et al. (1994) beschrieben eine Studie, in der einmal pro Woche Interferon-Beta-1a intramuskulär gegeben wurde und in der eine Verminderung der EDSS-Werte, eine Reduktion der Schubrate und eine Verminderung Kontrastmittel anreichernder Läsionen auf jährlichen MR-Untersuchungen als therapeutische Wirkung nachgewiesen wurden (Simon et al. 1995). Die vorläufige Analyse zeigte nicht die erwartete Zunahme der pathologischen Veränderungen auf den PD-/T_2-gewichteten Bildern und auch keine therapeutische Wirkung auf diese Parameter. Diese unerwarteten Befunde könnten Ausdruck unterschiedlicher methodischer Voraussetzungen für die Meßung der PD-/T_2-Veränderungen sein, oder die Therapiewirkung auf die MR-Parameter war weniger ausgeprägter als in der Interferon-Beta-1b-Studie.

In einer anderen kleinen Studie wurde Interferon-Beta-1a an 6 Patienten wöchentlich über 3 Monate verabreicht, während 6 andere Patienten Placebo erhielten (Rudge et al. 1995). Bei allen Patienten wurden monatliche MRT-Untersuchungen über 9 Monate durchgeführt: beginnend 3 Monate vor Beginn der Therapie und noch 3 Monate nach Ende der Behandlungsphase. Die Zunahme der MR-Aktivität während der Behandlung war nicht signifikant.

7.4.6 Corticosteroide

Steroide haben eine deutliche Wirkung auf die MR-Veränderungen, indem die Zahl Kontrastmittel-anreichernder Läsionen deutlich reduziert wird. Diese Abnahme anreichernder Läsionen korreliert auch gut mit der klinischen Besserung (Miller et al. 1992c; Barkhof et al. 1991, 1992c; Burnham et al. 1991), läßt sich aber nur etwa eine Woche lang nachweisen. Allerdings wurde keine Wirkung auf das Ausmaß der Läsionen, wie sie auf PD-/T_2-gewichteten Bilder zu sehen sind, festgestellt (ohne daß diese allerdings exakt ausgemessen worden wären).

7.4.7 Campath-1H

Bei 7 Patienten, die mit einem Antilymphozyten-Antikörper Campath-1H behandelt wurden, zeigte sich eine dramatische Verminderung der Läsionsaktivität im Vergleich zu Kontrolldaten, die in einer Untersuchungsperiode vor Behandlungsbeginn erhoben worden waren (Moreau et al. 1994). Während der drei Monate vor Behandlungsbeginn fanden sich insgesamt 27 neue Kontrastmittel-anreichende oder PD-/T_2-Läsionen. In den ersten drei Monaten nach Behandlungsbeginn wurden 13 Läsionen und in den weiteren drei Monaten nur noch zwei neue Läsionen gefunden. Diese Studie unterstreicht zwar die Aussagekraft der MRT hinsichtlich Behandlungseffekten in kleinen Untersuchungsgruppen. Diese Aussagekraft ist allerdings beschränkt wegen der gut bekannten Problematik, Patienten als ihre eigenen Kontrollen zu verwenden. Die Patienten mußten ja MR-Aktivität aufweisen, um überhaupt in die Behandlungsstudie aufgenommen zu werden. Entsprechend besteht eine „Voreingenommenheit" (Bias) hinsichtlich Aktivität bei Behandlungsbeginn, und es ist möglich, daß das Ergebnis teilweise auf eine Annäherung an den Mittelwert und nicht ausschließlich auf einen Behandlungseffekt zurück zu führen ist.

7.4.8 Cladribin

Eine größere Studie an MS-Patienten einschließlich einer Kontrollgruppe zeigte eine Stabilisierung des Ausmaßes der Veränderungen auf T_2-gewichteten Bildern bei Patienten, die mit Cladribin behandelt wurden während dieses Maß in der Kontrollgruppe weiter zunahm (Sipe et al. 1994). Die beiden Gruppen stimmten allerdings hinsichtlich der Ausdehnung der Veränderungen zu Beginn nicht exakt überein, und der durchschnittliche Wert davon war deutlich höher in der Cladribin-Gruppe. Außerdem wurde nicht mitgeteilt, inwieweit die Messung der Läsionen reproduzierbare Ergebnisse zeigte. Da der Anteil mit Kontrastmittelanreicherung bei der ersten Untersuchung nicht beschrieben ist, bleibt es schwierig zu interpretieren, ob die Behandlungsgruppe tatsächlich bezüglich weiterer Kontrastmittelanreicherung günstiger abschneiden konnte.

7.4.9 Mitoxantron

Eine Placebo-kontrollierte Studie mit Mitoxantron bei schubförmiger MS über ein Jahr zeigte, daß die durchschnittliche Anzahl neuer oder kontrastmittelanreichernder Läsionen in der Behandlungsgruppe 40% beziehungsweise 60% geringer war als in der Placebogruppe (Bastianello et al. 1994). Dieser Unterschied war allerdings statistisch nicht signifikant, möglicherweise wegen der kleinen Größe der untersuchten Gruppe (13 Behandelte und 12 Placebo). In einer neueren Multizenter-Studie in Frankreich wurden monatliche

Untersuchungen mit Gadolinium während zwei Monaten vor Beginn der Behandlung und über sechs Monate während der Behandlung durchgeführt. 20 Patienten erhielten monatlich intravenöses Prednisolon allein, während 20 monatlich intravenöses Methylprednisolon und Mitoxantron erhielten. Es zeigte sich eine sehr deutliche Verminderung in der Anzahl anreichernder Läsionen (um 80–90%) in der Mitoxantron-Gruppe (Edan et al. 1995).

7.4.10   Linomid

In einer doppelblind Placebo-kontrollierten Studie mit dem Immunomodulans Linomid wurden 30 Patienten mit sekundär progredienter MS anhand klinischer Parameter sowie mit monatlichen MR-Untersuchungen mit T_2-gewichteten Bildern und Gadoliniumanreicherung über 6 Monate untersucht. Der prozentuale Anteil der Patienten mit neuen anreichernden Läsionen betrug 75% in der Placebo- und 33% in der Linomid-Gruppe ($p < 0.021$) (Karussis et al. 1995). Es wurden auch einige klinische Verbesserungen erfaßt. Eine Verminderung der MR-Aktivität in ähnlicher Größenordnung wurde auch bei einer Gruppe von schubförmigem Verlauf nachgewiesen (Andersen et al. 1995).

7.4.11   Ergebnisse anderer neuerer Studien

Da keine oder höchstens geringgradige Effekte auf die MR-Aktivität in der Behandlung mit Isoprinosin (Milligan et al. 1994) beziehungsweise mit totaler Lymphknotenbestrahlung (Wiles et al. 1994) nachgewiesen werden konnten, gelten diese Behandlungsformen als nutzlos bei der MS. In einer kleinen Untergruppe von Patienten, die in der großen nordamerikanischen placebokontrollierten Studien mit Copolymer-1 bei schubförmiger MS teilnahmen, wurden serielle MR-Quantifizierungen durchgeführt, welche einen nicht signifikanten Trend ergaben, wonach bei den Copolymer-1-behandelten Patienten die MR-Aktivität etwas reduziert war. Die untersuchte Gruppe war aber zu klein, um endgültige Schlußfolgerungen zuzulassen (Cohen et al. 1995). Schließlich zeigten serielle monatliche MR-Untersuchungen in einer Placebo-kontrollierten Studie mit Deoxyspergualin (Kappos et al. 1994) beziehungsweise mit Anti-CD$_4$-Antikörpern (Barkof et al. 1995) keine Verminderung der MR-Aktivität.

7.4.12   Studien, die sich im Gang befinden

Statistische Berechnungen ergeben, daß recht große Gruppen (zum Beispiel 2 x 30–50) von Patienten benötigt werden, um eine mäßiggradige (50–70%) Verminderung aktiver Läsionen in Placebo-kontrollierten Studien mit parallelen Gruppen zu zeigen sind (McFarland et al. 1992; Nauta et al. 1994). Solche Studien werden jetzt häufig zur Evaluation neuer Therapien durchgeführt. Die positiven MR-Ergebnisse, die in Studien mit verschiedenen solcher Medikamente gewonnen wurden (zum Beispiel Linomid und Mitoxantron) bilden eine Grundlage für die Entscheidung, sie in größeren Studien mit klar definiertem klinischem Endpunkt zu untersuchen. Hierin liegt die Schlüsselrolle für die MRT zum Studium von Behandlungseffekten: ein vorläufiges Maß zu liefern für die Wirkung der Therapie auf pathologischer Ebene, lange bevor die klinische Wirkung zuverlässig erfaßt werden kann. Solange allerdings die Beziehung zwischen MR-Aktivität und klinischer Behinderung nur so bescheiden bleibt, muß die Behinderung das relevante Maß für eine Behandlungswirkung bleiben.

7.5 Eine Anleitung zur Verwendung von MR-Techniken in Therapiestudien

Die Erfahrungen mit Therapiestudien in den letzten Jahren zeigen klar, daß klinische Meß-parameter allein nicht sensitiv und exakt genug sind, um rasche und präzise Hinweise auf einen Behandlungseffekt zu liefern, auch wenn sie für die Betroffenen selbst am meisten re-levant sind. Die Kombination von klinischen und MR-Parametern erlaubt ein neues Ver-ständnis davon, wie Therapiestudien zu monitorisieren sind.

Ein Europäisches Committee über die Verwendung von MRT in klinischen Therapie-studien bei MS (Miller et al. 1991 b) legt folgende Empfehlungen vor:

1. Klinische Therapiestudien sollten mittels MRT monitorisiert werden.
2. Wenn MR-Parameter als primäre Endpunkte gewählt werden, so können solche Stu-dien mit einem Zeitaufwand von 6 Monaten durchgeführt werden.
3. Die Aussagekraft der Aktivitätsrate aus PD-/T_2-Untersuchungen wird durch zusätzli-che Gadolinium-Untersuchungen um etwa 10% erhöht, weshalb diese letztere zur Routineuntersuchung werden sollte (spätere Untersuchungen zeigten, daß damit fast 100% zusätzlicher Aussagekraft gewonnen werden können (Miller et al. 1993 c)).
4. Das Standardintervall zwischen zwei Untersuchungen sollte in Pilotstudien über die Wirkung der Behandlung auf die pathologische Aktivität vier Wochen betragen.
5. Studien mit MR-Parametern als Endpunkt sollten auf frühe schubförmige und sekun-där progressive MS-Verläufe beschränkt bleiben, da die MR-Aktivität bei diesen Fällen am höchsten ist.

Die Europäische Gruppe empfahl des weiteren eine gemeinsame Datenerfassung der Läsionsaktivität in Therapiestudien (Barkhof et al. 1993). Nauta et al. (1994) haben wei-tere Berechnungen auf Grund von früher publizierten Untersuchungen des natürlichen Verlaufes an 23 Patienten mit schubförmigem oder sekundär progredientem Verlauf am Queen Square und in Amsterdam durchgeführt, welche über 6 Monate monatlich unter-sucht worden waren. Einzelne Patienten wiesen 0% bis 100% „aktiver Bilder" auf (durch-schnittlich waren 40% dieser Bilder aktiv); 3 von diesen 23 (13%) zeigten keinerlei MR-Aktivität. Sie berechneten, daß die Größe der Gruppe, die benötigt wird, um eine Behand-lungswirkung von 80% in einer Placebo- kontrollierten Studie mit Parallelgruppen 2 x 20 beträgt, wenn sie über vier Monate untersucht werden (200 Bilder); 2 x 30, wenn sie über 3 Monate untersucht werden (180 Bilder); oder 2 x 50, wenn sie über einen Monat unter-sucht werden (200 Bilder). Um eine Behandlungswirkung von 60% nachzuweisen, wür-den 2 x 40 Patienten über 6 Monate (560 Bilder), 2 x 50 über 4 Monate (500 Bilder), 2 x 75 über 2 Monate (450 Bilder) benötigt.

Es mag nicht unbedingt notwendig sein, routinemäßig in allen klinischen Studien Un-tersuchungen mit Kontrastmitteln durchzuführen (Paty et al. 1988a, b, 1992b; Miller et al. 1992d), nachdem doch die IFNB-1b-Studie an schubförmigen MS-Patienten aussage-kräftig war, ohne daß Kontrastmittel verwendet worden wäre. Auf routinemäßigen axia-len PD-/T_2-gewichteten Bildern allein lassen sich in seriellen Untersuchungen viele aktive Läsionen erkennen, und Kontrastmitteluntersuchungen erhöhen die Kosten und die Kom-plexität, sind zeitaufwendiger und invasiver. Es steht aber außer Zweifel, daß die Kon-trastmittelanreicherung die Zuverlässigkeit und die Sensitivität erhöht: Nicht selten wird eine Läsion als aktiv klassifiziert, wenn sie Kontrastmittel anreichert, während die Verän-derung auf den entsprechenden PD-/T_2-gewichteten Bildern zweifelhaft ist. Untersuchun-gen mit Kontrastmitteln sind dann zwingend, wenn Häufigkeit und Ausmaß der Zerstö-rung der Bluthirnschrankenfunktion untersucht werden sollen. Des weiteren können Kon-trastmitteluntersuchungen, Spektroskopie, T_2- Relaxation und andere MR-Techniken bei-tragen, den Wirkungsmechanismus von Medikamenten zu klären, welche sich in PD-/T_2-

Untersuchungen als wirksam erwiesen haben. Erweist sich die Wirkung auf diese verschiedenen MR-Parameter als unterschiedlich, so kann dieser Unterschied als Hinweis auf den Ort der Wirksamkeit und die Wirkungsweise des untersuchten Medikamentes gewertet werden: zum Beispiel an der Bluthirnschranke, zur Verminderung der Entzündung oder der Demyelinisierung oder schließlich des Axonenverlustes.

Die folgenden Abschnitte geben eine Anleitung zur Analyse der MR-Bilder in systematischen Studien sowohl hinsichtlich der MR-Aktivität als auch hinsichtlich des Ausmaßes der pathologischen Veränderungen. Diese Ausführungen setzen voraus, daß immer auch klinische Parameter untersucht werden.

7.5.1   Dynamische akute Aktivität

7.5.1.1   *Klinische Bestimmung der akuten dynamischen Aktivität*
Klinische Schübe werden definiert als neue Symptome mit entsprechenden Zeichen bei der neurologischen Untersuchung, die über Tage das Maximum in ihrer Ausprägung erreicht (Schumacher et al. 1965). Die Wahrscheinlichkeit, daß sich akute Schübe zumindest teilweise zurückbilden, beträgt 70% (Rose et al. 1972). Das Schumacher-Komitee definierte Schübe sehr vorsichtig, und es lohnt sich, für Einzelheiten die Orginalarbeit zu konsultieren. Die Symptome müssen unabhängig von Fieberzuständen oder metabolischen Störungen vorhanden sein. Symptome, die im zeitlichen Zusammenhang mit Fieber auftreten und wieder verschwinden, werden in der Regel als „Pseudoschübe" bezeichnet. Diese kommen durch reversible Leitungsverzögerungen beziehungsweise Blockaden in demyelinisierten Bezirken infolge von Veränderungen in der Mikroumgebung zustande. So kann zum Beispiel eine Temperaturerhöhung in der Umgebung eines Axons zu einem vorübergehenden Leitungsblock führen (Waxman et al. 1988).

Ein Schub dauert länger als 24 Stunden, meist etwa einen Monat, während nur wenige Schübe länger als einen Monat andauern. Ein neuer Schub kann allerdings erst diagnostiziert werden, wenn ein Monat nach dem Beginn des letzten Schubes verstrichen ist. Diese Einmonatsregel ist aber nicht allgemein anerkannt. Von MR-Untersuchungen ist bekannt, daß neue Läsionen sich sehr viel rascher ausbilden können, und es wäre möglich, daß die Einmonatsregel gelegentlich fallen gelassen werden muß. Vielleicht wäre ein Intervall von zwei Wochen angemessen.

Mit verschiedenen Methoden wird versucht, Schübe zu quantifizieren. Am besten eignet sich vielleicht noch die Methode von Millar (1972), welche den Schweregrad einzelner Symptome und Zeichen sowie deren Dauer berücksichtigt. Neuere klinische Studien verwenden Veränderungen auf der Scripps-Skala der Funktionseinschränkung, um ein Maß für den Schweregrad von Schüben zu finden (IFNB-Study-group 1993). Das Ausmaß der Veränderungen auf dieser Scripps-Skala dient der Einteilung der Schübe nach Schweregrad: mild, mittel, oder schwer. Diese Methode bewährte sich in der Studie mit Beta-Interferon-1b bei schubförmigem Verlauf. Die klinische dynamische Aktivität läßt sich dann messen als Schubzahl pro Monat oder Jahr und wird ausgedrückt als Aktivität pro Patient, pro Gruppe oder als totale prozentuale Aktivität. Da die Schubraten bei den einzelnen Patienten sehr unterschiedlich sind, sollten die Durchschnittswerte immer mean und median enthalten (plus die Standartabweichung).

7.5.1.2 Bestimmung der akuten dynamischen Aktivität mittels MR
7.5.1.2.1 Aktive Läsionen

Es sollte unterschieden werden zwischen „neuer" und „persistierender" Aktivität der Läsion: Der erste Ausdruck meint das erste Auftreten von Aktivität, der zweite ein Persistieren der Aktivität der gleichen Läsion über verschiedene Nachfolgeuntersuchungen. Weist eine Läsion zunächst Aktivität auf, wird dann inaktiv und später wiederum erneut aktiv, so wird von „rezidivierender Aktivität" gesprochen. Stehen sowohl T_2-gewichtete als auch Kontrastmittel-verstärkte Untersuchungen zur Verfügung, so werden „neue", „rezidivierende" und „persistierend aktive" Läsionen wie folgt definiert:

(1) „Neu aktive Läsionen": entweder neu aufgetretene Kontrastmittelanreicherung auf T_1-gewichteten Bildern mit Gadolinium (unabhängig davon, ob eine entsprechende Veränderung auf den PD-/T_2-gewichteten Bilder zu sehen ist oder nicht), oder neue Läsionen auf PD-/T_2-gewichteten Bilder ohne Kontrastmittelanreicherung, oder Läsionen ohne Kontrastmittelanreicherung auf den PD-/T_2-Bildern, die sich neulich vergrößert haben. Von diesen drei Typen neuer aktiver Läsionen sind diejenigen mit neu aufgetretener Kontrastmittelanreicherung bei weitem am häufigsten (über 90%), wenn die MR-Untersuchungen in monatlichen Abständen durchgeführt werden.

(2) „Rezidivierend aktive Läsionen": entweder erneute Kontrastmittelanreicherung, wenn eine solche in einer früheren Untersuchung nachgewiesen worden war, oder eine neu gebildete PD-/T_2-Läsion an einem Ort, an dem früher eine Läsion vorhanden, dann aber verschwunden war. Beide Formen sind selten, die letzteren sogar extrem selten in Untersuchungen mit hoher Feldstärke.

(3) „Persistierend aktive Läsionen": Entweder reichert eine „neu aktive Läsion" bei Nachfolgeuntersuchungen weiterhin an, oder eine sich vergrößernde neue Läsion auf einem PD-/T_2-gewichteten Bild vergrößert sich bei Nachfolgeuntersuchungen weiterhin. Bei Monatsintervallen der Untersuchungen weist etwa ein Drittel der „neu anreichernden Läsionen" eine Kontrastmittelanreicherung bei denNachfolgeuntersuchungen auf; eine Persistenz der Aktivität ohne Kontrastmittelanreicherung auf PD-/T_2-gewichteten Bildern ist ausgesprochen selten.

7.5.1.2.2 Wie soll die Aktivität erfaßt werden?

Es läßt sich untersuchen: die gesamte Anzahl aktiver Läsionen oder die Anzahl der neu, rezidivierenden oder persistierend aktiven Läsionen. Ebenso läßt sich die Anzahl „aktiver Bilder", (d. h., ein Bild enthält mindestens eine aktive Läsion) bestimmen oder die Anzahl „aktiver Patienten" (d. h. Patienten, die mindestens eine aktive Läsion während der Untersuchungsperiode aufweisen). Die Ergebnisse lassen sich ausdrücken als absolute Zahlen, als Prozentanteile pro Patient, pro Bild, pro Gruppe oder über die Zeit.

7.5.2 Chronische dynamische Aktivität

7.5.2.1 Klinische Bestimmung chronischer Veränderungen

Diese Beurteilungsmethode ist sehr problematisch (Willoughby & Paty 1988). Die chronische Einschränkung der klinischen Funktion bereitet dem Patienten und dem Behandlungsteam am meisten Sorgen, da sie das Ausmaß der Behinderung bestimmt. Es ist allerdings klar, daß Art und Ausmaß der Funktionseinschränkung von der Ausprägung nur weniger spezifischer Läsionen bestimmt wird, die in spezifischen Bahnen liegen. Sehr viele Läsionen liegen in sogenannten „stummen Gebieten" des Nervensystems und sind weniger klinisch als biologisch wichtig. Entsprechend geben die Maße auf Funktionsskalen keine sehr verläßlichen Hinweise auf das Ausmaß der Beteiligung des Nervensystem am pathologischen Prozeß bei der MS, obwohl sie die klinisch relevanten neurologischen Ausfälle messen lassen.

Wahrscheinlich ist es unmöglich, eine klinische Skala zu entwickeln, die das gesamte Ausmaß des pathologischen Prozesses bei der MS erfassen kann. Die am häufigsten verwendete Skala, die EDSS von Kurtzke 1983, läßt Veränderungen nur ungenügend erfassen.

Die zusätzliche Untersuchung und Bestimmung von kognitiven und emotionalen Faktoren sowie der Lebensqualität in Ergänzung zur neurologischen Standarduntersuchung erlaubt es, die gesamte Beteiligung des Nervensystem am pathologischen Prozeß abzuschätzen. Es ist nicht klar, wie diese klinischen Maße sensitiver für die Erfassung pathologischer Veränderungen werden können. Ihre Kombination in einem einzigen globalen Index wie der EDSS dürfte nicht die Lösung darstellen. Um die Sensitivität zu erhöhen, müssen Veränderungen erfaßt werden können, welche auf Schwankungen einzelner Läsionen zurückgehen, denn auf der Ebene der einzelnen Läsion spielt sich der fundamentale pathologische Prozeß ab.

7.5.2.2   *Erfassung chronischer Veränderung mittels MRT*

Die heute verfügbaren Methoden zur Messung chronischer MR-Veränderungen beschränken sich in der Regel auf die Bestimmung des Ausmaßes der Läsionen auf den T_1-gewichteten Bildern oder PD-/T_2-gewichteten Bildern, indem die Grenzen der Läsionen mittels visueller oder halbautomatisierter Algorithmen bestimmt werden. Die T_1-Messung dürfte geeigneter sein zur Bestimmung chronischer irreversibler Veränderungen. Leider sind die derzeit verwendeten Methoden durch die Tatsache in ihrer Aussagekraft eingeschränkt, daß die Läsionen, wie sie sich auf den T_1-und PD-/T_2-gewichteten Bildern darstellen, in pathologischer Hinsicht heterogen sind. Wie oben erwähnt, versuchten Van Walderveen et al. (1995) diese Heterogenität dadurch zu vermindern, daß ausschließlich die hypointensen Läsionen auf den T_1-gewichteten Bilder ausgemessen wurden. Diese sind sehr viel weniger ausgedehnt als diejenigen auf den PD-/T_2-gewichteten Bilder und entsprechen wahrscheinlich einer Untergruppe der ausgeprägtesten Läsionen. Auf den T_1-Bildern ist der rein entzündungsmäßige Anteil, der auf den PD-/T_2-Bildern zur Darstellung kommt, weitgehend ausgeschlossen. Die genaue pathologische Grundlage dessen, was auf den T_1-Bildern und T_2-Bildern gemessen werden kann, ist allerdings unbekannt. Des weiteren ist die Aussagekraft dieser Methode dadurch eingeschränkt, daß lediglich das Gehirn unter der Annahme untersucht wird, daß es für das gesamte ZNS repräsentativ sei. Auch wenn in systematischen T_2-Untersuchungen des Rückenmarkes die Aktivitätsrate um 10 bis 20% angehoben werden kann (Wiebe et al. 1992; Thorpe et al. 1995), so wird dadurch dennoch nicht die Korrelation zu klinischen Parametern verbessert (Kidd et al. 1993). Die Atrophie des Rückenmarkes dürfte ein besseres Maß liefern als das Ausmaß der Läsionen auf T_2-gewichteten Bildern (Kidd et al. 1993).

Wenn in Zukunft technische Probleme gelöst werden können, so wird es wichtig sein, MR-Techniken zu verwenden, welche spezifischer sind für die ausgeprägte Gewebezerstörung und insbesondere hinsichtlich irreversibler Demyelinisierung und Axonenverlust, welche die pathologische Grundlage der dauerhaften Behinderung darstellen. Entsprechende Techniken sind in den Kap. 5 und 6 besprochen worden.

7.5.3   Leitlinien der MRT-Arbeitsgruppe der Amerikanischen Multiplen Sklerose Gesellschaft 1996

Es steht fest, daß eine quantitative Analyse der MR-Aktivität durch Messung aktiver Läsionen in häufigen MR-Untersuchungen und durch Messung des Ausmaßes der pathologischen Veränderungen eine wertvolle Ergänzung zur klinischen Beurteilung von Therapiestudien darstellt. Sie gilt als wichtiger Endpunkt für alle klinischen Studien (Whitaker et al. 1995). Unter dem Patronat des Ärztlichen Beirates der Amerikanischen Multiple Sklerose

Gesellschaft hat kürzlich eine Arbeitsgruppe detaillierte Leitlinien zur Verwendung der MRT zur Evaluation von Behandlungsverfahren bei der MS erarbeitet (Miller et al. 1996). Eine Zusammenfassung dieser Leitlinien wurde bereits in Kap. 7.2 vorgestellt. Die Arbeitsgruppe entwickelte MR-Protokolle für drei Typen von Therapiestudien (siehe Anhang 1–3):

1. *Pilotstudien bei gesicherter MS (Anhang 1):*
Es wird empfohlen, daß MR-Größen primärer Endpunkt solcher Studien sind

2. *Endgültige Studien bei gesicherter MS (Anhang 2):*
MR-Größen werden als sekundäre Studienendpunkte empfohlen, während primäre Endpunkte klinische bleiben müssen wie Schubrate oder Zunahme der Behinderung.

3. *Therapiestudien bei Patienten mit klinisch isolierten Syndromen (Anhang 3):* Primärer Studienendpunkt ist der Anteil der Patienten, die über die nächsten 2 – 3 Jahre das Vollbild einer MS entwickeln. Die MRT ist entscheidend, um diejenigen Patienten mit einem diesbezüglich hohen Risiko zu erfassen. Nachfolgeuntersuchungen werden als sekundäre Meßgröße für den Therapieerfolg empfohlen.

Ein Flußdiagramm (Abb. 7.3) zeigt eine Möglichkeit, wie neue Therapien vom ersten Screening bis zur definitiven Evaluation zu beurteilen sind. Interessierte Leser seien auf die Originalarbeit verwiesen (Miller et al. 1996).

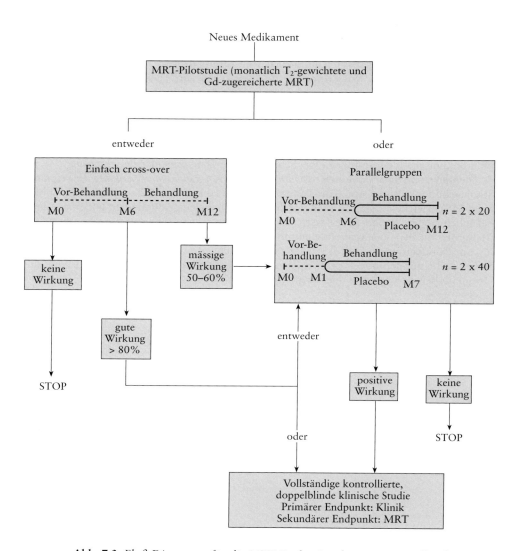

Abb. 7.3 *Fluß-Diagramm für die MRT-Evaluation für experimentelle Therapie-studien. (Aus Miller et al. 1996, abgebildet in Annals of Neurology V39, pp. 6–16, mit Genehmigung Little, Brown & Co. Inc.)*

Anhang 1
Preliminary trials in established multiple sclerosis

(a) MRI is primary outcome.

(b) Main outcome: lesion activity (see text for definitions).

(c) Patients: relapsing-remitting and secondary progressive multiple sclerosis aged 18–50 years.

(d) Design (see Figure 7.3).

    EITHER   single crossover with ten patients*, using six months of run-in and six months of treatment;

    OR   parallel groups, 2 × 20 patients*, with six months of run-in followed by six months treatment;

    OR   parallel groups, 2 × 40 patients[†], with one month of run-in followed by six months of treatment.

(e) Core protocol: monthly PD/T2-weighted fast SE and gadolinium enhanced brain MRI.

(f) Duration 7–12 months (see above).

(g) Optional: T1 and PD lesion load six-monthly.

NB. The sample sizes in (d) were estimated to provide a greater than 80% chance of demonstrating a 50–60% reduction in the number of active lesions by therapy. They are based on the MRI findings, without selection according to MRI activity, in two small untreated groups of patients with relapsing-remitting or secondary progressive multiple sclerosis [McFarland et al. 1992*; Nauta et al. 1994[†]]. Because of the marked variations in MRI activity between and within patients over time, differences in the definition of active lesions*[†], and differences in statistical methodology, they should be regarded as approximate estimates only. Further analysis of larger untreated cohorts is needed to obtain more reliable sample size estimates for the various designs and clinical subgroups.

* Active lesions defined as new and persistently enhancing lesions; using this definition, 85% of scans contained active lesions. Slightly higher sample sizes were calculated when using new enhancing lesions only as the outcome.

[†] Active lesions defined as new enhancing and new or enlarging non-enhancing lesions; 42% of scans contained active lesions.
(Appendices 1–3 reprinted from Miller et al. 1996, Annals of Neurology V39, pp. 6–16, by permission of Little, Brown & Co. Inc.)

Anhang 2
Definitive trials in established multiple sclerosis

(a) MRI is secondary outcome.

(b) Main MR outcome: change in T1 and PD lesion load using either manual outlining or semi-automated techniques which have been validated for their accuracy and reproducibility.

(c) Patients:
   EITHER   relapsing-remitting and secondary progressive;
   OR   primary progressive.

(d) Design: parallel groups.

(e) Core protocol: unenhanced PD/T2- and T1-weighted conventional SE brain MRI for six to twelve-month intervals in all patients.*

(f) Duration 2–3 years.

(g) Optional: yearly gadolinium enhanced brain MRI.

(h) Optional: monthly PD/T2-weighted and gadolinium enhanced brain MRI for six months at beginning and end in a subset of patients.

(i) Optional: putative markers of demyelination and neuronal damage (Table 5.5) six- to 12-monthly in a subset of patients.

---

* The sample size (typically several hundred patients) will be determined by the primary clinical outcomes being sought. In general, large numbers of patients will also be needed to demonstrate significant treatment effects on changes in total MRI lesion load, and it therefore seems prudent that the core MRI protocol be applied to all patients.

Anhang 3
Trials in clinically isolated syndromes

(a) MRI is secondary outcome measure (the suggested primary outcome is the proportion of patients who develop clinicallly definite multiple sclerosis during the study).

(b) Main MR outcomes:
     (i) change in T1 and PD lesion load using either manual outlining or validated semi-automated techniques;
     (ii)new or enlarging lesions seen on PD/T2-weighted scans.

(c) Age 18 to 45 (the upper age limit chosen to reduce the likelihood of age-related vascular abnormalities on MRI).

(d) Entry MRI criteria:
     EITHER   four or more non-enhancing cerebral white matter lesions on PD/T2-weighted brain MRI at presentation;
     OR   three cerebral white matter lesions, at least one of which enhances;
     OR   two non-enhancing cerebral white matter lesions and one or more infratentorial lesions.

(e) Design: parallel groups, placebo-controlled.

(f) Core protocol: six- or 12-monthly unenhanced PD/T2- and T1-weighted conventional SE brain MRI in all patients*.

(g) Duration: three years.

(h) Optional: monthly PD/T2-weighted and gadolinium enhanced brain MRI for six months at beginning and end in a subset of patients.

* The sample size will be determined by the primary clinical outcomes being sought. Substantial numbers of patients will probably be needed to demonstrate significant treatment effects on changes in total MRI lesion load, and it therefore seems prudent that the core MRI protocol be applied to all patients.

Literatur

Adams CWM, Poston RN & Buk SJ (1989). Pathology, histochemistry and immunocytochemistry of lesions in acute multiple sclerosis. *Journal of the Neurological Sciences*, 92, 291–306.

Adams C (1989). In: *A Colour Atlas of Multiple Sclerosis and Other Demyelinating Disorders*. Ipswich, Wolfe.

Adams RD & Kubik CS (1952). The morbid anatomy of the demyelinative diseases. *American Journal of Medicine* 12, 510–46.

Ahn SS, Mantello MT, Jones KM, *et al.* (1992). Rapid MR imaging of the pediatric brain using the fast-spin echo technique. *American Journal of Neuroradiology*, 13, 1169–77.

Aisen AM, Gabrielsen TO and McCune WJ (1985a). MR imaging of systemic lupus erythematosus involving the brain. *American Journal of Radiology*, 144, 1027–31.

Aisen AM, Martel W, Gabrielsen TO, *et al.* (1985b). Wilson disease of the brain: MR imaging. *Radiology*, 157, 137–41.

Alcock NS & Hoffman HL (1962). Recurrent encephalomyelitis in childhood. *Archives of Diseases in Childhood*, 37, 40–4.

Alexander EL, Craft C, Dorsch C, *et al.* (1982). Necrotizing arteritis and spinal subarachnoid hemorrhage in Sjogren syndrome. *Annals of Neurology*, 11, 632–5.

Alexander EL, Beall SS, Gordon B, *et al.* (1988). Magnetic resonance imaging of cerebral lesions in patients with Sjogren syndrome. *Medicine (Baltimore)*, 108, 815–23.

Allen IV, Glover G & Anderson R (1981). Abnormalities in the macroscopically normal white matter in cases of mild or spinal multiple sclerosis. *Acta Neuropathologica*, suppl VII, 176–8.

Allen IV (1991). Pathology and its implications. In: *McAlpine's Multiple Sclerosis*, 2nd edn, ed. WB Matthews, pp 341–90. London, Churchill Livingstone.

Alperovich A, Hors J, Lyon-Caen O, *et al.* (1992). Multiple sclerosis in 54 twinships: concordance rate is independent of zygosity. *Annals of Neurology*, 32, 724–7.

Aminoff MJ & Logue V (1974). The prognosis of patients with spinal vascular malformations. *Brain*, 97, 211–18.

Anzola GP, Bevilacquia L, Cappa SF, *et al.* (1990). Neuropsychological assessment in patients with relapsing-remitting multiple sclerosis and mild functional impairment: correlation with magnetic resonance imaging. *Journal of Neurology, Neurosurgery and Psychiatry*, 53, 142–5.

Andersen O, Lycke J, Tolleson PO, *et al.* (1996). Linomide reduces the rate of active lesions in relapsing-remitting multiple sclerosis. *Neurology*, 47, 895–900.

April RS and Vansonnenberg E (1976). A case of neuromyelitis optica (Devic's syndrome) in systemic lupus erythematosus. *Neurology*, 26, 1066–70.

Arnett PA, Rao SM, Bernardin L, *et al.* (1994). Relationship between frontal lobe lesions and Wisconsin Card Sorting Test performance in patients with multiple sclerosis. *Neurology*, 44, 420–5.

Arnold DL, Matthews PM, Francis G and Antel J (1990). Proton magnetic resonance spectroscopy of human brain *in vivo* in the evaluation of multiple sclerosis: assessment of the load of the disease. *Magnetic Resonance in Medicine*, 14, 154–9.

Arnold DL, Matthews PM, Francis G, *et al.* (1992). Proton magnetic resonance spectroscopic imaging for metabolic characterisation of plaques in multiple sclerosis. *Annals of Neurology*, 31, 235–41.

Arnold DL, Riess GT, Matthews PM, *et al.* (1994). Use of proton magnetic resonance spectroscopy for monitoring disease progression in multiple sclerosis. *Annals of Neurology*, 36, 76–82.

Atlas SW, Grossman RI, Goldberg HJ, Hackney DB, Bilaniuk LT and Zimmerman RA (1986). MR diagnosis of acute disseminated encephalomyelitis. *Journal of Computer Assisted Tomography*, 8, 381–4.

Awad IA, Spetzler RF, Hodak JA, Awad CA, Carey R (1986). Incidental subcortical lesions identified on magnetic resonance imaging in the elderly. I. Correlation with age and cerebrovascular risk factors. *Stroke*, 17, 1084–9.

Balaban RS & Ceckler TL (1992). Magnetization transfer

contrast in magnetic resonance imaging. *Magnetic Resonance Quarterly*, 8, 116–17.

Banna M & El-Ramahi K (1991). Neurologic involvement in Behçet disease: imaging findings in 16 patients. *American Journal of Neuroradiology*, 12, 791–6.

Baratti C, Barkhof F, Hoogenraad F and Valk J (1994). Fluid attenuated inversion recovery (FLAIR) sequence in multiple sclerosis: contrast parameters in a steady state and comparison with spin echo sequences. *Proceedings of The Society of Magnetic Resonance*, 1, 544.

Barbosa S, Blumhardt LD, Roberts N, *et al.* (1994). Magnetic resonance relaxation time mapping in multiple sclerosis: normal appearing white matter and the 'invisible' lesion load. *Magnetic Resonance Imaging*, 12, 33–42.

Barkhof F, Hommes OR, Scheltens P and Valk J (1991). Quantitative MRI changes in gadolinium-DTPA enhancement after high-dose intravenous methylprednisolone treatment in multiple sclerosis. *Neurology*, 41, 1219–22.

Barkhof F, Valk J, Hommes O, *et al.* (1992a). Gadopentate dimeglumine enhancement of multiple sclerosis lesions on long TR spin-echo images at 0.6 T. *American Journal of Neuroradiology*, 13, 1257–9.

Barkhof F, Scheltens P, Frequin ST, *et al.* (1992b). Relapsing-remitting multiple sclerosis: sequential enhanced MR imaging vs clinical findings in determining disease activity. *American Journal of Radiology*, 159, 1041–7.

Barkhof F, Frequin STFM, Hommes OR, *et al.* (1992c). A correlative triad of gadolinium-DTPA MRI, EDSS, and CSF-MBP in relapsing/remitting multiple sclerosis patients treated with high-dose intravenous methylprednisolone. *Neurology*, 42, 63–7.

Barkhof F, Thompson AJ, Kappos L, *et al.* (1993). Database for serial magnetic resonance imaging in multiple sclerosis. *Neuroradiology*, 35, 362–6.

Barkhof F, Filippi M, Tas MW, *et al.* (1994). Towards specific MR imaging criteria for early MS. In: *Proceedings of European Committee for Treatment and Research in Multiple Sclerosis*, 10th Congress, p. 9. Athens, University Studio Press.

Barkhof F, Thompson AJ, Hodgkinson S, *et al.* (1995). Double-blind, placebo-controlled, MR monitored exploratory trial of chimeric anti-CD4 antibodies in MS. *Journal of Neuroimmunology*, suppl 1, 15.

Barnard RO and Trigg M (1974). Corpus callosum in multiple sclerosis. *Journal of Neurology, Neurosurgery and Psychiatry*, 37, 1259–64.

Barnes D, McDonald WI, Johnson G, *et al.* (1986). NMR imaging of experimental cerebral oedema. *Journal of Neurology, Neurosurgery and Psychiatry*, 49, 1341–7.

Barnes D, McDonald WI, Johnson G, *et al.* (1987). Quantitative nuclear magnetic resonance imaging: characterisation of experimental cerebral oedema. *Journal of Neurology, Neurosurgery and Psychiatry*, 50, 125–33.

Barnes D, McDonald WI, Landon DN and Johnson G (1988). The characterization of experimental gliosis by quantitative nuclear magnetic resonance imaging. *Brain*, 111, 83–94.

Barnes D, Munro PMG, Youl BD, *et al.* (1991). The longstanding MS lesion. A quantitative MRI and electron microscopic study. *Brain*, 114, 1271–80.

Barratt HJ, Miller DH and Rudge P (1988). The site of the lesion causing deafness in multiple sclerosis. *Scandinavian Audiology* 17, 67–71.

Bastianello S, Pozzilli C, Bernardi S, *et al.* (1990). Serial study of gadolinium-DTPA MRI enhancement in multiple sclerosis. *Neurology*, 40, 591–5.

Bastianello S, Pozzilli C, D'Andrea F, *et al.* (1994). A controlled trial of mitoxantrone in multiple sclerosis: serial MRI evaluation at one year. *Canadian Journal of Neurological Science*, 21, 266–70.

Bateman DE, White JE, Elrington G, *et al.* (1987). Three further cases of Lyme disease. *British Medical Journal*, 294, 548–9.

Bauer HJ & Hanefeld FA (1993). *Multiple Sclerosis: its Impact from Childhood to Old Age*. London, WB Saunders.

Baumhefner RW, Tourtellotte WW, Syndulcho K, *et al.* (1990). Quantitative MS plaque assessment with MRI. Its correlation with clinical parameters, EPs, and intra blood–brain barrier. *Archives of Neurology*, 47, 19–26.

Beatty WW & Goodkin DE (1990). Screening for cognitive impairment in multiple sclerosis: an evaluation of the Mini-Mental State Examination. *Archives of Neurology*, 47, 297–301.

Beatty WW, Goodkin DE, Hertsgaard D & Monson N (1990). Clinical and demographic predictors of cognitive performance in multiple sclerosis: Do diagnostic type, disease duration and disability matter? *Archives of Neurology*, 47, 305–8.

Beaulieu C & Allen PS (1994). Determinants of anisotropic water diffusion in nerves. *Magnetic Resonance in Medicine*, 31, 394–400.

Beck RW, Cleary PA, Anderson MM jr, *et al.* (1992). A randomised, controlled trial of corticosteroids in the treatment of acute optic neuritis. *New England Journal of Medicine*, 326, 581–8.

Beck RA & Cleary PA (1993). Optic neuritis treatment trial: one-year follow-up results. *Archives of Ophthalmology*, 111, 773–5.

Beck RW, Cleary PA, Trobe JD, *et al.* (1993). The effect of corticosteroids for acute optic neuritis on the subsequent development of multiple sclerosis. *New England Journal of Medicine*, 329, 1764–9.

Beck RW (1995). The Optic Neuritis Treatment Trial: three year follow-up results. *Archives of Ophthalmology*, 113, 136.

Bergin JD (1957). Rapidly progressing dementia in

disseminated sclerosis. *Journal of Neurology, Neurosurgery and Psychiatry*, 20, 285–92.

Bick U, Ullrich K, Stober U, *et al.* (1991). Disturbed myelination in patients with treated hyperphenylalaninaemia: disturbed myelination or toxic oedema? *European Journal of Pediatrics*, 150, 185–9.

Bielschowsky M (1903). Zur histologie der multiplen sklerose. *Neurologisches Zentralblatt*, 770.

Bird GLA, Meadows J, Goka J, *et al.* (1990). Cyclosporin-associated akinetic mutism and extrapyramidal syndrome after liver transplantation. *Journal of Neurology, Neurosurgery and Psychiatry*, 53, 1068–71.

Birken DL & Oldendorf WH (1989). *N*-acetyl-L-aspartate: a literature review of a compound prominent in ^{1}H-NMR spectroscopic studies of brain. *Neuroscience and Biobehavioural Reviews*, 13, 23–31.

Black JA, Felts P, Smith KJ, *et al.* (1991). Distribution of sodium channels in chronically demyelinated spinal cord axons: Immuno-ultrastructral localization and electrophysiological observations. *Brain Research*, 544, 59–70.

Bloch F, Hansen WW and Packard ME (1946). Nuclear induction. *Physics Reviews*, 69, 127.

Boggild MD, Williams R, Haq N & Hawkins CP (1995). Cortical plaques visualised by fluid-attenuated inversion recovery imaging in relapsing multiple sclerosis. *Journal of Neurology*, 242 (suppl 2), S6.

Bogousslavsky J, Fox AJ, Carey LS, *et al.* (1986). Correlates of brain-stem oculomotor disorders in multiple sclerosis (magnetic resonance imaging). *Archives of Neurology*, 43, 460–3.

Bostock H & Sears TA (1978). The internodal axon membrane: electrical excitability and continuous conduction in segmental demyelination. *Journal of Physiology*, 280, 273–301.

Bostock H & McDonald WI (1982). Recovery and function after demyelination. In: Sears TA (ed.) *Neuronal-Glial Cell Inter-relationships*. Berlin, Springer Verlag, pp. 287–302.

Bradley WG & Whitty CW (1968). Acute optic neuritis: prognosis for the development of multiple sclerosis. *Journal of Neurology, Neurosurgery and Psychiatry*, 31, 10–18.

Brant-Zawadski M, Fein G, van Dyke C, *et al.* (1985). MR imaging of the ageing brain: patchy white-matter lesions and dementia. *American Journal of Neuroradiology*, 6, 675–82.

Brinkmeier H, Kaspar A, Wiethölter H, Rüdel R (1992). Interleukin-II inhibits sodium currents in human muscle cells. *Pflügers Archiv European Journal of Physiology*, 420, 621–3.

Bronstein AM, Morris J, du Boulay GH, *et al.* (1990a). Abnormalities of horizontal gaze. Clinical, oculographic and magnetic resonance imaging findings. I. Abducens palsy. *Journal of Neurology, Neurosurgery and Psychiatry*, 53, 194–9.

Bronstein AM, Rudge P, Gresty MA, *et al.* (1990b). Abnormalities of horizontal gaze. Clinical, oculographic and magnetic resonance imaging findings. II. Gaze palsy and internuclear ophthalmoplegia. *Journal of Neurology, Neurosurgery and Psychiatry*, 53, 200–7.

Brooks DL, Leenders KL, Head G, *et al.* (1984). Studies on regional cerebral oxygen utilisation and cognitive function in multiple sclerosis. *Journal of Neurology, Neurosurgery and Psychiatry* 47, 1182–91.

Brosnan CF, Litwak MS, Schroeder CE, *et al.* (1989). Preliminary studies of cytokine-induced functional effects on the visual pathways in the rabbit. *Journal of Neuroimmunology*, 25, 227–39.

Brownell B & Hughes JT (1962). The distribution of plaques in the cerebrum in multiple sclerosis. *Journal of Neurology, Neurosurgery and Psychiatry*, 25, 315–20.

Burnham JA, Wright RR, Dreisbach J and Murray RS (1991). The effect of high dose steroids on MRI gadolinium enhancement in acute demyelinating lesions. *Neurology*, 41, 1349–54.

Butler EG and Gilligan BS (1989). Obstructive hydrocephalus caused by multiple sclerosis. *Clinical and Experimental Neurology*, 26, 219–23.

Bye AME, Kendall BE & Wilson J (1985). Multiple sclerosis in childhood. *Developmental Medicine and Child Neurology*, 27, 215–22.

Cadoux-Hudson TAD, Kermode A, Rajagopalan B, *et al.* (1991). Biochemical changes within a multiple sclerosis plaque in vivo. *Journal of Neurology, Neurosurgery and Psychiatry*, 54, 1004–6.

Callanan MM, Logsdail SJ, Ron MA and Warrington EK (1989). Cognitive impairment in patients with clinically isolated lesions of the type seen in MS: A psychometric and MRI study. *Brain*, 112, 361–74.

Campi A, Filippi M, Comi G, *et al.* (1995). Acute transverse myelopathy: spinal and cranial MR study with clinical follow-up. *American Journal of Neuroradiology*, 16, 115–23.

Capra R, Marciano N, Vignolo LA, *et al.* (1992). Gadolinium-pentacetic acid magnetic resonance imaging in patients with relapsing-remitting multiple sclerosis. *Archives of Neurology*, 49, 687–9.

Carswell,R. (1838). *Pathological Anatomy: Illustrations of the Elementary Forms of the Disease*. London, Longman, Orme, Brown, Green and Longman.

Charcot M. (1868). Histologie de la sclérose en plaques. *Gazette des Hôpitaux*, Paris, 141, 554–5, 557–8.

Christiansen P, Frederiksen JL, Henriksen O and Larsson HBW (1992). Gd-DTPA enhanced lesions in the brain of patients with acute optic neuritis. *Acta Neurologica Scandinavica*, 85, 141–6.

Chusid MJ, Williamson SJ, Murphy JV & Ramey LS (1979). Neuromyelitis optica (Devic disease) following varicella infection. *Journal of Pediatrics*, 95, 737–8.

Cleary MA, Walter JH, Wraith JE, *et al.* (1994). Magnetic

resonance imaging of the brain in phenylketonuria. *Lancet*, 344, 87–90.

Cline HE, Lorensen WE, Kikinis R, *et al.* (1990). Three-dimensional segmentation of MR images of the head using probability and connectivity. *Journal of Computer Assisted Tomography*, 14, 1037–45.

Cohen JA, Grossman RI, Udupa JK, *et al.* (1995). Assessment of the efficacy of copolymer-1 in the treatment of MS by quantitative MRI. *Journal of Neuroimmunology*, suppl 1, 31.

Cohen MM, Lessell S & Wolf PA (1979). A prospective study of the risk of developing multiple sclerosis in uncomplicated optic neuritis. *Neurology*, 29, 208–13.

Collins DL, Neelin P, Peters TM and Evans AC (1994). Automatic 3D intersubject registration of MR volumetric data in standardized Talairach space. *Journal of Computer Assisted Tomography*, 18, 192–205.

Comi G, Filippi M, Martinelli V, *et al.* (1995). Brain MRI correlates of cognitive impairment in primary and secondary progressive multiple sclerosis. *Journal of Neurological Science*, 132, 222–7.

Compston DAS, Batchelor JR, Earl CJ and McDonald WI (1978). Factors influencing the risk of multiple sclerosis developing in patients with optic neuritis. *Brain*, 101, 495–511.

Confavreux C, Aimard G & Devic M (1980). Course and prognosis of multiple sclerosis assessed by computerised data processing of 349 patients. *Brain*, 103, 281–300.

Constable RT & Gore JC (1992). The loss of small objects in variable TE imaging: implications for FSE, RARE and EPI. *Magnetic Resonance in Medicine*, 28, 9–24.

Constantino A, Black SE, Carr T, *et al.* (1986). Dorsal midbrain syndrome in multiple sclerosis with magnetic resonance imaging correlation. *Canadian Journal of Neurological Science*, 13, 62–5.

Cowan J, Ormerod IEC & Rudge P (1990). Hemiparetic multiple sclerosis. *Journal of Neurology, Neurosurgery and Psychiatry*, 53, 675–80.

Cruickshank JK, Rudge P, Dalgleish AG, *et al.* (1989). Tropical spastic paraparesis and human T cell lymphotropic virus type I in the United Kingdom. *Brain*, 112, 1057–90.

Curé JK, Cromwell LD & Case JL (1990). Auditory dysfunction caused by multiple sclerosis: detection with MR imaging. *American Journal of Neuroradiology*, 11, 817–20.

Curnes JT, Laster DW, Ball MR, *et al.* (1986). MRI of radiation injury to the brain. *American Journal of Radiology*, 147, 119–24.

Davie CA, Hawkins CP, Barker GJ, *et al.* (1994a). Serial proton magnetic spectroscopy in acute multiple sclerosis lesions. *Brain*, 117, 49–58.

Davie CA, Barker GJ, Brenton D, *et al.* (1994b). Proton

magnetic resonance spectroscopy in adult cases of phenylketonuria. *Journal of Neurology, Neurosurgery and Psychiatry*, 57, 1292.

Davie CA, Barker GJ, Webb S, *et al.* (1995). Persistent functional deficit in multiple sclerosis and autosomal dominant cerebellar ataxia is associated with axonal loss. *Brain*, 118, 1583–92.

Davies SEC, Newcombe J, Williams SR, *et al.* (1995). High resolution proton NMR spectroscopy of multiple sclerosis lesions. *Journal of Neurochemistry*, 64, 742–8.

Dawson JW (1916). The histology of disseminated sclerosis. *Transactions of the Royal Society Edinburgh* 50, 417–740.

Dawson DM (1992). Antineoplastic drugs. In: *Diseases of the Nervous System. Clinical Neurobiology*, 2nd edn, vol 2, eds AK Asbury, GM McKhann & WI McDonald, pp. 1121–9. Philadelphia: WB Saunders.

Dietrich RB & Bradley WG jr (1988). Iron accumulation in the basal ganglia following severe ischaemic-anoxic insults in children. *Radiology*, 168, 203–6.

Doran M & Bydder GM (1990). Magnetic resonance: perfusion and diffusion imaging. *Neuroradiology*, 32, 392–8.

Dorwat RH, Frank JA, Dwyer AJ, *et al.* (1986). CNS imaging with short TI inversion recovery pulse sequence: sensitivity compared to T-2 weighted spin echo images. *Proceedings of The Society of Magnetic Resonance in Medicine*, 1, 9–10.

Dousset V, Grosman R, Ramer KN, *et al.* (1992). Experimental allergic encephalomyelitis and multiple sclerosis: lesion characterization with magnetization transfer imaging. *Radiology*, 182, 483–91.

Dousset V, Brochet B, Vital F, *et al.* (1994). Imaging including diffusion and magnetization transfer of chronic relapsing experimental encephalomyelitis – correlation with immunological and pathological datas. *Proceedings of the Society of Magnetic Resonance*, 2, 1401.

Dousset V, Brochet B, Vital A, *et al.* (1995). Lysolecithin-induced demyelination in primates: preliminary in vivo study with MR and magnetization transfer. *American Journal of Neuroradiology*, 16, 225–31.

Drayer BP, Burger P, Hurwitz B, *et al.* (1987). Reduced signal intensity on MR images of thalamus and putamen in multiple sclerosis: increased iron content? *American Journal of Neuroradiology*, 8, 413–19.

Drayer BP (1988). Imaging of the aging brain: part I. Normal findings. *Radiology*, 166, 785–96.

Duda EE, Huttenlocher PR & Patronas NJ (1980). CT of subacute sclerosing panencephalitis. *American Journal of Neuroradiology*, 1, 35–8.

Dunn V, Bale JF, Zimmerman RD, *et al.* (1986). MRI in children with post infectious disseminated encephalomyelitis. *Magnetic Resonance Imaging*, 4, 25–32.

Durelli L, Bongioanni MR, Cavallo R, *et al.* (1994). Chronic systemic high-dose recombinant interferon alpha-2a reduces exacerbation rate, MRI signs of disease activity, and lymphocyte interferon gamma production in relapsing-remitting multiple sclerosis. *Neurology*, 44, 406–13.

Ebers GC, Bulman DE, Sadovnick AD, *et al.* (1986). A population based study of multiple sclerosis in twins. *New England Journal of Medicine*, 315, 1638–42.

Edan G & French and British Multiple Sclerosis Mitoxantrone Trial Group (1995). Demonstration of the efficacy of mitoxantrone (MTX) using MRI in MS patients with very active disease. *Journal of Neuroimmunology*, suppl 1, 16.

Edelstein WA, Hutchison JMS, Johnson G, Redpath T (1980). Spin warp NMR imaging and applications to human whole-body imaging. *Physical Medicine and Biology*, 25, 751–6.

Edzes HT & Samulski ET (1977). Cross relaxation and spin diffusion in the proton NMR of hydrated collagen. *Nature*, 265, 521–3.

Ellis SG & Verity MA (1979). Central nervous system involvement in systemic lupus erythematosus: a review of neuropathological findings in 57 cases. *Seminars in Arthritis and Rheumatism*, 8, 212–21.

Eng J, Ceckler TL & Balaban RS (1991). Quantitative H magnetisation transfer imaging in vivo. *Magnetic Resonance in Medicine*, 17, 304–14.

England JD, Gamboni F, Levinson SR and Finger TE (1990). Changed distribution of sodium channels along demyelinated axons. *Proceedings of the National Academy of Science, USA*, 87, 6777–80.

Enzmann DR & Rubin JB (1988). Cervical spine: MR imaging with a partial flip angle, gradient-refocused pulse sequence. Part II. Spinal cord disease. *Radiology*, 166, 473–8.

Erdem E, Carlier R, Idir ABC, *et al.* (1993a) Gadolinium-enhanced MRI in central nervous system Behçet's disease. *Neuroradiology*, 35, 142–4.

Erdem E, Carlier R, Delvalle A, *et al.* (1993b). Gadolinium-enhanced MRI in Whipple's disease. *Neuroradiology*, 35, 581–3.

Fazekas F, Offenbacher H, Fuchs S, *et al.* (1988). Criteria for an increased specificity of MRI interpretation in elderly subjects with suspected multiple sclerosis. *Neurology*, 38, 1822–5.

Fazekas F (1989). Magnetic resonance signal abnormalities in asymptomatic individuals: their incidence and functional correlate. *European Neurology*, 29, 164–8.

Feinstein A, Kartsounis LD, Miller DH, *et al.* (1992a). Clinically isolated lesions of the type seen in multiple sclerosis: a cognitive, psychiatric, and MRI follow-up study. *Journal of Neurology, Neurosurgery and Psychiatry*, 55, 869–76.

Feinstein A, du Boulay GH & Ron MA (1992b). Psychotic illness in multiple sclerosis: a clinical and magnetic resonance imaging study. *British Journal of Psychiatry*, 161, 680–5.

Feinstein A, Youl BD, Ron MA. (1992c). Acute optic neuritis. A cognitive and magnetic resonance imaging study. *Brain*, 115, 1403–15.

Feinstein A, Ron M & Thompson AJ (1993). A serial study of psychometric and magnetic resonance imaging changes in multiple sclerosis. *Brain*, 116, 569–602.

Ferbert A, Busse D & Thron A (1991). Microinfarction in classic migraine? A study with magnetic resonance imaging findings. *Stroke*, 22, 1010–14.

Filippi M, Horsfield MA, Morrissey SP, *et al.* (1994a). Quantitative brain MRI lesion load predicts the course of clinically isolated syndromes suggestive of multiple sclerosis. *Neurology*, 44, 635–41.

Filippi M, Barker GJ, Horsfield MA, *et al.* (1994b). Benign and secondary progressive multiple sclerosis; a preliminary quantitative MRI study. *Journal of Neurology*, 241, 246–51.

Filippi M, Campi A, Martinelli V, *et al.* (1995a). Comparison of triple dose versus standard dose gadolinium-DTPA for detection of MRI enhancing lesions in patients with primary progressive multiple sclerosis. *Journal of Neurology, Neurosurgery and Psychiatry*, 59, 540–4.

Filippi M, Horsfield MA, Bressi S, *et al.* (1995b). Intra- and inter-observer agreement of brain MRI lesion volume measurements in multiple sclerosis. A comparison of techniques. *Brain*, 118, 1593–1600.

Filippi M, Horsfield MA, Campi A, *et al.* (1995c). Resolution-dependent estimates of lesion volumes in magnetic resonance imaging studies of the brain in multiple sclerosis. *Annals of Neurology*, 38, 749–754.

Filippi M, Paty DW, Kappos L, *et al.* (1995d). Correlations between changes in disability and T2-weighted brain MRI activity in multiple sclerosis: a follow-up study. *Neurology*, 45, 255–60.

Filippi M, Campi A, Mammi S, *et al.* (1995e). Brain magnetic resonance imaging and multimodal evoked potentials in benign and secondary progressive multiple sclerosis. *Journal of Neurology, Neurosurgery and Psychiatry*, 58, 31–7.

Filippi M, Campi A, Martinelli V, *et al.* (1995f). A brain MRI study of different types of chronic-progressive multiple sclerosis. *Acta Neurologia Scandinavica*, 91, 231–3.

Filippi M. Yousry T, Baratti C, *et al.* (1996a). Quantitative assessment of MRI lesion load in multiple sclerosis. A comparison of conventional spin echo with fast fluid attenuated inversion recovery. *Brain*, 119, 1349–1355.

Filippi M, Yousry T, Campi A, *et al.* (1996b). Comparison of triple dose versus standard dose gadolinium-DTPA for detection of MRI enhancing lesions in multiple sclerosis. *Neurology*, 46, 379–384.

Finelli DA, Hurst GC, Gullapali RP and Bellon EM (1994a). Improved contrast of enhancing brain lesions on postgadolinium, T1-weighted spin-echo images with use of magnetization transfer. *Radiology*, 190, 553–9.

Finelli DA, Hurst GC, Karsman BA, *et al.* (1994b). Use of magnetization transfer for improved contrast on gradient-echo images of the cervical spine. *Radiology*, 193, 165–71.

Fog T (1965). The topography of plaques in multiple sclerosis with special reference to cerebral plaques. *Acta Neurologica Scandinavica*, 41 (suppl 15), 1–161.

Foong J, Rozewicz L, Quaghebeur G, *et al.* (1997). Executive function in multiple sclerosis: the role of frontal lobe pathology. *Brain*, in press.

Ford B, Tampieri D & Francis G (1992). Long term follow-up of acute partial transverse myelopathy. *Neurology*, 42, 250–2.

Francis DA, Compston DAS, Batchelor JR, McDonald WI (1987). A reassessment of the risk of multiple sclerosis developing in patients with optic neuritis after extended follow-up. *Journal of Neurology, Neurosurgery and Psychiatry*, 50, 758–65.

Frank JA, Stone LA, Smith ME, *et al.* (1994). Serial contrast-enhanced magnetic resonance imaging in patients with early relapsing-remitting multiple sclerosis: implications for treatment trials. *Annals of Neurology*, 36, S86–S90.

Franklin GM, Heaton RK, Nelson LM, *et al.* (1988). Correlation of neuropsychological and MRI findings in chronic/progressive multiple sclerosis. *Neurology*, 38, 1826–9.

Frederiksen JL, Larsson HBW, Olesen J, Stigsby B (1991). MRI, VEP, SEP and biothesiometry suggest monosymptomatic acute optic neuritis to be a first manifestation of multiple sclerosis. *Acta Neurologica Scandinavica*, 83, 343–50.

Friedman DP & Taraglino LS (1993). Amyotrophic lateral sclerosis: hyperintensity of the corticospinal tracts on MR images of the spinal cord. *American Journal of Radiology*, 160, 604–6.

Gass A, Barker GJ, Kidd D, *et al.* (1994). Correlation of magnetisation transfer ratio with clinical disability in multiple sclerosis. *Annals of Neurology*, 36, 62–7.

Gass A, Barker GJ, MacManus DG, *et al.* (1995). High resolution magnetic resonance imaging of the anterior visual pathway in patients with optic neuropathies using fast spin echo and phased array local coils. *Journal of Neurology, Neurosurgery and Psychiatry*, 58, 562–9.

Gawne-Cain ML, O'Riordan JL, Thompson AJ, Moseley IF, & Miller DH (1997). Multiple sclerosis lesion detection in the brain: a comparison of fast fluid attenuated inversion recovery and conventional T2 weighted dual spin echo. *Neurology*, in press.

Gean-Marton AD, Venzia LG, Marton KL, *et al.* (1991). Abnormal corpus callosum: a sensitive and specific indicator of multiple sclerosis. *Radiology*, 180, 215–21.

Gerard G & Weisberg LA (1986). MRI periventricular lesions in adults. *Neurology*, 36, 998–1001.

Gilbert JJ & Sadler M (1983). Unsuspected multiple sclerosis. *Archives of Neurology*, 40, 533–6.

Goodin DS, Rowley HA & Olney RK (1988). Magnetic resonance imaging in amyotrophic lateral sclerosis. *Annals of Neurology*, 23, 418–20.

Goodkin DE, Hertsgaard D, Rudick RA (1990). Exacerbation rates and adherence to disease type in a prospectively followed up population with multiple sclerosis. *Archives of Neurology*, 46, 1107–12.

Goodkin DE, Ross JS, VanderBrug Medendorp S, *et al.* (1992). MRI lesion enlargement in multiple sclerosis: disease-related activity, chance occurrence, or measurement artifact. *Archives of Neurology*, 49, 261–4.

Greenan TJ, Grossman IR & Goldberg HI (1992). Cerebral vasculitis: MR imaging and angiographic correlation. *Radiology*, 182, 65–72.

Greenfield JG & King LS (1936). Observations on the histopathology of the cerebral lesions in disseminated sclerosis. *Brain*, 59, 445–58.

Griffin JW, Cornblath DR, Alexander E, *et al.* (1990). Ataxic sensory neuropathy and dorsal root ganglionitis associated with Sjogren's disease. *Annals of Neurology*, 27, 304–15.

Grimaud J, Millar J, Thorpe JW, *et al.* (1995). Signal intensity on MRI of basal ganglia in multiple sclerosis. *Journal of Neurology, Neurosurgery and Psychiatry*, 59, 306–8.

Grimaud J, Lai M, Thorpe JW, *et al.* (1996). Evaluation of a computer assisted quantification of MS lesions in cranial MRI. *Magnetic Resonance Imaging*, 14, 495–505.

Grossman RI, Gonzales-Scarano F, Atlas SW, *et al.* (1986). Multiple sclerosis: gadolinium enhancement in MR imaging. *Radiology*, 161, 721–5.

Grossman, RI, Lisak RP, Macchi PJ and Joseph PM (1987). MR of acute experimental allergic encephalomyelitis. *American Journal of Neuroradiology*, 8, 1045–8.

Grossman RI, Lenkinski RE, Ramer KN, *et al.* (1992). MR proton spectroscopy in multiple sclerosis. *American Journal of Neuroradiology*, 13, 1535–43.

Guttmann CRG, Kikinis R, Metcalf D & Jolesz FA (1994). Automated volumetric and morphologic analysis of the evolution of focal multiple sclerosis. *Journal of Magnetic Resonance Imaging* 4(P), 88.

Guttmann CRG, Ahn SS, Hsu L, *et al.* (1995). The evolution of multiple sclerosis lesions on serial MR. *American Journal of Neuroradiology*, 16, 1481–91.

Hajnal JV, Bryant DJ, Kasuboski L, *et al.* (1992). Use of fluid attenuated inversion recovery (FLAIR) pulse sequences in MRI of the brain. *Journal of Computer Assisted Tomography*, 16, 841–4.

Hallgren B & Sourander P (1958). The effects of age on the

non-haemin iron in the human brain. *Journal of Neurochemistry*, 3, 41–51.

Halliday AM (1993). *Evoked Potentials in Clinical Testing*. Second edition. Edinburgh, Churchill Livingstone.

Handler MS, Johnson LM, Dick AR and Batnitzky S (1993). Neurosarcoidosis with unusual MRI findings. *Neuroradiology*, 35, 146–8.

Hansen K & Lebech AM (1992). The clinical and epidemiological profile of Lyme Neuroborreliosis in Denmark 1985–1990: a prospective study of 187 patients with *Borrelia burgdorferei* specific intrathecal antibody production. *Brain*, 115, 399–423.

Harding AE (1984). *The Hereditary Ataxias and Related Disorders*. Edinburgh, Churchill Livingstone.

Harding AE, Sweeney MG, Miller DH, *et al.* (1992). Occurrence of a multiple sclerosis-like illness in women who have Leber's hereditary optic neuropathy mitochondrial DNA mutation. *Brain*, 115, 979–89.

Harris JO, Frank JA, Patronas N, *et al.* (1991). Serial gadolinium-enhanced magnetic resonance imaging scans in patients with early, relapsing-remitting multiple sclerosis: implications for clinical trials and natural history. *Annals of Neurology*, 29, 548–55.

Haughton VM, Yetkin FZ, Rao SM, *et al.* (1992). Quantitative MR in the diagnosis of multiple sclerosis. *Magnetic Resonance in Medicine*, 26, 71–8.

Hawke SHB, Hallinan JM & McLeod JG (1990). Cranial magnetic resonance imaging in chronic demyelinating polyneuropathy. *Journal of Neurology, Neurosurgery and Psychiatry*, 53, 794–6.

Hawkins CP, Munro PMG, Mackenzie F, *et al.* (1990a). Duration and selectivity of blood–brain barrier breakdown in chronic relapsing experimental allergic encephalomyelitis studied by gadolinium-DTPA and protein markers. *Brain*, 113, 365–78.

Hawkins CP, McDonald WI, Revesz T, *et al.* (1990b). Myelin breakdown products detected by magnetic resonance imaging in man. *Journal of Physiology*, 426, 43P.

Hawkins CP, Mackenzie F, Tofts PS, *et al.* (1991). Patterns of blood–brain barrier breakdown in inflammatory demyelination. *Brain*, 114, 801–10.

Hawkins CP, Munro PMG, Landon DN, McDonald WI (1992). Metabolically dependent blood–brain barrier breakdown in chronic relapsing experimental allergic encephalomyelitis. *Acta Neuropathologica*, 83, 630–5.

Hawkins CP, McLaughlin L, Kendall BE & McDonald WI (1993). Pathological findings correlated with MRI in HIV infection. *Neuroradiology*, 35, 264–8.

Heaton RK, Nelson LM, Thompson DS, *et al.* (1985). Neuropsychological findings in relapsing/remitting and chronic/progressive multiple sclerosis. *Journal of Consulting and Clinical Psychology*, 53, 103–10.

Hendrix LE, Kneeland JB, Haughton VM, *et al.* (1990). MR imaging of optic nerve lesions: value of gadopentate dimeglumine and fat-suppression technique. *American Journal of Neuroradiology*, 11, 749–54.

Hennig J, Naureth A & Freidberg H (1986). RARE imaging: a fast imaging method for clinical MR. *Magnetic Resonance in Medicine*, 3, 823–33.

Hiehle JF, Grossman RI, Ramer KN, *et al.* (1995). Magnetization transfer effect in MR-detected multiple sclerosis lesions: comparison with gadolinium-enhanced spin-echo images and nonenhanced T1-weighted images. *American Journal of Neuroradiology*, 16, 69–77.

Hill JM & Switzer RC III (1984). The regional distribution and cellular localization of iron in the rat brain. *Neuroscience*, 11, 595–603.

Hoeck A, Demmel U, Schicha H, *et al.* (1975). Trace element concentration in the human brain. *Brain*, 98, 49–64.

Hornabrook RSL, Miller DH, Newton MR, *et al.* (1992). Frequent involvement of the optic radiation in patients with acute isolated optic neuritis. *Neurology*, 42, 77–9.

Horowitz AL, Kaplan RD, Grewe G, *et al.* (1989). The ovoid lesion: a new MR observation in patients with MS. *American Journal of Neuroradiology*, 10, 303–5.

Horsfield MA, Davie C, Tofts PS and Miller DH (1994). The role of diffusion in NMR imaging of the CNS. *Argomenti di Neurologia*, 4, 84–9.

Howard RS, Wiles CM, Hirsch NP, *et al.* (1992). Respiratory involvement in multiple sclerosis. *Brain*, 115, 479–94.

Huber SJ, Paulson GW, Shuttleworth EC, *et al.* (1987). Magnetic resonance imaging correlates of dementia in multiple sclerosis. *Archives of Neurology*, 44, 732–6.

Husted CA, Matson GB, Adams DA, *et al.* (1994a). In vivo detection of myelin phospholipids in multiple sclerosis with phosphorous magnetic resonance spectroscopic imaging. *Annals of Neurology*, 36, 239–41.

Husted CA, Goodin DS, Hugg JW, *et al.* (1994b). Biochemical alterations in multiple sclerosis lesions and normal appearing white matter detected by in vivo ^{31}P and ^{1}H spectroscopic imaging. *Annals of Neurology*, 36, 157–65.

Imakita S, Nishimura T, Naito H, *et al.* (1987). Magnetic resonance imaging of human cerebral infarction: enhancement with Gd-DTPA. *Neuroradiology*, 29, 422–9.

Isaac C, Li DK, Genton M, *et al.* (1988). Multiple sclerosis: a serial study using MRI in relapsing patients. *Neurology*, 38, 1511–15.

Jackson JA, Leake DR & Schneiders NJ (1985). Magnetic resonance imaging in multiple sclerosis: results in 32 cases. *American Journal of Neuroradiology*, 6, 171–6.

Jackson EF, Narayana PA, Wolinsky JS & Doyle TJ (1993). Accuracy and reproducibility in volumetric analysis of multiple sclerosis lesions. *Journal of Computer Assisted Tomography*, 17, 200–5.

Jacobs L, Kinkel PR & Kinkel WR (1986). Silent brain lesions in patients with isolated optic neuritis. A clinical and nuclear magnetic resonance imaging study. *Archives of Neurology*, 43, 452–5.

Jacobs L, Munschauer FE & Kaba SE (1991). Clinical and magnetic resonance imaging in optic neuritis. *Neurology*, 41, 15–19.

Jacobs L, Cookfair D, Rudick RA, *et al.* (1994). Results of a phase III trial of intramuscular recombinant beta interferon as treatment for multiple sclerosis. *Annals of Neurology*, 36, 259.

Jacobs LD, Cockfair DL, Rudick RA, *et al.* (1996). Intramuscular interferon beta-1a for disease progression in relapsing multiple sclerosis. *Annals of Neurology*, 39, 285–94.

Johnson G, Miller DH, MacManus D, *et al.* (1987). STIR sequence in NMR imaging of the optic nerve. *Neuroradiology*, 29, 238–45.

Johnson MA, Li DKB, Bryant DJ & Payne JA (1984). Magnetic resonance imaging: serial observations in multiple sclerosis. *American Journal of Neuroradiology*, 5, 495–9.

Johnson M, Maciunas R, Dutt P, *et al.* (1989). Granulomatous angiitis masquerading as a mass lesion: magnetic resonance imaging and stereotactic findings in a patient with occult Hodgkin's disease. *Surgical Neurology*, 31, 49–53.

Johnson RT and Richardson EP (1968). The neurological manifestations of systemic lupus erythematosus. *Medicine (Baltimore)*, 47, 337–69.

Johnston B, Atkins MS, Mackiewich B and Anderson M (1996). Segmentation of multiple sclerosis lesions in intensity-corrected multispectral MRI. *Institute of Electric and Electronic Engineering Transactions on Medical Imaging*, 15, 154–169.

Jones KM, Mulkern RV, Mantello MV, *et al.* (1992). Evaluation of brain haemorrhage: comparison of fast spin echo and conventional dual spin-echo images. *Radiology*, 182, 53–8.

Kaltreider HB & Talal N (1969). The neuropathy of Sjogren's syndrome. *Annals of Internal Medicine*, 70, 751–62.

Kamber M, Collins DL, Shinghal R, *et al.* (1992). Model-based 3D segmentation of multiple sclerosis lesions in dual-echo MRI data. *Proceedings of the International Society for Optical Engineering. Visualization in Biomedical Computing*, 1808, 590.

Kapouleas I (1989). Automatic detection of multiple sclerosis lesions in MRI brain images. In: Kingsland LC (ed.) *Proceedings of the 1990 Symposium on Computer Applications in Medical Care. Institute of Electric and Electronic Engineering.* Washington DC, Computer Society Press, pp. 739–45.

Kapouleas I, Grossman RI, Kessler D, *et al.* (1993). Techniques for quantitation and comparison of multiple sclerosis lesions in serial MRI studies. *Neurology*, 43(suppl), A246.

Kappos L, Stadt D, Ratzka M, *et al.* (1988). Magnetic resonance imaging in the evaluation of treatment in multiple sclerosis. *Neuroradiology*, 30, 299–302.

Kappos L, Radu EW, Haas J, *et al.* (1995). Deoxyspergualin (DSG) in MS: second interim analysis of the European multicentre study. *Journal of Neurology*, 242(suppl 2), S23.

Karussis D, Meiner Z, Lehmann D, *et al.* (1996). Treatment of secondary progressive multiple sclerosis with the immunomodulator linomide. A double-blind placebo-controlled study with monthly magnetic resonance imaging evaluation. *Neurology*, 47, 341–6.

Kastrukoff LF, Oger JJF, Hashimoto SA, *et al.* (1990). Systemic lymphoblastoid interferon therapy in chronic progressive multiple sclerosis. I. Clinical and MRI evaluation. *Neurology*, 40, 479–86.

Katz D, Taubenberger JK, Canella B, *et al.* (1993). Correlation between magnetic resonance imaging findings and lesion development in chronic, active multiple sclerosis. *Annals of Neurology*, 34, 661–9.

Kermode AG, Plant GT, MacManus DG, *et al.* (1989a). Behçet's disease with slowly enlarging midbrain mass on MRI: resolution following steroid therapy. *Neurology*, 39, 1251–2.

Kermode AG, Moseley IF, Kendall BE, *et al.* (1989b). Magnetic resonance imaging in Leber's optic neuropathy. *Journal of Neurology, Neurosurgery and Psychiatry*, 52, 671–4.

Kermode AG, Thompson AJ, Tofts P, *et al.* (1990a). Breakdown of the blood–brain barrier precedes symptoms and other MRI signs of new lesions in multiple sclerosis: pathogenetic and clinical implications. *Brain*, 113, 1477–89.

Kermode AG, Tofts P, Thompson AJ, *et al.* (1990b). Heterogeneity of blood–brain barrier changes in multiple sclerosis: an MRI study with gadolinium-DTPA enhancement. *Neurology*, 40, 229–35.

Kermode AG, Rudge P, Thompson AJ, *et al.* (1990c). MRI of the thoracic cord in tropical spastic paraparesis. *Journal of Neurology, Neurosurgery and Psychiatry*, 53, 710.

Kesselring J, Ormerod IEC, Miller DH, du Boulay EPGH and McDonald WI (1989a). *Magnetic resonance imaging in multiple sclerosis. An atlas of diagnosis and differential diagnosis.* Stuttgart: Thieme.

Kesselring J, Miller DH, MacManus DG, *et al.* (1989b). Quantitative magnetic resonance imaging in multiple sclerosis: the effect of high dose intravenous methylprednisolone. *Journal of Neurology, Neurosurgery and Psychiatry*, 52, 14–17.

Kesselring J, Miller DH, Robb SA, *et al.* (1990). Acute disseminated encephalomyelitis: MRI findings and the distinction from multiple sclerosis. *Brain*, 113, 291–320.

Khaw KT, Manji H, Britton J & Schon F (1991).

Neurosarcoidosis: Demonstration of meningeal disease by gadolinium enhanced magnetic resonance imaging. *Journal of Neurology, Neurosurgery and Psychiatry*, 54, 499–502.

Khoury SJ, Guttmann CRG, Oray EJ, *et al.* (1994). Longitudinal MRI in multiple sclerosis: correlation between disability and lesion burden. *Neurology*, 44, 2120–4.

Kidd, D., Thompson, A.J., Miller, D.H., *et al.* [1992]. MRI activity in multiple sclerosis: a two year study. *Journal of Neurology, Neurosurgery, and Psychiatry* 55: 1213.

Kidd D, Thorpe JW, Thompson AJ, *et al.* (1993). Spinal cord MRI using multi-array coils and fast spin echo. II: findings in multiple sclerosis. *Neurology*, 43, 2632–7.

Kidd D, Thompson AJ, Kendall BE, *et al.* (1994). Benign form of multiple sclerosis: MRI evidence for less frequent and less inflammatory disease activity. *Journal of Neurology, Neurosurgery and Psychiatry*, 57, 1070–2.

Kidd, D., Thorpe, J.W., Kendall, B.E., *et al.* (1996). MRI dynamics of brain and spinal cord in progressive multiple sclerosis. *Journal of Neurology, Neurosurgery and Psychiatry*, 60, 15–19.

Kiel MK, Greenspun B & Grossman RI (1988). Magnetic resonance imaging and degree of disability in multiple sclerosis. *Archives of Physical Medicine and Rehabilitation*, 69, 11–3.

King PH and Bragdon AC (1991). MRI reveals multiple reversible lesions in an attack of acute intermittent porphyria. *Neurology*, 41, 1300–2.

Kirkpatrick JB & Hayman LA (1987). White matter lesions in MR imaging of clinically healthy brains of elderly subjects: possible pathological basis. *Radiology*, 162, 509–11.

Klockgether T, Schroth G, Diener H-C & Dichgans J (1990). Idiopathic cerebellar ataxia of late onset: natural history and MRI morphology. *Journal of Neurology, Neurosurgery and Psychiatry*, 53, 297–305.

Koo EH & Massey EW (1988). Granulomatous angiitis of the central nervous system: protean manifestations and response to treatment. *Journal of Neurology, Neurosurgery and Psychiatry*, 51, 1126–33.

Koopmans RA, Li DKB, Oger JJF, *et al.* (1989a). Chronic progressive multiple sclerosis: serial magnetic resonance brain imaging over six months. *Annals of Neurology*, 26, 248–56.

Koopmans RA, Li DKB, Grochowski EW, *et al.* (1989b). Benign versus chronic progressive multiple sclerosis: magnetic resonance imaging features. *Annals of Neurology*, 25, 74–81.

Koopmans RA, Li DKB, Zhao GJ, *et al.* (1992). MRI assessment of cyclosporine therapy of MS in a multicenter trial. *Neurology*, 42(suppl 3), 210.

Koopmans RA, Li DKB, Zhu G, *et al.* (1993a). Magnetic

resonance spectroscopy of multiple sclerosis: in-vivo detection of myelin breakdown products. *Lancet*, 341, 631–2.

Koopmans RA, Li DKB, Redekop WK, *et al.* (1993b). The use of magnetic resonance imaging in monitoring interferon therapy of multiple sclerosis. *Journal of Neuroimaging*, 3, 163–8.

Koopmans RA, Zhao GJ, Paty DW & Li DKB (1994). Lesion activity assessment by yearly serial MRI in monitoring a therapeutic trial of interferon beta in the treatment of relapsing and remitting MS. *Neurology*, 44(Suppl 2), A392.

Kruse B, Barker PB, van Zijl PCM, *et al.* (1994). Multislice proton magnetic resonance spectroscopic imaging in X-linked adrenoleucodystrophy. *Annals of Neurology*, 36, 595–608.

Kurtzke JF, Beebe GW, Nagler B, *et al.* (1977). Studies on the natural history of multiple sclerosis – 8. Early prognostic features of the later course of the illness. *Journal of Chronic Disease*, 30, 819–30.

Kurtzke JF (1983). Rating neurologic impairment in multiple sclerosis: an expanded disability status scale (EDSS). *Neurology*, 33, 1444–52.

Lai HM, Horsfield M, Barker GJ, *et al.* (1995). Diffusion coefficient measurements in lesions and normal appearing white matter of patients with benign and secondary progressive multiple sclerosis and in normal controls. *Journal of Neurology*, 242, S120.

Lai HM, Hodgson T, Gawne-Cain M, *et al.* (1996). A preliminary study into the sensitivity of disease activity detection by serial weekly magnetic resonance imaging in multiple sclerosis. *Journal of Neurology, Neurosurgery and Psychiatry*, 60, 339–41.

Landy PJ (1983). A prospective study of the risk of developing multiple sclerosis in optic neuritis in a tropical and subtropical area. *Journal of Neurology, Neurosurgery and Psychiatry*, 46, 659–61.

Lane RJM, Roche SW, Leung AAW, *et al.* (1988). Cyclosporin neurotoxicity in cardiac transplant recipients. *Journal of Neurology, Neurosurgery and Psychiatry*, 51, 1434–7.

Langdon DW, Grimaud J, Barker GJ *et al.* (1996). Correlation of multiparameter measures with cognitive dysfunction in multiple sclerosis: a preliminary study. *Journal of Neurology*, 243 (2), S82.

Larsson HBW, Frederiksen J, Kjaer L, *et al.* (1988). In vivo determination of T_1 and T_2 in the brain of patients with severe but stable multiple sclerosis. *Magnetic Resonance in Medicine*, 7, 43–55.

Larsson HBW, Christiansen P, Jensen M, *et al.* (1991). Localized in vivo proton spectroscopy in the brain of patients with multiple sclerosis. *Magnetic Resonance in Medicine*, 22, 23–31.

Larsson HBW, Thomsen C, Frederiksen J, *et al.* (1992). In vivo magnetic resonance diffusion measurement in the brain of patients with multiple sclerosis. *Magnetic Resonance Imaging*, 10, 7–12.

Lassman H (1983). *Comparative Neuropathology of Chronic Experimental Allergic Encephalomyelitis and MS*. Berlin, Springer.

Lassman H, Suchanek G & Ozawa K (1994). Histopathology and the blood–cerebrospinal fluid barrier in multiple sclerosis. *Annals of Neurology*, 36, S42–S46.

Lauterbur PC (1973). Image formation by induced local interactions: examples employing nuclear magnetic resonance. *Nature*, 242, 190–1.

Lee DH, Simon JH, Szumowski J, *et al.* (1991). Optic neuritis and orbital lesions: lipid-suppressed and chemical shift MR imaging. *Radiology*, 179, 543–6.

Lee KH, Hashimoto SA, Hooge JP, *et al.* (1991). Magnetic resonance imaging of the head in the diagnosis of multiple sclerosis: a prospective 2-year follow-up with comparison of clinical evaluation, evoked potentials, oligoclonal banding, and CT. *Neurology*, 41, 657–60.

Leifer D, Buonanno FS & Richardson EP (1990). Clinicopathologic correlations of cranial magnetic resonance imaging of periventricular white matter. *Neurology*, 40, 911–8.

Lexa FJ, Grossman RI & Rosenquist AC (1993). Detection of early axonal degeneration in mammalian central nervous system by magnetization transfer techniques in magnetic resonance imaging. *Annals of the New York Academy of Sciences*, 679, 336–40.

Li DKB, Mayo J, Fache S, *et al.* (1984). Early experience in nuclear magnetic resonance imaging of multiple sclerosis. *Annals of the New York Academy of Science*, 436, 483–6.

Lim L, Ron MA, Ormerod IEC, *et al.* (1988). Psychiatric and neurological manifestations of systemic lupus erythematosus. *Quarterly Journal of Medicine*, 66, 27–38.

Lipton HL & Teasdall RD (1973). Acute transverse myelopathy in adults. *Archives of Neurology*, 28, 252–7.

Loevner LA, Grossman RI, McGowan JC, *et al.* (1995). Characterization of multiple sclerosis plaques with T1-weighted MR and quantitative magnetization transfer. *American Journal of Neuroradiology*, 16, 1473–9.

Logsdail SJ, Callanan MM & Ron MA (1988). Psychiatric morbidity in patients with clinically isolated lesions of a type seen in multiple sclerosis: a clinical and MRI study. *Psychological Medicine*, 18, 355–64.

Losseff NA, Kingsley DPE, Kendall BE, *et al.* (1995a). Serial magnetic resonance imaging (MRI) in multiple sclerosis (MS): a five year follow-up study. *Journal of Neurology*, 242, S7.

Losseff NA, Lai M, Miller DH, *et al.* (1995b). The prognostic value of serial axial cord area measurement by magnetic resonance imaging (MRI) in multiple sclerosis. *Journal of Neurology*, 242(suppl 2), S110.

Losseff NA, Webb SL, O'Riordan JI, *et al.* (1996a). Spinal cord atrophy and disability in multiple sclerosis: a new reproducible and sensitive MRI method with potential to monitor disease progression. *Brain*, 119, 701–708.

Losseff NA, Wang L, Lai HM, *et al.* (1996b) Progressive cerebral atrophy in MS: a serial MRI study. *Brain*, 119, 2009–2019.

Lublin, F.D. & Reingold, S.C. (1996). Defining the clinical cause of multiple sclerosis: results of an international survey. *Neurology*, 46, 907–910.

Lukes SA, Crooks LE, Aminoff MJ, *et al.* (1983). Nuclear magnetic resonance imaging in multiple sclerosis. *Annals of Neurology*, 13, 592–601.

Lumsden CE (1970). The neuropathology of multiple sclerosis. In: *The Handbook of Clinical Neurology*, vol. 9, eds. PJ Vinken & GW Bruyn, pp. 217–309. Amsterdam, North Holland.

Lynch SG, Rose JW, Smoker W, Petajan JH (1990). MRI in familial multiple sclerosis. *Neurology*, 40, 900–3.

Lyon-Caen O, Jouvent R, Hauser S, *et al.* (1986). Cognitive dysfunction in recent onset demyelinating disease. *Archives of Neurology* 43, 1138–41.

McAlpine D (1964). The benign form of multiple sclerosis. *British Medical Journal*, 2, 1029–32.

McDonald WI & Sears TA (1970). The effects of experimental demyelination on conduction in the central nervous system. *Brain*, 93, 583–98.

McDonald WI, Miller DH and Barnes D (1992). The pathological evolution of multiple sclerosis. *Neuropathology and Applied Neurobiology*, 18, 319–34.

McDonald WI (1993). The dynamics of multiple sclerosis. The Charcot lecture. *Journal of Neurology*, 240, 28–36.

McDonald WI (1994). The pathological and clinical dynamics of multiple sclerosis. *Journal of Neuropathology and Experimental Neurology*, 53, 338–43.

McDonald WI, Miller DH and Thompson AJ (1994). Are magnetic resonance findings predictive of clinical outcome in therapeutic trials in multiple sclerosis? The dilemma of interferon-beta. *Annals of Neurology*, 36, 14–18.

McFarland HF, Frank JA, Albert PS, *et al.* (1992). Using gadolinium-enhanced magnetic resonance imaging lesions to monitor disease activity in multiple sclerosis. *Annals of Neurology*, 32, 758–66.

MacKay A, Whittal K, Adler J, *et al.* (1994). In vivo visualization of myelin water in brain by magnetic resonance. *Magnetic Resonance in Medicine*, 31, 673–7.

McLean BN, Miller D, Thompson EJ (1995). Oligoclonal banding of IgG in the cerebrospinal fluid, bloood–brain barrier function and MRI findings in patients with sarcoidosis, systemic lupus erythematosus and Behçet's disease involving the nervous system. *Journal of Neurology, Neurosurgery and Psychiatry*, 58, 548–54.

Magalhaes ACA, Caramelli P, Menezes JR, *et al.* (1994).

Wilson's disease: MRI with clinical correlation. *Neuroradiology*, 36, 97–100.

Mandler RN, Davis LE, Jeffery DR & Kornfield MK (1993). Devic's neuromyelitis optica: a clinicopathological study of 8 patients. *Annals of Neurology*, 34, 162–8.

Marti-Fabregas J & Pujol J (1990). Selective involvement of the pyramidal tract on magnetic resonance imaging in primary lateral sclerosis. *Neurology*, 40, 1799–800.

Martinelli V, Comi G, Filippi M, *et al.* (1991). Paraclinical tests in acute-onset optic neuritis: basdal data and results of short term follow-up. *Acta Neurologica Scandinavica*, 84, 231–6.

Mathews VP, King JC, Elster AD and Hamilton CA (1994). Cerebral infarction: effects of dose and magnetization transfer saturation at gadolinium-enhanced MR imaging. *Radiology*, 190, 547–52.

Matthews PM, Tampieri D, Berkovic SF, *et al.* (1991). MRI shows specific abnormalities in the MELAS syndrome. *Neurology*, 41, 1043–6.

Matthews WB (1991). Clinical aspects. In: *McAlpine's Multiple Sclerosis*, 2nd edn, ed. WB Matthews, pp. 43–300. London, Churchill Livingstone.

Melki PS, Mulkern RV, Panych LP, & Jolesz FA (1991). Comparison of the FAISE method with conventional dual spin-echo images. *Journal of Magnetic Resonance Imaging*, 1, 319–26.

Melki PS, Jolesz FA & Mulkern RV (1992). Partial RF echo-planar imaging with the FAISE method. II. Contrast equivalence with spin-echo sequences. *Magnetic Resonance in Medicine*, 26, 342–54.

Metha RC, Pike BG and Enzmann DR (1995). Improved detection of enhancing and nonenhancing lesions of multiple sclerosis with magnetization transfer. *American Journal of Neuroradiology*, 16, 1771–8.

Millar JH, Zilkha KJ, Langman MJ, *et al.* (1973). Double-blind trial of linoleate supplementation of the diet in multiple sclerosis. *British Medical Journal*, 1, 765–8.

Miller DH, McDonald WI, Blumhardt LD, *et al.* (1987a). MRI of brain and spinal cord in isolated noncompressive spinal cord syndromes. *Annals of Neurology*, 22, 714–23.

Miller DH, Ormerod IEC, Gibson A, *et al.* (1987b). MR brain scanning in patients with vasculitis: differentiation from multiple sclerosis. *Neuroradiology*, 29, 226–31.

Miller DH, McDonald WI, Johnson G, *et al.* (1987c). Gadolinium-DTPA enhanced MRI of the brain and orbits in patients with clinically isolated optic neuritis. *Proceedings of The Society of Magnetic Resonance in Medicine*, 1, 143.

Miller DH (1988). MRI: sensitive and safe in diagnosing MS. *MRI Decisions*, 2, 17–24.

Miller DH, Rudge P, Johnson G, *et al.* (1988a). Serial gadolinium enhanced magnetic resonance imaging in multiple sclerosis. *Brain*, 111, 927–39.

Miller DH, Newton MR, van der Poel JC, *et al.* (1988b). Magnetic resonance imaging of the optic nerve in optic neuritis. *Neurology*, 38, 175–9.

Miller DH, Kendall BE, Barter S, *et al.* (1988c). Magnetic resonance imaging in central nervous system sarcoidosis. *Neurology*, 38, 378–83.

Miller DH, Ormerod IEC, McDonald WI, *et al.* (1988d). The early risk of multiple sclerosis after optic neuritis. *Journal of Neurology, Neurosurgery and Psychiatry*, 51, 1569–71.

Miller DH, Johnson G, Tofts PS, *et al.* (1989a). Precise relaxation times measurements of normal appearing white matter in inflammatory central nervous system disease. *Magnetic Resonance in Medicine*, 11, 331–6.

Miller DH, Ormerod IEC, Rudge P, *et al.* (1989b). The early risk of multiple sclerosis following isolated acute syndromes of the brainstem and spinal cord. *Annals of Neurology*, 26, 635–9.

Miller DH, Robb SA, Ormerod IEC, *et al.* (1990). Magnetic resonance imaging in inflammatory and demyelinating white matter diseases of childhood. *Developmental Medicine and Child Neurology*, 32, 97–107.

Miller DH, Austin SJ, Connelly A, *et al.* (1991a). Proton magnetic resonance spectroscopy of an acute and chronic lesion in multiple sclerosis. *Lancet*, 337, 58–9.

Miller DH, Barkhof F, Berry I, *et al.* (1991b). Magnetic resonance imaging in monitoring the treatment of multiple sclerosis: concerted action guidelines. *Journal of Neurology, Neurosurgery and Psychiatry*, 54, 683–8.

Miller DH, Buchanan N, Barker G, *et al.* (1992a). Gadolinium-enhanced magnetic resonance imaging of the central nervous system in systemic lupus erythematosus. *Journal of Neurology*, 239, 460–4.

Miller DH, Hornabrook RW & Purdie G (1992b). The natural history of multiple sclerosis: a regional study with some longitudinal data. *Journal of Neurology, Neurosurgery and Psychiatry*, 55, 341–6.

Miller DH, Thompson AJ, Morrissey SP, *et al.* (1992c). High dose steroids in acute relapses of multiple sclerosis: MRI evidence for a possible mechanism of therapeutic effect. *Journal of Neurology, Neurosurgery and Psychiatry*, 55, 450–3.

Miller DH, Barkhof F, Berry I, *et al.* (1992d). MRI in monitoring the treatment of multiple sclerosis: concerted action guidelines (Matters Arising). *Journal of Neurology, Neurosurgery and Psychiatry*, 55, 978.

Miller DH, MacManus DG, Bartlett PA, *et al.* (1993a). Detection of optic nerve lesions in optic neuritis using frequency-selective fat-saturation sequences. *Neuroradiology*, 35, 156–8.

Miller DH, Scaravilli F, Thomas DCT, *et al.* (1993b). Acute disseminated encephalomyelitis presenting as a solitary brainstem mass. *Journal of Neurology, Neurosurgery and Psychiatry*, 56, 920–2.

Miller DH, Barkhof F & Nauta JJP (1993c). Gadolinium enhancement increases the sensitivity of MRI in detecting disease activity in multiple sclerosis. *Brain*, 116, 1077–94.

Miller DH, Albert PS, Barkhof F, *et al.* (1996). Guidelines for using magnetic resonance techniques in monitoring the treatment of multiple sclerosis. *Annals of Neurology*, 39, 6–16.

Miller HG & Evans MJ (1953). Prognosis in acute disseminated encephalomyelitis: with a note on neuromyelitis optica. *Quarterly Journal of Medicine*, 22, 347–479.

Milligan NM, Miller DH and Compston DAS (1994). A placebo-controlled trial of isoprinosine in patients with multiple sclerosis. *Journal of Neurology, Neurosurgery and Psychiatry* 57, 164–8.

Milton WJ, Atlas SW, Lexas FJ, *et al.* (1991). Deep gray matter hypointensity patterns with aging in healthy adults: MR imaging at 1.5 T. *Radiology*, 181, 715–9.

Minderhoud JM, Mooyaart EL, Kamman RL, *et al.* (1992). In vivo phosphorous magnetic resonance spectroscopy in multiple sclerosis. *Archives of Neurology*, 49, 161–5.

Miro J, Pena-Sagredo JL, Berciano J, *et al.* (1990). Prevalence of Sjogren's syndrome in patients with multiple sclerosis. *Annals of Neurology*, 27, 582–4.

Mitchell JR, Karlick SJ, Lee DH & Fenster A (1994). Computer-assisted identification and quantification of multiple sclerosis lesions in MR imaging volumes in the brain. *Journal of Magnetic Resonance Imaging*, 4, 197–208.

Mochizuki A, Hamanouchi H, Murata M, *et al.* (1988). Medullary lesion revealed by MRI in a case of MS with respiratory arrest. *Neuroradiology*, 30, 574–6.

Moll C, Mourre C, Lazdunsky M & Ulrich J (1991). Increase of sodium channels in demyelinated lesions of multiple sclerosis. *Brain Research*, 556, 311–16.

Moreau T, Thorpe J, Miller D, *et al.* (1994). Preliminary evidence from magnetic resonance imaging for reduction in disease activity after lymphocyte depletion in multiple sclerosis. *Lancet*, 344, 298–301.

Morrissey SP, Miller DH, Kendall BE, *et al.* (1993a). The significance of brain magnetic resonance imaging abnormalities at presentation with clinically isolated syndromes suggestive of multiple sclerosis. A 5-year follow-up study. *Brain*, 116, 135–46.

Morrissey SP, Miller DH, Hermaszewski R, *et al.* (1993b). Magnetic resonance imaging of the central nervous system in Behçet's disease. *European Neurology*, 33, 287–93.

Motomura S, Tabira T & Kuriowa Y (1980). A clinical comparative study of multiple sclerosis and neuro-Behçet's syndrome. *Journal of Neurology, Neurosurgery and Psychiatry*, 43, 210–13.

Moulin D, Paty D & Ebers GC (1983). The predictive value of cerebrospinal fluid electrophoresis in 'possible' multiple sclerosis. *Brain*, 106, 809–16.

Mumford CJ, Wood NW, Kellar-Wood H, *et al.* (1994). The British Isles survey of multiple sclerosis in twins. *Neurology*, 44, 11–15.

Nabatame H, Fukuyama H, Akiguchi I, *et al.* (1988). Spinocerebellar degeneration: qualitative and quantitative MR analysis of atrophy. *Journal of Computer Assisted Tomography*, 1, 298–303.

Nauta JJP, Barkhof F, Thompson AJ & Miller DH (1994). Magnetic resonance imaging in monitoring the treatment of multiple sclerosis patients: statistical power of parallel-groups and crossover designs. *Journal of the Neurological Sciences*, 122, 6–14.

Nesbit GM, Forbes GS, Scheithauer BW, *et al.* (1991). Multiple sclerosis: Histopathologic and MR and/or CT correlation in 37 cases at biopsy and three cases at autopsy. *Radiology*, 180, 467–74.

Newcombe J, Hawkins CP, Henderson CL, *et al.* (1991). Histopathology of multiple sclerosis lesions detected by magnetic resonance imaging in unfixed postmortem central nervous system tissue. *Brain*, 114, 1013–23.

Newman NJ, Lott MT & Wallace DC (1991). The clinical characteristics of pedigrees of Leber's hereditary optic neuropathy with the 11778 mutation. *American Journal of Ophthalmology*, 111, 750–62.

Newton M, Cruickshank K, Miller DH, *et al.* (1987). Antibody to human T-lymphotropic virus type 1 in West-Indian-born UK residents with spastic paraparesis. *Lancet*, 329, 415–16.

Niendorf HP, Haustein J, Cornelius I, *et al.* (1991). Safety of gadolinium-DTPA: extended clinical experience. *Magnetic Resonance in Medicine*, 22, 222–8.

Nikolskelainen E, Frey H & Salmi A (1981). Prognosis of optic neuritis with special reference to cerebrospinal fluid immunoglobulins and measles virus antibodies. *Annals of Neurology*, 9, 545–50.

Noseworthy JH, Bass BH, Vandervoort MK, *et al.* (1989). The prevalence of primary Sjogren's syndrome in a multiple sclerosis population. *Annals of Neurology*, 25, 95–8.

Offenbacher H, Fazekas F, Schmidt R, *et al.* (1993). Assessment of MRI criteria for a diagnosis of MS. *Neurology*, 43, 905–9.

Olsen WL, Longo FM, Mills CM & Norman D (1988). White matter disease in AIDS: findings at MR imaging. *Radiology*, 169, 445–8.

Oppenheimer DR (1978). The cervical cord in multiple sclerosis. *Neuropathology and Applied Neurobiology* 4, 151–62.

O'Riordan JI, McDonald WI & Miller DH (1996a). The prognostic significance of brain MRI in clinically isolated syndromes suggestive of demyelination – a 10 year follow-up. *Journal of Neurology, Neurosurgery and Psychiatry* (abstract), 61, 214.

O'Riordan JI, Gallagher HL, Kingsley DPE, *et al.* (1996b).

Clinical, CSF and MRI findings in Devic's neuromyelitis optica. *Journal of Neurology, Neurosurgery and Psychiatry*, 60, 382–7.

Ormerod IEC, Roberts RC, du Boulay GH, *et al.* (1984). NMR in multiple sclerosis and cerebrovascular disease. *Lancet*, 324, 1134–5.

Ormerod IEC, McDonald WI, du Boulay GH, *et al.* (1986a). Disseminated lesions at presentation in patients with optic neuritis. *Journal of Neurology, Neurosurgery and Psychiatry*, 49, 124–7.

Ormerod IEC, Bronstein A, Rudge P, *et al.* (1986b). Magnetic resonance imaging in clinically isolated lesions of the brain stem. *Journal of Neurology, Neurosurgery and Psychiatry*, 49, 737–43.

Ormerod IEC, Miller DH, McDonald WI, *et al.* (1987). The role of NMR imaging in the assessment of multiple sclerosis and isolated neurological lesions: a quantitative study. *Brain*, 110, 1579–616.

Ormerod IEC, Waddy HM, Kermode AG, *et al.* (1990). Involvement of the central nervous system in chronic inflammatory demyelinating polyneuropathy: a clinical, electrophysiological and magnetic resonance imaging study. *Journal of Neurology, Neurosurgery and Psychiatry*, 53, 789–93

Ormerod IEC, Harding AE, Miller DH, *et al.* (1994). Magnetic resonance imaging in degenerative ataxic disorders. *Journal of Neurology, Neurosurgery and Psychiatry*, 57, 51–7.

Pannizzo F, Stallmeyer MJB, Friedman J, *et al.* (1992). Quantitative MRI studies for assessment of multiple sclerosis. *Magnetic Resonance in Medicine*, 24, 90–9.

Pastakia B, Polinsky R, DiChiro G, *et al.* (1986). Multiple system atrophy (Shy-Drager syndrome): MR imaging. *Radiology*, 159, 499–502.

Paty DW, Bergstrom J, Palmer M, *et al.* (1985). A quantitative magnetic resonance image of the multiple sclerosis brain. *Neurology*, 35(suppl 1), 137.

Paty DW (1987). Multiple sclerosis: Assessment of disease progression and effects of treatment. *Canadian Journal of Neurological Science*, 14, 518–20.

Paty DW (1988a). Trial measures in multiple sclerosis: The use of magnetic resonance imaging in the evaluation of clinical trials. *Neurology*, 38, 82–3.

Paty DW (1988b). Magnetic resonance imaging in the assessment of disease activity in multiple sclerosis. *Canadian Journal of Neurological Sciences*, 15, 266–72.

Paty DW, Oger JJF, Kastrukoff LF, *et al.* (1988). MRI in the diagnosis of MS: a prospective study of comparison with clinical evaluation, evoked potentials, oligoclonal banding, and CT. *Neurology*, 38, 180–5.

Paty DW, Koopmans RA, Redekop WK, *et al.* (1992a). Does the MRI activity rate predict the clinical course of MS? *Neurology*, 42 (suppl 3), 427.

Paty DW, Li DKB & Koopmans R (1992b). MRI in monitoring the treatment of multiple sclerosis: concerted action guidelines (Matters Arising). *Journal of Neurology, Neurosurgery and Psychiatry*, 55, 978.

Paty DW, Li DKB, The UBC MS/MRI Study Group & The IFNB Multiple Sclerosis Study Group (1993). Interferon beta-1b is effective in relapsing-remitting multiple sclerosis. II. MRI analysis result of a multicentre, randomized, double-blind, placebo-controlled trial. *Neurology*, 43, 662–7.

Paty DW, Li DK, Oger JJ, *et al.* (1994). Magnetic resonance imaging in the evaluation of clinical trials in multiple sclerosis. *Annals of Neurology*, 36 (Suppl), S95–6.

Perkin GD & Rose FC (1979). *Optic Neuritis and its Differential Diagnosis*. Oxford, Oxford University Press.

Phadke JG & Best PV (1983). Atypical and clinically silent multiple sclerosis: a report of 12 cases discovered unexpectedly at necropsy. *Journal of Neurology, Neurosurgery and Psychiatry*, 46, 414–20.

Phadke JG (1987). Survival pattern and cause of death in patients with multiple sclerosis: results from an epidemiological study in north east Scotland. *Journal of Neurology, Neurosurgery and Psychiatry*, 50, 523–31.

Pierot L, Sauve C, Leger J-M, *et al.* (1993). Asymptomatic cerebral involvement in Sjogren's syndrome: MRI findings of 15 cases. *Neuroradiology*, 35, 378–80.

Plant GT, Kermode AG, du Boulay EPGH & McDonald WI (1989). Spasmodic torticollis due to a midbrain lesion in a case of multiple sclerosis. *Movement Disorders*, 4, 359–62.

Plant GT, Kermode AG, Turano G, *et al.* (1992). Symptomatic retrochiasmal lesions in multiple sclerosis: clinical features, visual evoked potentials, and magnetic resonance imaging. *Neurology*, 42, 68–72.

Poser CM, Paty DW, Scheinberg L, *et al.* (1983). New diagnostic criteria for multiple sclerosis: guidelines for research protocols. *Annals of Neurology*, 13, 227–31.

Poser, CM (1983). *The Diagnosis of Multiple Sclerosis*. New York, Stratton–Verlag.

Poser S, Raun NE, Poser W (1982). Age at onset, initial symptomatology, and the course of multiple sclerosis. *Acta Neurologica Scandinavica*, 66, 355–62.

Powell T, Sussman JG & Davies Jones GA (1992). MR imaging in acute multiple sclerosis: ringlike appearance in plaques suggesting the presence of paramagnetic free radicals. *American Journal of Neuroradiology*, 13, 1544–6.

Pozzilli C, Bastianello S, Padovani A, *et al.* (1991a). Anterior corpus callosum atrophy and verbal fluency in multiple sclerosis. *Cortex*, 27, 441–5.

Pozzilli C, Passafiume D, Bernardi S, *et al.* (1991b). SPECT, MRI and cognitive functions in multiple sclerosis. *Journal of Neurology, Neurosurgery and Psychiatry*, 54, 110–15.

Prineas JW, Barnard RO, Kwon EE, *et al.* (1993a). Multiple

sclerosis: remyelination of nascent lesions. *Annals of Neurology*, 33, 137–51.

Prineas JW, Barnard RO, Revesz T, *et al.* (1993b). Multiple sclerosis. Pathology of recurrent lesions. *Brain*, 116, 681–93.

Pringle CE, Hudson AJ, Munoz DG, *et al.* (1992). Primary lateral sclerosis. Clinical features, neuropathology and diagnostic criteria. *Brain*, 115, 495–520.

Purcell EM, Torrey HC and Pound RV (1946). Resonance absorption by nuclear magnetic moments in a solid. *Physics Reviews*, 69, 37–8.

Rao SM, Hammeke TA and Speech TJ, (1987). Wisconsin speech test performance in relapsing/remitting and chronic/progressive multiple sclerosis. *Consulting and Clinical Psychology*, 55, 263–265.

Rao SM, Leo GJ, Haughton VM, *et al.* (1989). Correlation of magnetic resonance imaging with neuropsychological testing in multiple sclerosis. *Neurology*, 39, 161–6.

Rao SM, Leo GJ, Bernardin L and Unverzagt F (1991a). Cognitive dysfunction in multiple sclerosis.I. Frequency, patterns, and prediction. *Neurology*, 41, 685–91.

Rao SM, Leo GJ, Ellington L *et al.* (1991b). Cognitive dysfunction in multiple sclerosis. II. Impact on employment and social functioning. *Neurology*, 41, 692–96.

Rao SM, Reingold SC, Ron MA, *et al.* (1993). Workshop on neurobehavioural disorders in multiple sclerosis. Diagnosis, underlying disease, natural history, and therapeutic intervention. Bergamo, Italy, June 25–27, 1992. *Archives of Neurology*, 50, 658–62.

Redpath T, Smith FW and Adach J (1993). A double inversion recovery sequence for simultaneous suppression of lipid and fluid signals. *Proceedings of Society of Magnetic Resonance in Medicine*, 12th Annual Meeting, 3, 1194.

Révèsz T, Hawkins CP, du Boulay EPGH, *et al.* (1989). Pathological findings correlated with magnetic resonance imaging in subcortical arteriosclerotic encephalopathy (Binswanger's disease). *Journal of Neurology, Neurosurgery and Psychiatry*, 52, 1337–44.

Révèsz T, Kidd D, Thompson AJ, *et al.* (1994). A comparison of the pathology of primary and secondary progressive multiple sclerosis. *Brain*, 117, 759–65.

Rindfleisch E (1863). Histologisches Detail zu der grauen Degeneration von Gehirn und Rückenmark. (Zugleich ein Beitrag zu der Lehre von der Entstehung und Verwandlung der Zelle.) *Archiv für Pathologische Anatomie und Physiologie und für Klinische Medicin*, 26, 474–83.

Rizzo JF & Lessell S (1988). Risk of developing multiple sclerosis after uncomplicated optic neuritis: a long-term prospective study. *Neurology*, 38, 185–90.

Rodriguez M, Scheithauer BW, Forbes G & Kelly PJ (1993). Oligodendrocyte injury is an early event in lesions of multiple sclerosis. *Mayo Clinic Proceedings*, 68, 627–36.

Roemer PB, Edelstein WA, Hayes CE, *et al.* (1990). The NMR phased array. *Magnetic Resonance in Medicine*, 16, 192–225.

Ron MA & Logsdail SJ (1989). Psychiatric morbidity in multiple sclerosis: a clinical and MRI study. *Psychological Medicine*, 19, 887–95.

Ron MA, Callanan MM & Warrington EK (1991). Cognitive abnormalities in multiple sclerosis: a psychometric and MRI study. *Psychological Medicine*, 21, 59–68.

Ron MA & Feinstein A (1992). Multiple sclerosis and the mind. *Journal of Neurology, Neurosurgery and Psychiatry*, 55, 1–3.

Rose AS, Kuzma JW, Kurtzke JF, *et al.* (1970). Cooperative study in the evaluation of therapy in multiple sclerosis: ACTH vs. placebo. *Neurology*, 5, 1–59.

Rose MR, Ball JA & Thompson PD (1993). Magnetic resonance imaging in tonic spasms of multiple sclerosis. *Journal of Neurology*, 241, 115–17.

Rozewicz L, Langdon D, Davie CA, *et al.* (1994). Reversible cognitive impairment in multiple sclerosis. *Journal of Neurology*, 241(suppl 1), S59.

Rudge P, Miller D, Crimlisk H & Thorpe J (1995). Does interferon beta cause initial exacerbation of multiple sclerosis? *Lancet*, 345, 580.

Runge VM, Price AC, Kirshner HS, *et al.* (1984). Magnetic resonance imaging of multiple sclerosis: a study of pulse-technique efficiency. *American Journal of Radiology*, 143, 1015–26.

Runmarker B and Andersen O (1993). Prognostic factors in a multiple sclerosis incidence cohort with twenty-five years of follow-up. *Brain* 116, 117–134.

Rydberg RN, Hammond CA, Grimm RC, *et al.* (1994). Initial experience in MR imaging of the brain with a fast fluid-attenuated inversion-recovery pulse sequence. *Radiology*, 193, 173–80.

Rydberg JN, Reiderer SJ, Rydberg CH & Jack CR (1995). Contrast optimisation of fluid-attenuated inversion recovery (FLAIR) imaging. *Magnetic Resonance in Medicine*, 34, 868–77.

Sadovnick AD, Baird PA & Ward RH (1988). Multiple sclerosis: updated risks for relatives. *American Journal of Medical Genetics*, 29, 533–41.

Sadovnick AD, Armstrong H, Rice GPA, *et al.* (1993). A population-based study of multiple sclerosis in twins: update. *Annals of Neurology*, 33, 281–5.

Sale-Luis ML, Hormigo A, Mauricio C, *et al.* (1990). Magnetic resonance imaging in motor neurone disease. *Journal of Neurology*, 237, 471–4.

Sandberg-Wollheim M, Bynke H, Cronqvist S, *et al.* (1990). A long-term prospective study of optic neuritis: evaluation of risk factors. *Annals of Neurology*, 27, 386–93.

Sandhu FS & Dillon WP (1991). MR demonstration of leucoencephalopathy associated with mitochondrial encephalomyopathy: case report. *American Journal of Neuroradiology*, 12, 375–9.

Savoiardo M, Strada L, Girotti F, *et al.* (1990). Olivopontocerebellar atrophy: MR diagnosis and relationship to multisystem atrophy. *Radiology*, 174, 693–6.

Scheltens PH, Barkhof F, Valk J, *et al.* (1992). White matter lesions on magnetic resonance imaging in clinically diagnosed Alzheimer's disease. Evidence for heterogeneity. *Brain*, 115, 735–48.

Schumacher GA, Beebe G, Kibler RF, *et al.* (1965). Problems of experimental trials of therapy in multiple sclerosis: Report by the panel on the evaluation of experimental trials of therapy in multiple sclerosis. *Annals of the New York Academy of Medicine*, 122, 552–68.

Seltzer S, Mark AS and Atlas SW (1991). CNS sarcoidosis: evaluation with contrast-enhanced MR imaging. *American Journal of Neuroradiology*, 12, 1227–33.

Sharief MK & Thompson EJ (1991). The predictive value of intrathecal immunoglobulin synthesis and magnetic resonance imaging in acute isolated syndromes for subsequent development of multiple sclerosis. *Annals of Neurology*, 29, 147–51.

Shibasaki H & Kuroiwa Y (1969). Statistical analysis multiple sclerosis and neuromyelitis optica based on autopsied cases in Japan. *Folia Psychiatrica et Neurologica Japonica*, 23, 1–10.

Shoemaker EI, Lin Z-S, Rae-Grant AD & Little B (1994). Primary angiitis of the central nervous system: unusual MR appearance. *American Journal of Neuroradiology*, 15, 331–4.

Silver NC, Good CD, Barker GJ *et al.* (1996). Enhancing lesion detection in multiple sclerosis: effects of gadolinium dose, magnetization transfer and delayed scanning. *Journal of Neurology*, 243 (2), S69.

Simmonds A, Arridge SR, Barker GJ, *et al.* (1993). A multistage pipeline for segmentation of neurological MRI data. In: *Proceedings of The Society of Magnetic Resonance in Medicine*, 12th Annual Meeting, vol 2, p. 696. Berkeley, Society of Magnetic Resonance in Medicine.

Simon JH, Holtas SL, Schiffer RB, *et al.* (1986). Corpus callosum and subcallosal-periventricular lesions in multiple sclerosis: detection with MR. *Radiology*, 160, 363–7.

Simon JH (1993). Neuroimaging of multiple sclerosis. *Neuroimaging Clinics of North America*, 3, 229–46.

Simon JH, Jacobs L, Cookfair D, *et al.* (1995). The natural history of MS based on an annual MR snapshot: results from the MSCRG study of intramuscular recombinant interferon beta-1a. *Neurology*, 45(suppl 4), A418.

Sipe JC, Romine JS, Koziol JA, *et al.* (1994). Cladribine treatment of chronic progressive multiple sclerosis. *Lancet*, 344, 9–13.

Smith I, Beasley MG & Ades AE (1990). Intelligence and quality of dietary treatment in phenylketonuria. *Archives of Diseases of Childhood*, 65, 472–8.

Smith KJ, Blakemore WF, McDonald WI (1981). The restoration of conduction by central remyelination. *Brain*, 104, 383–404.

Smith KJ, Bostock H, Hall SM (1982). Saltatory conduction precedes remyelination in axons demyelinated with lysophosphatidyl choline. *Journal of the Neurological Sciences*, 54, 13–31.

Smith ME, Stone LA, Albert PS, *et al.* (1993). Clinical worsening in multiple sclerosis is associated with increased frequency and area of gadopentetate dimeglumine-enhancing magnetic resonance imaging lesions. *Annals of Neurology*, 33, 480–9.

Soderstrom M, Lindqvist M, Hillert J, *et al.* (1994). Optic neuritis: findings on MRI, CSF examination and HLA class II typing in 60 patients and results of a short term follow-up. *Journal of Neurology*, 241, 391–7.

Stadt D, Kappos L, Rohrach E, *et al.* (1990). Occurrence of MRI abnormalities in patients with isolated optic neuritis. *European Neurology*, 30, 305–9.

Stansbury FC (1950). Neuromyelitis optica (Devic's disease). *Archives of Ophthalmology*, 42, 292–335 and 465–501.

Steiger MJ, Tarnesby G, Gabe S, *et al.* (1993). Successful outcome of progressive multifocal leukoencephalopathy with cytarabine and interferon. *Annals of Neurology*, 33, 407–11.

Stevenson VL, Gawne-Cain ML, Barker GJ, Thompson AJ, & Miller DH, (1997). Imaging of the spinal cord and brain in multiple sclerosis: a comparison study between fast FLAIR and fast spin echo. *Journal of Neurology*, 244, 119–24.

Stewart WA, Hall LD, Berry K & Paty DW (1984). Correlation between NMR scan and brain slice data in multiple sclerosis. *Lancet*, 324, 412.

Stewart WA, Hall LD and Berry K (1986). Magnetic resonance imaging (MRI) in multiple sclerosis (MS): Pathological correlation studies in eight cases. *Neurology*, 36, 320.

Stewart WA, Alvord EC, Hruby S, *et al.* (1991). Magnetic resonance imaging of experimental allergic encephalomyelitis in primates. *Brain*, 114, 1069–96.

Stone LA, Frank JA, Albert PS, *et al.* (1995a). The effect of beta interferon on bloood–brain barrier disruptions demonstrated by contrast enhanced MRI in relapsing remitting multiple sclerosis. *Annals of Neurology*, 37, 611–19.

Stone LA, Smith ME, Albert PS, *et al.* (1995b). Blood–brain barrier disruption on contrast-enhanced MRI in patients with mild relapsing-remitting multiple sclerosis. Relationship to course, gender, and age. *Neurology*, 45, 1122–6.

Swirsky-Sacchetti T, Mitchell DR, Seward J, *et al.* (1992). Neuropsychological and structural brain lesions in multiple sclerosis: a regional analysis. *Neurology*, 42, 1291–5.

Sze G, de Armond SJ, Brant-Zawadzki M, *et al.* (1986). Foci of MRI signal (pseudolesions) anterior to the frontal horns: histologic correlations of a normal finding. *American Journal of Radiology*, 147, 331–7.

Sze G, Merriam M, Oshio K & Jolesz F (1992). Fast spin-echo imaging in the evaluation of intradural disease of the spine. *American Journal of Neuroradiology*, 13, 1383–92.

Tan EM, Cohen AS, Fries JF, *et al.* (1982). The 1982 revised criteria for the classification of systemic lupus erythematosus. *Arthritis and Rheumatism*, 25, 1271–2.

Tanner JE & Stejskal OE (1968). Restricted self diffusion of protons in colloidal systems by the pulsed-gradient, spin-echo method. *Journal of Chemistry and Physics*, 49, 1768–77.

Tas MW, Barkhof F, van Walderveen MAA, *et al.* (1995). The effect of gadolinium on the sensitivity and specificity of MR imaging in the initial diagnosis of multiple sclerosis. *American Journal of Neuroradiology*, 16, 259–64.

The IFNB Multiple Sclerosis Study Group (1993). Interferon beta- 1b is effective in relapsing-remitting multiple sclerosis. I. Clinical results of a multicenter, randomized, double-blind, placebo-controlled trial. *Neurology*, 43, 655–61.

The IFNB Multiple Sclerosis Study Group, University of British Columbia MS/MRI Analysis Group (1995). Interferon beta-1b in the treatment of multiple sclerosis: final outcome of the randomized, controlled trial. *Neurology*, 45, 1277–85.

The Multiple Sclerosis Study Group (1990). Efficacy and toxicity of cyclosporine in chronic progressive multiple sclerosis: a randomised, double-blind, placebo-controlled clinical trial. *Annals of Neurology*, 27, 591–605.

Thomas DJ, Penncock JM, Hajnal JV, *et al.* (1993). Magnetic resonance of the spinal cord in multiple sclerosis by fluid-attenuated inversion recovery. *Lancet*, 341, 593–4.

Thomas PK, Walker RWH, Rudge P, *et al.* (1987). Chronic demyelinating peripheral neuropathy associated with multifocal central nervous system demyelination. *Brain*, 110, 53–76.

Thompson AJ, Hutchison M, Brazil J, *et al.* (1986). A clinical and laboratory study of benign multiple sclerosis. *Quarterly Journal of Medicine*, 58, 69–80.

Thompson AJ, Smith I, Brenton D, *et al.* (1990a). Neurological deterioration in young adults with phenylketonuria. *Lancet*, 336, 602–5.

Thompson AJ, Kermode AG, MacManus DG, *et al.* (1990b). Patterns of disease activity in multiple sclerosis: clinical and magnetic resonance imaging study. *British Medical Journal*, 300, 631–4.

Thompson AJ, Kermode AG, Wicks D, *et al.* (1991). Major differences in the dynamics of primary and secondary progressive multiple sclerosis. *Annals of Neurology*, 29, 53–62.

Thompson AJ, Miller DH, Youl BD, *et al.* (1992). Serial gadolinium enhanced MRI in relapsing remitting multiple sclerosis of varying disease duration. *Neurology*, 42, 60–3.

Thompson AJ, Kermode AG, Moseley IF, *et al.* (1993a). Seizures due to multiple sclerosis. *Journal of Neurology, Neurosurgery and Psychiatry*, 56, 1317–20.

Thompson AJ, Tillotson S, Smith I, *et al.* (1993b). Brain MRI changes in phenylketonuria. Association with dietary status. *Brain*, 116, 811–21.

Thorpe JW, Kidd D, Kendall BE, *et al.* (1993). Spinal cord MRI using multi-array coils and fast spin echo. I: technical aspects and findings in healthy controls. *Neurology*, 43, 2625–31.

Thorpe JW, Halpin S, MacManus DG, *et al.* (1994a). A comparison between fast spin echo and conventional spin echo in the detection of multiple sclerosis lesions. *Neuroradiology*, 36, 388–92.

Thorpe JW, Barker GJ, MacManus DG, *et al.* (1994b). Detection of multiple sclerosis by magnetic resonance imaging. *Lancet*, 344, 1235.

Thorpe JW, MacManus DG, Kendall BE, *et al.* (1994c). Short tau inversion recovery fast spin-echo (fast STIR) imaging of the spinal cord in multiple sclerosis. *Magnetic Resonance Imaging*, 12, 983–9.

Thorpe JW, Kendall BE, MacManus DG, *et al.* (1994d). Dynamic gadolinium-enhanced MRI in the detection of spinal arteriovenous malformations. *Neuroradiology*, 36, 522–9.

Thorpe JW, Moseley IF, Hawkes CH, *et al.* (1994e). Brain and spinal cord magnetic resonance imaging in motor neurone disease. *Journal of Neurology, Neurosurgery and Psychiatry*, 57, 1298.

Thorpe JW, Mumford CJ, Compston DAS, *et al.* (1994f). The British Isles survey of multiple sclerosis in twins: magnetic resonance imaging. *Journal of Neurology, Neurosurgery and Psychiatry*, 57, 491–6.

Thorpe JW, Barker GJ, Jones SJ, *et al.* (1995). Quantitative MRI in optic neuritis: correlation with clinical findings and electrophysiology. *Journal of Neurology, Neurosurgery and Psychiatry*, 59, 487–92.

Thorpe JW, Kidd D, Moseley IF, *et al.* (1996a). Serial gadolinium-enhanced MRI of the brain and spinal cord in early relapsing/remitting multiple sclerosis. *Neurology*, 46, 373–8.

Thorpe JW, Kidd D, Moseley IF, *et al.* (1996b). Spinal MRI in patients with suspected multiple sclerosis and negative brain MRI. *Brain*, 119, 709–714.

Tien RD, Hesselink JR & Szumowski J (1991). MR fat suppression combined with Gd-DTPA enhancement in optic neuritis and perineuritis. *Journal of Computer Assisted Tomography*, 15, 223–7.

Tienari PJ, Salonen O, Wikstrom J, *et al.* (1992). Familial multiple sclerosis: MRI findings in clinically affected and unaffected siblings. *Journal of Neurology, Neurosurgery and Psychiatry*, 55, 883–6.

Timms SR, Cure JK, Kurent JE (1993). Subacute combined degeneration of the spinal cord: MR findings. *American Journal of Neuroradiology*, 14, 1224–7.

Tofts PS, Barker GJ, Simmons AMK, *et al.* (1995). Correction of nonuniformity in images of the spine and optic nerve from fixed receive-only surface coils. *Journal of Computer Assisted Tomography*, 18, 997–1003.

Trend P, Youl B, Sanders MD, *et al.* (1990). Vertical gaze palsy due to a resolving midbrain lesion. *Journal of Neurology, Neurosurgery and Psychiatry*, 53, 708–9.

Truyen L, Barkhof F, Frequin STFM, *et al.* (1994). A case-control study of epilepsy in multiple sclerosis using magnetic resonance imaging: implications for treatment trials with 4–aminopyridine. In: *Proceedings of The European Committee for Treatment and Research in Multiple Sclerosis*, 10th Congress, p. 38. Athens, University Studio Press.

Truyen L, van Waesberghe JHTM, Barkhof F, *et al.* (1995a). No demonstration of cyclic lesion formation on gadolinium-enhanced MRI in one-year follow-up of relapsing-remitting patients. *Journal of Neurology*, 242(suppl 2), S119.

Truyen L, van Waesberghe JHTM, Barkhof F *et al.* (1995b). Three year follow-up of hypointense lesions on T1 weighted SE images in MS: correlation with disease progression in secondary progressive patients. *Proceedings of The Society of Magnetic Resonance*, 1, 279.

Turner R, Le Bihan D, Maier J, *et al.* (1990). Echo-planar imaging of intravoxel incoherent motions. *Radiology*, 177, 401.

Uhlenbrock D & Sehlen S (1989). The value of T1-weighted images in the differentiation between MS, white matter lesions, and subcortical arteriosclerotic encephalopathy(SAE). *Neuroradiology*, 31, 203–12.

Valk J & van der Knaap MS (1989). *Magnetic Resonance of Myelin, Myelination, and Myelin Disorders*. Heidelberg, Springer Verlag.

van der Knaap MS & Valk J (1991). The MR spectrum of peroxisomal disorders. *Neuroradiology*, 33, 30–7.

van Walderveen MAA, Tas MR, Barkhof F, *et al.* (1994). Magnetic resonance evaluation of disease activity during pregnancy in multiple sclerosis. *Neurology*, 44, 327–9.

van Walderveen MAA, Barkhof F, Hommes OR, *et al.* (1995). Correlating MR imaging and clinical disease activity in multiple sclerosis: relevance of hypointense lesions on

short TR/short TE ('T1-weighted') spin-echo images. *Neurology*, 45, 1684–90.

Vermess M, Bernstein RM, Bydder GM, *et al.* (1983). Nuclear magnetic resonance (NMR) imaging of the brain in systemic lupus erythematosus. *Journal of Computer Assisted Tomography*, 7, 461–7.

Virapongse C, Mancuso A & Quisling R (1986). Human brain infarcts: Gd-DTPA-enhanced MR imaging. *Radiology*, 161, 785–94.

Visscher BR, Liv K-S, Clarke VA, *et al.* (1984). Onset of symptoms as predictors of mortality and disability in multiple sclerosis. *Acta Neurologica Scandinavica*, 70, 321–8.

Wang P-Y, Shen W-C, Jan J-S (1992). MR imaging in radiation myelopathy. *American Journal of Neuroradiology*, 13, 1049–55.

Waxman SG (1988). Biophysical mechanisms of impulse conduction in demyelinated axons. In: SG Waxman (ed.), *Advances in Neurology. Functional Recovery in Neurological Disease*, vol. 47, New York, Raven Press, pp. 185–221.

Weinshenker BG, Bass B, Rice GPA, *et al.* (1989a). The natural history of multiple sclerosis: a geographically based study. I. Clinical course and disability. *Brain*, 112, 133–46.

Weinshenker BG, Bass B, Rice GPA, *et al.* (1989b). The natural history of multiple sclerosis: a geographically based study. 2. Predictive value of the early clinical course. *Brain*, 112, 1419–28.

Whitaker JN, McFarland HF, Rudge P & Reingold SC (1995). Outcomes assessment in multiple sclerosis clinical trials: a critical analysis. *Multiple Sclerosis*, 1, 37–47.

Wicks DAG, Tofts P, Miller DH, *et al.* (1992). Volume measurement of multiple sclerosis lesions with magnetisation images: a preliminary study. *Neuroradiology*, 34, 475–9.

Wicks DAG, Barker GJ & Tofts PS (1993). Correction of intensity non-uniformity in MR images of any orientation. *Magnetic Resonance Imaging*, 11, 183–96.

Wiebe S, Karlik SJ, Lee DH, *et al.* (1990). Serial cranial and spinal cord quantitative MRI in multiple sclerosis: Clinical correlations. *Neurology*, 40(Suppl 1), 377.

Wiebe S, Lee DH, Karlik SJ, *et al.* (1992). Serial cranial and spinal cord magnetic resonance imaging in multiple sclerosis. *Annals of Neurology*, 32, 643–50.

Wiles CM, Omar L, Swan AV, *et al.* (1994). Total lymphoid irradiation in multiple sclerosis. *Journal of Neurology, Neurosurgery and Psychiatry*, 57, 154–63.

Willoughby EW & Paty DW (1988). Scales for rating impairment in multiple sclerosis: A critique. *Neurology*, 38, 1793–8.

Willoughby EW, Grochowski E, Li DKB, *et al.* (1989). Serial magnetic resonance scanning in multiple sclerosis: a second prospective study in relapsing patients. *Annals of Neurology*, 25, 43–9.

Wilms G, Marchal G, Kersschot E, *et al.* (1991). Axial vs sagittal T2-weighted brain MR images in the evaluation of multiple sclerosis. *Journal of Computer Assisted Tomography*, 15, 359–64.

Winer JB, Pires M, Kermose A, *et al.* (1991). Resolving MRI abnormalities with progression of subacute sclerosing panencephalitis. *Neuroradiology*, 33, 178–80.

Winfield JB, Shaw M, Silverman LM, *et al.* (1983). Intrathecal IgG synthesis and blood–brain barrier impairment in patients with systemic lupus erythematosus and central nervous system dysfunction. *American Journal of Medicine*, 74, 837–44.

Wolansky K, Bandini JA, Cook SD *et al.* (1994). Triple versus single dose gadolinium in multiple sclerosis patients. *Journal of Neuroimaging*, 4, 141–5.

Wolinsky JS, Narayana PA & Fenstermacher MJ (1990). Proton magnetic resonance spectroscopy in multiple sclerosis. *Neurology*, 40, 1764–9.

Wolff SD & Balaban RS (1989). Magnetization transfer contrast (MTC) and tissue water proton relaxation in vivo. *Magnetic Resonance in Medicine*, 10, 135–44.

Wong KT, Grossman RI, Boorstein JM, *et al.* (1995). Magnetization transfer imaging of periventricular hyperintense white matter in the elderly. *American Journal of Neuroradiology*, 16, 253–8.

Wroe SJ, Pires M, Harding B, *et al.* (1991). Whipple's disease confined to the CNS presenting with multiple intracerebral mass lesions. *Journal of Neurology, Neurosurgery and Psychiatry*, 54, 989–92.

Wullner U, Klockgether T, Petersen D, *et al.* (1993). Magnetic resonance imaging in hereditary and idiopathic ataxia. *Neurology*, 43, 318–25.

Youl BD, Kermode AG, Thompson AJ, *et al.* (1991a). Destructive lesions in demyelinating disease. *Journal of Neurology, Neurosurgery and Psychiatry*, 54, 288–92.

Youl BD, Turano G, Miller DH, *et al.* (1991b). The pathophysiology of optic neuritis: an association of gadolinium leakage with clinical and electrophysiological deficits. *Brain*, 114, 2437–50.

Youl BD (1992). *Magnetic Resonance Imaging Studies of Optic Neuritis.* MD thesis, University of Melbourne.

Young IR, Hall AS, Pallis CA, *et al.* (1981). Nuclear magnetic resonance imaging of the brain in multiple sclerosis. *Lancet*, 318, 1063–6.

Zimmerman RD, Fleming CA, Lee BCP, *et al.* (1986). Periventricular hyperintensity as seen by magnetic resonance: prevalence and significance. *American Journal of Radiology*, 146, 443–50.

Zuk T, Atkins S and Booth K (1994). Approaches to registration using 3D surfaces. In: Loew MH (ed,) *Medical Imaging 1994: Image Processing. Proceedings of the International Society for Optical Engineering*, 2167, 176–87.

Sachverzeichnis

Kohlhammer

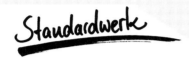

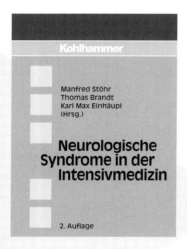

M. Stöhr/T. Brandt/K. M. Einhäupl (Hrsg.)

Neurologische Syndrome in der Intensivmedizin

Differentialdiagnose und Akuttherapie
2., überarb. und erw. Auflage 1998
532 Seiten mit zahlr. Abb. und Tab.
Fester Einband/Fadenheftung
DM 198,–/öS 1.445,–/sFr 176,–
ISBN 3-17-014557-6

Diese Neuauflage enthält eine umfassende
Darstellung aller intensiv-medizinisch relevanten Symptome von Erkrankungen des
zentralen und peripheren Nervensystems.
Um einen raschen Zugriff zu ermöglichen,
wurde größter Wert auf knappe Diktion und
übersichtliche Darstellung gelegt. Sämtliche
Abschnitte wurden auf den neuesten Stand
gebracht. Neu sind Darstellungen der septi-
schen Enzephalopathie, der critical illness
Polyneurophathie, eine Differentialdiagnose
der akuten Querschnittlähmung, die Akuttherapie der Alkoholfolgekrankheiten sowie
eine Erörterung im Zusammenhang mit
Organtransplantationen.

Kohlhammer

W. Kohlhammer GmbH · 70549 Stuttgart · Tel. 07 11/78 63 - 280 · Fax 07 11/78 63 - 4 30